高职高专教育“十一五”规划教材

药品质量检测技术

制药类专业用

吴　英　主编

中 国 农 业 大 学 出 版 社

编 写 人 员

主　编　吴　英　黑龙江农业经济职业学院

副主编　关　力　黑龙江农业职业技术学院

　　　　赵亚丽　黑龙江农业经济职业学院

　　　　严宏凤　江苏畜牧兽医职业技术学院

　　　　隋　艳　牡丹江大学

参　编　孙　鹏　河北旅游职业学院

　　　　李　岩　牡丹江同方水务有限公司

　　　　黄晓峰　黑龙江生物科技职业学院

出版说明

高等职业教育作为高等教育中的一个类型，肩负着培养面向生产、建设、服务和管理第一线需要的高技能人才的使命。大力提高人才培养的质量，增强人才对于就业岗位的适应性已成为高等职业教育自身发展的迫切需要。教材作为教学和课程建设的重要支撑，对于人才培养质量的影响极为深远。随着高等农业职业教育发展和改革的不断深入，各职业院校对于教材适用性的要求也越来越高。中国农业大学出版社长期致力于高等农业教育本科教材的出版，在高等农业教育领域发挥着重要的作用，积累了丰富的经验，希望充分利用自身的资源和优势，为我国高等职业教育的改革与发展做出自己的贡献。

经过深入调研和分析以往教材的优点与不足，在教育部高教司高职高专处和教育部高职高专农林牧渔类专业教学指导委员会的关心和指导下，在各高职高专院校的大力支持下，中国农业大学出版社先后与100余所院校开展了合作，共同组织编写了一系列以“十一五”国家级规划教材为主体的、符合新时代高职高专教育人才培养要求的教材。这些教材从2007年3月开始陆续出版，涉及畜牧兽医类、食品类、农业技术类、生物技术类、制药技术类、财经大类和公共基础课等的100多个品种，其中普通高等教育“十一五”国家级规划教材22种。

这些教材的组织和编写具有以下特点：

精心组织参编院校和作者。每批教材的组织都经过以下步骤：首先，征集相关院校教师的申报材料。全国100余所高职高专院校的千余名教师给予了我们积极的反馈。然后，经由高职高专院校和出版社的专家组成的选题委员会的慎重审议，充分考虑不同院校的办学特色、专业优势、地域特点及教学改革进程，确定参加编写的主要院校。最后，根据申报教师提交的编写大纲、编写思路和样章，结合教师的学习培训背景、教学与科研经验和生产实践经历，遴选优秀骨干教师组建编写团队。其中，教授和副教授及有硕士以上学历的占70%。特别值得一提的是，有5%的作者是来自企业生产第一线的技术人员。

贴近国家高职教育改革的要求。我国的高等职业教育发展历史不长，很多院校的办学模式和教学理念还在探索之中。为了更好地促进教师了解和领会教育部的教学改革精神，体现基于职业岗位分析和具体工作过程的课程设计理念，以真实工作任务或社会产品为载体组织教材内容，推进适应“工学结合”人才培养模式的课程教材的编写出版，在每次编写研讨会上都邀请了教育部高教司高职高专处、教育部高职高专农林牧渔类专业教学指导委员会的领导作教学改革的报告；多次邀请教育部职业教育研究所的知名专家到会，专门就课程设置和教材的体系建构作专题报告，使教材的编写视角高、理念新、有前瞻性。

注重反映教学改革的成果。教材应该不断创新，与时俱进。好的教材应该及时体现教学改革的成果，同时也是教育教学改革的重要推进器。这些教材在组织过程中特别注重发掘各校在产学结合、工学交替实践中具有创新性的教材素材，在围绕就业岗位需要进行知识的整合、与实际生产过程的接轨上具有创新性和非常鲜明的特色，相信对于其他院校的教学改革会有启发和借鉴意义。

瞄准就业岗位群需要，突出职业能力的培养。这些教材的编写指导思想是紧扣培养“高技能人才”的目标，以职业能力培养为本位，以实践技能培养为中心，体现就业和发展需求相结合的理念。

教材体系的构建依照职业教育的“工作过程导向”原则，打破学科的“系统性”和“完整性”。内容根据职业岗位（群）的任职要求，参照相关的职业资格标准，采用倒推法确定，即剖析职业岗位群对专业能力和技能的需求——→关键能力——→关键技能——→围绕技能的关键基本理论。删除假设推论，减少原理论证，尽可能多地采用生产实际中的案例剖析问题，加强与实际工作的接轨。教材反映行业中正在应用的新技术、新方法，体现实用性与先进性的结合。

创新体例，增强启发性。为了强化学习效果，在每章前面提出本章的知识目标和技能目标。有的每章设有小结和复习思考题。小结采用树状结构，将主要的知识点及其之间的关联直观表达出来，有利于提高学生的学习效果和效率，也方便教师课堂总结。部分内容增编阅读材料。

加强审稿，企业与行业专家相结合，严把质量关。从选题策划阶段就邀请行内专家把关，由来自于企业、高职院校或中国农业大学有丰富生产实践经验的教授审核编写大纲，并对后期书稿进行严格审定。每一种教材都经过作者与审稿人的多次的交流和修改，从而保证内容的科学性、先进性和对于岗位的适应性。

这些教材的顺利出版，是全国100余所高职高专院校共同努力的结果。编写出版过程中所做的很多探索，为进一步进行教材研发提供了宝贵的经验。我们希望以此为基点，进一步加强与各校的交流合作，配合各校教学改革，在教材的推广使用、修订完善、补充扩展进程中，在提高质量和增加品种的过程中，不断拓展教材合作研发的思路，创新教材开发的模式和服务方式。让我们共同努力，携手并进，为深化高职高专教育教学改革和提高人才培养质量，培养国家需要的各行各业高素质技能型专门人才，发挥积极的推动作用。

中国农业大学出版社

2008年6月

内容简介

本书的内容编写按3个模块设计：基本检测能力训练、剂型单项检测能力训练、综合检测能力训练，以达到对学生相关能力的培养的目的。第一个模块安排了绪论、药典基本知识、原料药的质量检测、药品微生物检测、药品包装材料的质量检测；第二模块安排了片剂、注射剂等常见剂型的质量检测的一项或几项专项检测方法；第三模块安排了4个综合实训，让学生通过顶岗实训熟练掌握原料药项目、中间质量控制检测项目、成品药项目检测的区别及联系，掌握药品质量检测工作过程的综合职业技能。

本书可作为高职院校药学类专业如药品检验、生物制药、化学制药、药品营销等专业的必修课教材，也可作为各类成人院校和药学工作人员的培训教材和自学参考书。

前　言

课程建设与改革是提高教学质量的核心，也是教学改革的重点和难点。本教材与制药企业联合开发，在充分认证的基础上，依据高职学生职业能力培养的基本规律及制药类企业药品质量检测工作和质量管理工作岗位对员工的任职要求，以真实药品检测工作的任务及药品质量检测过程，设计教材的内容。教材融“教、学、做”为一体，改革了课程体系和教学内容，以提高课程教学质量，突出学生职业能力的培养。同时，在教学内容中参照相关的职业资格标准，有效融合了药物检验工职业资格考试相关内容，为学生获取职业资格证书顺利就业奠定了基础。教材将企业药品检测项目引入到教学环节，使学生在药品检测各项目实施的过程中，全面了解企业在药品质量检测中对中间质量控制检测项目、原料药项目、成品药项目检测的区别及联系，在生产、贮藏、销售、使用过程中掌握药品质量检测工作过程的综合职业技能，并以实际岗位典型工作任务组织教学。

教材确立了以下内容：(1)纵向 3 大能力模块，横向 31 个典型任务。纵向 3 大能力模块以能力培养为主线，知识和素质贯穿其中。第一个模块为基本检测能力，讲授药品质量检测通用方法；第二个模块为剂型单项检测能力，讲授常见剂型的检测技术；第三个模块为综合检测能力，通过顶岗实训熟练掌握不同药品的质量检测技术。横向 31 个典型任务根据药品质量检测岗位的典型工作任务设计教学内容。如药物的杂质检查选取的是葡萄糖的杂质检查，注射剂的质量检测选取的是维生素 C 注射液的质量检测、盐酸普鲁卡因注射液的质量检测、甲硝唑注射液的质量检测。(2)剂型单项检测能力培养实施项目教学。本课程共选取 12 种剂型，以当今制药企业主要生产剂型——片剂、注射剂两大剂型的检测技术为主，同时兼顾颗粒剂、胶囊剂、软膏剂、酊剂、丸剂、栓剂、口服制剂、膜剂、复方制剂、中药制剂等常用剂型检测技术。

在药品生产过程中以剂型为单元设计生产工艺，须时时监控药品质量。因此在药品质量检测技术课程中核心教学部分——第二模块，以剂型为项目设置教学内容，打破以药物结构为单元的设置，缓解了学习难度，可增加学生学习兴趣。同时在各剂型的检测标准中不仅举出一些有代表性的药物，而且在适当理论知识讲解后，每种剂型都进行该品种质量检测工作的实训操作，将校内实训室的单相实训与校内外基地综合实训贯通融合，着重培养学生的综合应用能力、创新能力和严谨认真敬业的职业素质。

编写分工如下：吴英负责第1,3,6章，关力负责第4,5章，赵亚丽负责第7章和第三模块，严宏凤负责第8,9,14,16章，隋艳负责第10章，孙鹏负责第11,12,13,17章，李岩负责第2章，黄晓峰负责第15章。

教材编写得到了黑龙江农业经济职业学院、黑龙江农业职业技术学院、江苏畜牧兽医职业技术学院、牡丹江大学、河北旅游职业学院、黑龙江生物科技职业学院、牡丹江同方水务有限公司、牡丹江温春药业有限责任公司等单位的大力支持，在此表示衷心感谢。在编写过程中，我们参考了有关教材和著作，在此也一并表示谢意。

由于编写时间仓促，编写水平有限，书中缺点、不足在所难免，敬请广大读者和同行提出宝贵意见，以便今后修改。

编 者

2008年12月

目　　录

第一模块　基本检测能力

第二模块　剂型单项检测能力

第三模块 综合检测能力

第一模块　基本检测能力

第一章　绪　论

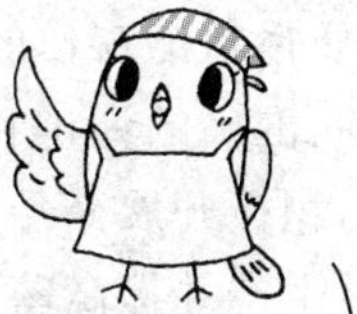

知识目标

- 掌握药品质量检测的任务、药品质量标准的类型；
- 熟悉药品及药品质量检测技术的概念；
- 掌握药品质量检验工作的基本程序；
- 了解药品质量检测课程的学习要求。

能力目标

- 能够进行药品质量检验基本操作；
- 会药品的取样及留样。

第一节　药品质量检测的任务及依据

一、药品和药品质量检测

药品是指用于预防、诊断、治疗人的疾病，有目的地调节人的生理机能并规定有适应症、用法、用量和注意事项的物质，包括中药材、中药饮片、中成药、化学原料药及其制剂、抗生素、生化药品、放射性药品、血清疫苗、血液制品和诊断药品等。药品的质量直接关系到广大人民的健康与生命安危，必须对药品质量进行全面控制。

药品质量检测技术是遵循国家规定的药品质量检验标准，在药品的生产、保管、供应、调配及临床使用过程中对药品进行严格的分析检验和质量控制的方法和技术。它主要是运用化学分析法、仪器分析法、物理常数测定法或生物学等方法和技术对化学结构已经明确的合成药物或天然药物及其制剂、中药制剂和生化药物及其制剂的质量进行检测。检测内容包括药物及其制剂组成、理化性质、辨别药物的真伪、检查药物的纯度、测定药物的含量等内容。

二、药品质量检测工作的任务

药品质量检测工作的基本任务就是通过检验，对被检品的质量水平作出公正的、科学的、准确的评价和判定，维护企业、用户和国家的利益。一方面在药品的生产部门中，积极开展药品生产过程的质量控制，严格控制中间体的质量，优化生产工艺，促进生产并提高药品质量；另一方面在药品经营管理部门中，注意药品贮藏过程中的质量考察，采取科学合理的贮藏条件和管理方法，改进药物的稳定性，提高药品的质量。再有，开展体内药物监测十分重要，可以更好地指导临床用药，减少毒副作用，提高药物的使用质量。

因此，药品质量检测技术工作的任务不仅仅是静态的常规检验，而且还要运用现代分析的方法和技术，尤其是利用仪器分析和计算机技术的迅速发展，进行药品质量检验、生产过程质量控制、贮藏过程的质量考察及临床用药分析，提高方法的灵敏度、准确度，从而要求药物检测工作者应及时掌握新方法和新技术，不断探索，促使药品质量研究达到更高水平。

三、药品质量标准

药品质量标准是国家对药品质量、规格及检验方法所做出的技术规定，是药品现代化生产和质量管理的重要组成部分，是药品生产、供应、使用、检验和技术监督管理等部门共同遵循的法定技术依据。

《中华人民共和国药典》为我国药典的全称，简称《中国药典》，与药品标准一样均为国务院药品监督管理部门颁布，属国家药品标准，如《中国药典》(2005 年版)；中华人民共和国药品监督管理局标准(简称局颁标准或局标准)由国家药典委员会编纂出版、药品监督管理局颁布执行，亦属于国家标准；此外还有暂行或试行的药品标准、药品注册标准、企业标准等。国家药典委员会已对中西药地方标准进行了分批、分期的整顿，并基本形成了以《中国药典》和局标准为主体的国家药品标准体系。

目前世界上已有数十个国家编订了国家药典，此外还有区域性药典(如北欧药典、亚洲药典等)，在药品质量检测中可供参考。

一个药品的质量标准随着科学技术和生产水平的不断发展与提高而相应提高。当原有的质量标准不足以控制药品质量时，可以修订某项指标、补充新的内容、增删某些项目，甚至可以改进一些检验技术。根据具体情况，有些局标准可上升列入药典标准；同时药典或局标准中，某些由于医疗水平、生产技术或检验技术因发展而显得陈旧落后的品种，也可降级，甚至淘汰。所以，一个药品的质量标准仅在某一历史阶段有效，并不是一成不变的。

四、药品检验工作的机构

药品直接关系到人民的身体健康与生命安危，因此药品的质量检验必须确保工作质量，保证检验结果的准确可靠。《中华人民共和国药品管理法》第六条规定："药品监督管理部门设置或者确定的药品检验机构，承担依法实施药品审批和药品质量监督检查所需的药品检验工作。"国家级药品质量检测机构是中国药品生物制品检定所，各省、市、自治区也设立各级药品检验所，承担各辖区的药品检验工作，药品生产企业、医药公司以及医院药房等单位也设立了药品质量检查部门。

第二节 药品质量检测工作的基本程序

药品检测工作的根本目的就是保证人民用药的安全有效。药品质量检测工作是药品质量控制的重要组成部分，是贯彻实施《中华人民共和国药品管理法》和执行《中国药典》的重要环节。国内生产的药品在进行常规检验时，以现行《中国药典》和局颁标准为依据。生产企业为了保证产品质量，往往以自订的内控质量标准为依据。医药行业中检验药品的操作方法基本是以《中国药典》为依据进行检验的。药品检测工作者必须具备严谨求实和一丝不苟的工作态度，具有熟练、正确的操作技术以及良好的科学作风，才能保证药品检测工作的公正性。

药品检验工作的基本程序一般为取样、检验、检验记录与报告。

一、取样

取样检验是以所取样品的检验数据，作为判定整批药品质量的一种质量检验方式。检测药品第一步是取样，随机、客观地从大量的样品中取出少量样品进行分析检测，应考虑取样的科学性、真实性和代表性，不然就失去了检验的意义。

1. 取样原则

取样应遵循均匀、合理的原则。取样必须依照国家颁布《药品检验操作标准》中有关规定进行操作，并填写药品检验卡。取样方式应考虑到所取物品的特性，均匀物品可以在每批的任意部位取样，非均匀物品一般按随机原则抽取。

2.取样范围

药品生产所抽取的样品，应包括进厂原料、中间体及成品。进厂原料药包括原材料、辅料及包装材料；中间体指药品生产过程中，未形成产品之前的一切产物；成品包括原料药及其制剂。药品经营及使用所取样品均指已出厂的原料药及药物制剂。

3.取样方法

①对原辅料、半成品（中间产品）、成品、副产品及包装材料、工艺用水都应分别制定取样办法。

②对取样环境的洁净要求、取样人员、取样容器、取样部位和顺序、取样方法、取样量、样品混合方法、取样容器的清洗、保管、必要的留样时间以及对无菌及麻毒、精神药品在取样时的特殊要求等应有明确的规定。

③原辅料、内包装材料，可在仓储区原辅料取样间或支架式层流罩内取样。

④取样环境的空气洁净度级别应与生产要求一致。

⑤中间品、成品取样可以在生产结束时进行，也可在生产过程的前、中、后期取样。

取样时应注意：

①根据取样计划单进行取样，取样时，应注意样品的代表性。如非均一的物料（如悬浮物），在取样前应使其均一。如不可能这样做或不了解物料是否均一，则应注意从物料不同部位取样。如取样不能达到物料的所有部位时，应随机地在可达到的部位取样。物料表面和物料主体可能会存在差异，抽样时，不应只从表面抽取样品。对于混合样品，如某批号有 2 个混合样品，则每一个留样样品应由等量的混合样品混合组成。

②取样一般由专职取样员进行，也可由车间工人或者中控人员根据相应的岗位标准操作规程取样，然后由取样员进行收集，但抽样人员必须经过适当的培训和考核，以避免差错，保证抽样的代表性。

③一定要做到某一个时间只取一个样品，样品容器在取样前即应贴上事先准备好的取样标签，以免发生差错。混合样品及分样，应在符合洁净度要求的取样间进行。对于无菌罐装产品的原辅料取样，应在取样间的层流台中进行，取样前后，应用 75%乙醇消毒层流台。

④取过样的包装、取样日期和相应的化验申请单上要做上取样标记。

⑤取过样的包装要重新密封，防止包装内的材料受到污染或在运输或处理过程中散落并造成污染。应贴上取样标签，以使得在重新打开包装时易被观察到。

取好样的包装要放回原货位。

4.取样数量

取样数量要因样品范围(如原材料、中间体、成品等)及数量的不同而不同。

(1)原材料　原材料中对进厂原料按批(或件数)取样,按包装件数来计算,假如样品总件数为 x,当 $x \leqslant 3$ 时,应每件取样;$3 < x \leqslant 300$ 时,取样的件数应为 $\sqrt{x}+1$;当 $x > 300$ 时,按 $\frac{\sqrt{x}}{2}+1$ 的件数取样。样品取出后混合均匀,送分析检验。

(2)药材　从同批药材包件中抽取检定用供试品,取样数量如下:药材总包件数不足 5 件的,逐件取样;在 100 件以下的,取样 5 件;100～1 000 件的,按 5%取样;超过 1 000 件的,超过部分按 1%取样;贵重药材,不论包件多少均逐件取样。

对破碎的、粉末状的或大小在 1 cm 以下的药材,可用采样器(探子) 抽取供试品,每一包件至少在不同部位抽取 2～3 份供试品,包件少的抽取总量应不少于实验用量的 3 倍。包件多的,每一包件的取样量一般按下列规定:一般药材 100～500 g;粉末状药材 25 g;贵重药材 5～10 g;个体大的药材,根据实际情况抽取有代表性的供试品。如采药材包件的个体较大,可在包件不同部位(包件大的应从 10 cm 以下的深处)分别抽取。

5.取样管理

(1)取样办法　取样时应根据所取样品范围及质量标准不同,分别制定取样办法。取样办法包括取样容器、取样数量及取样方法。如生产规模的固体原料药的取样,为使其具有代表性,须采用取样探子;取样方法包括对取样环境的洁净要求、取样人员要求、取样的部位及顺序、样品混合方法、取样容器的清洗、消毒、保管,必要的留样时间及数量及对无菌或有毒药品在取样时特殊要求等方面明确规定;取样记录的填写,应对供试品名称、批号、规格、数量、包装、来源、送样日期、必要的取样说明和取样人签字等作详细记录。取样是药品检验中的一个重要步骤。

药材取样法是指选取供检定用药材供试品的方法。取样的代表性直接影响到检定结果的正确性。因此,必须重视取样的各个环节。

①取样前,应注意品名、产地、规格等级及包件式样是否一致,检查包装的完整性、清洁程度以及有无水迹、霉变或其他物质污染等情况,并详细记录。凡有异常情况的包件,应单独取样并检验。

②将所取供试品混合拌匀,即为总供试品。对个体较小的药材,应摊成正方形,依对角线划"×"字,使分为四等份,取用对角两份;再如上操作,反复数次至最后剩余的量足够完成所有必要的试验以及留样数为止,此为平均供试品。个体大的药材,可用其他适当方法取平均供试品。平均供试品的量一般不得少于实验所

需量的3倍，即1/3供实验室分析用，另1/3供复核用，其余1/3则为留样保存，保存期至有效期后1年。

（2）样品状态管理 样品应分类存放，账物相符，为防止不同检验状态的产品发生混淆误用，样品应附有状态标记，即在药品生产企业中对产品按检验过程进行的阶段实施状态管理。产品的检验状态分待检、合格、不合格3种状态：①待检（即未检）指产品等待检验，置黄色标牌；②检验合格指产品已结束检验，对照质量标准，符合规定，置绿色标牌；③检验不合格指产品已结束检验，对照质量标准，不符合规定，置红色标牌。以上3种状态在生产过程中分别用黄、绿、红色标牌加以必要标记，划分存放区域实施管理。

（3）成品留样 凡检验后的样品，必须按批留样。成品留样分为法定留样和考察留样。法定留样是每批出厂产品均要留样，用以处理用户投诉；考察留样是根据企业产品的质量情况，按规定的批数进行留样，用以考察产品在有效期内的质量。保存样品应贴好标签，写清品名、批号、日期，并根据药品本身性质特点分别在不同贮存条件下保存。一般成品留样保存期限到药品失效后1年，未规定药品失效期的药品至少应保存3年；进厂原辅料和中间体留样，保存期限为3个月。保存期满的样品，需有专人负责接收、登记并管理。样品存放场所要放置有序，环境条件与样品要求贮存条件相符，防止使用及交付前受损变质。

二、检验

检验是质量分析的基础，只有获得准确的检验数据，才能对产品质量作出客观公正的判定。药品的质量检验分为以下几个步骤。

1.性状

性状在评价质量优劣方面具有重要意义，包括这一药品应具有的外观（如色泽、臭味、黏稠度等）、溶解度、物理常数（如熔点、沸点、密度、折光率、比旋度、吸收系数、酸值、碘值、皂化值等）等。原料药应根据检验中观察到的情况如实描述药品的外观，如对乙酰氨基酚可描述本品为白色结晶粉末，标准中的臭、味和引湿性等一般可不予记录，但遇异常情况，应详细描述。制剂应描述供试品的颜色和外形，如本品为白色片，本品为无色透明的液体等。外观性状符合规定者，也应做出记录，不可只记录“符合规定”这一结论，对外观异常要详细描述。中药材应详细叙述药材的外形、大小、色泽、外表面、质地、断面、气味等。在一定程度上，药物这些性状能综合地反映药品的内在质量，应予重视。

2.药物鉴别

应依据药物的化学结构和理化性质进行某些化学反应，测定某些理化常数或光谱特征，来判断药物及其制剂的真伪。通常，某一项鉴别试验，如官能团反应，焰色反应，只能表示药物的某一特征，绝不能将其作为判断的唯一依据。因此，药物的鉴别不能只由一项试验完成，而应采用一组（2个或几个）试验项目全面评价一个药物，力求使结论正确无误。例如，《中国药典》（2005年版）异烟肼的鉴别就规定了一个熔点测定、一个银镜反应和一个红外光吸收图谱。

在药物鉴别试验记录中要依据鉴别项目的不同，记录相关内容，如呈色反应或沉淀反应的鉴别中，需记录简要的操作过程、供试品的取用量、所加试剂的名称与用量、反应条件、反应结果（包括生成物的颜色、气体的产生或异臭、沉淀物的颜色或沉淀物的溶解等）等；红外光谱吸收图谱鉴别中要记录仪器型号、环境温度与湿度、供试品的预处理和试样的制备方法、对照图谱的来源并附供试品的红外光吸收图谱。

3. 药物检查

药物在不影响疗效及人体健康的原则下，可以允许生产过程和贮藏过程中引入微量杂质的存在。通常按照药品质量标准规定的项目进行"限度检查"，以判断药物的纯度是否符合限量规定要求，所以也可称为纯度检查。

检查项目涉及内容较多，如一般杂质检查、pH值、无菌、热原、重量差异、含量均匀度、崩解时限、可见异物和溶出度等。在检查时要依据不同检查项下记录相应的内容，如氯化物检查要记录标准溶液的浓度和用量、供试品溶液的制备、比较结果；片剂重量差异检查中要记录20片（丸）的总重量及其平均片（丸）重、限度范围、每片（丸）重量、超过限度的片数、结果判断；无菌检查要记录培养基的名称和批号、对照用菌液的名称、供试品溶液的配制及其预处理方法、供试品溶液的接种量、培养温度、培养期间逐日观察的结果（包括阳性生长情况）和结果判断。

4. 含量测定

含量测定是测定药物中主要有效成分的含量。它是控制药物中有效成分的含量，保证疗效的重要手段。含量测定一般采用容量分析法、重量分析法、紫外-可见分光光度法、气相色谱法、高效液相色谱法及抗生素微生物检定法等方法来测定，以确定药物的含量是否符合药品标准的规定要求。

在含量测定时要依据不同测定方法记录相应的内容，如采用容量分析法时，记录供试品的称量（平行试验两份）、操作过程、指示剂、滴定液及其浓度（mol/L）、消耗滴定液的体积（mL）、空白试验的数据、计算式与结果；电位滴定管应记录采用的电极；紫外-可见分光光度法记录仪器型号、检查溶剂是否符合要求的数据、吸收池配对情况、供试品与对照品的称量及其溶解和稀释情况、核对供试品溶液的最大吸收峰波长是否正确、测定波长及其吸收度值、计算式及结果；高效液相色谱法记录仪器型号、检测波长、色谱柱与柱温、流动相与流速、内标溶液、供试品与对照品的称量(平行试验两份)、溶液的配制过程、进样量、测定数据、计算式与结果、附色谱图;抗生素微生物检定法记录试验菌的名称、培养基的编号、批号及其 pH 值、灭菌缓冲溶液的名称及 pH 值、标准品的来源和批号及其纯度或效价、供试品及标准品的称量、溶解和稀释步骤及核对人、高低剂量的设定、抑菌圈测定数据(当用抑菌圈测量仪测量面积或直径时,应记录测量仪器的名称及型号,并将打印数据贴附于记录上)。

在药物的性状符合要求的前提下,鉴别可以判定药物的真伪,而检查和含量测定则可用来判定药物的优劣。所以,判断一个药物的质量是否符合要求,必须全面考虑性状、鉴别、检查与含量测定几方面的检验结果。任何一项与规定不符合,则该药品为不合格品。

三、检验记录和检验报告

1. 检验记录

上述药品检验及其结果必须有完整的原始记录,即检验记录。它是产品质量分析的基本依据,也是出具检验报告书的依据。检验记录中的实验数据必须真实完整、字迹清晰、色调一致、不得任意涂改。若写错需要更正时,在错误的地方画上单线或双线,在旁边改正重写,并签名盖章。检验记录应记录样品在性状、鉴别、检查含量测定过程中的有关信息。如名称、批号、来源等,检验的项目、依据、方法,检验的数据、结果和结论,以及检验者的签字盖章等。检验完毕后,对检验的结果进行复核,即复核者对记录的内容和结果的计算进行复查,复核完毕后,复核者应签名或盖章。检验记录作为实验的第一手资料,应妥善保存,以备查用。同时要求药检人员具有严肃负责的态度,根据检验情况,认真填写“药品检验原始记录”。

2. 检验报告

全部项目检验完毕后,还应写出检验报告,并根据检验结果得出明确的结论。检验报告的内容有供试品的有关信息,如名称、批号、生产单位或产地、规格、包装、有效期、注册证号、取样数目等,检验的项目、依据、结果、结论,检验者、复核者以及有关负责人的签名或盖章,此外还应有报告的日期等。表 1-1 为常见药品检验报告。各检测项目具体书写包括:检品名称中应按药品包装上的品名(中文名或外文名)填写,品名如商品名应在商品之后加括号注明法定名称;规格栏内应按质量标准规定填写,如原料药填“原料药(供口服用)”或“原料药(供注射用)”等,片剂或胶囊剂填“××mg”或“0.×g”等,注射液或滴眼剂填“×mL”或“××mg”等;生产单位或产地中的“产地”仅适用于药材，其余均按药品包装实样填写；注册证号指按国家食品药品监督管理局核发的《进口药品注册证》或有关进口药品批文的编号填写；检验依据应按药品监督管理部门批准的质量标准检验，已成册的质量标准应写明标准名称、版本和部、册等，如《中华人民共和国药典》(2005 年版)二部。

表 1-1　药品检验报告单

报告单编号

<table>
<tr><td colspan="3">检品名称</td><td colspan="3"></td><td colspan="3">规格</td><td colspan="3"></td></tr>
<tr><td colspan="3">批号</td><td colspan="3"></td><td colspan="3">包装</td><td colspan="3"></td></tr>
<tr><td colspan="3">生产单位或产地</td><td colspan="3"></td><td colspan="3">有效期</td><td colspan="3"></td></tr>
<tr><td colspan="3">供样单位</td><td colspan="3"></td><td colspan="3">检品数量</td><td colspan="3"></td></tr>
<tr><td colspan="3">检验项目</td><td colspan="3"></td><td colspan="3">收检日期</td><td colspan="3"></td></tr>
<tr><td colspan="3">检验依据</td><td colspan="3"></td><td colspan="3">报告日期</td><td colspan="3"></td></tr>
<tr><td colspan="12">检验项目　　　　标准规定　　　　检验结果</td></tr>
<tr><td colspan="12">结论：本品按________________标准检验，结果________</td></tr>
<tr><td colspan="2">检验人</td><td colspan="2"></td><td colspan="2">复核人</td><td colspan="2"></td><td colspan="2">负责人</td><td colspan="2"></td></tr>
<tr><td colspan="12">通过对物料采购、入库验收、物料台账、检验记录等的审核，结果 □符合规定
□不符合规定 □批准放行 □不准放行</td></tr>
<tr><td colspan="6">质量审核员：</td><td colspan="6">质量负责人：</td></tr>
</table>

3. 检验记录及报告的管理

检验记录及报告是反映药品质量的凭证，当对产品质量发生争议时，能够提供原始的检验数据，为公正的裁决提供依据，为此，必须妥善保管。

检验记录要按月或年装订成册，封面上写明检测产品的名称及起止日期，当年的检验记录应由质检部门自己保存，每年初将上一年的检验记录上交本企业的资料室统一保存；检验记录、检验报告单须按批号保存至药品有效期后 1 年，无有效期的保存 3 年，质量台账永久保存；超过保存期的检验记录、检验报告应由本单位技术负责人批准并经专人检查核对无误后按规定销毁。

第三节　药品质量检测技术课程的学习要求

药品质量检测技术为药品检测专业教学计划中规定设置的一门主要专业课程。该课程的教学主要为了培养学生具备强烈的药品质量观念以及药品质量检测基本知识和技能。学生通过本书的学习，应掌握以下几个方面的基本内容：

①《中国药典》的性质、基本组成及使用；

②药品质量检测技术的常规检测方法；

③原料药检测项目及方法，典型原料药的检测方法；

④片剂、注射剂、胶囊剂、软膏剂、中药制剂等剂型的检测项目及方法，典型药物的检测方法；

⑤甘露液注射液、头孢氨苄片、葡萄糖注射液中间体、氯化钠原料，这些药物的全项检测方法。

在药品质量检测技术课程的整个学习过程中，要求学生培养自学、善于独立思考的能力，既重视药品质量检测技术的基础理论知识的学习，同时又要重视基本实训技能的训练，并加强创新能力的基本素质的培养。

实训一　药品的取样与留样

一、实训目的

1. 了解药品取样与留样工具及要求。

2. 掌握取样与留样的操作方法。

二、实训内容

(一)药品的取样

药品生产过程中，原料、辅料、包装材料、中间产品、成品等均需取样，并制定相应的操作规程。

1. 取样工具

(1)取样器　不锈钢勺、不锈钢探子、玻璃取样吸管。

(2)样品盛装容器　具有封口装置的无毒塑料袋(取样袋)、具塞玻璃瓶、取样袋。

2. 取样数量

依据请验单的品名、规格、批号、数量按下列原则计算取样件数及取样量。

(1)取样件数　假如样品总件数为 n，当 $n \leqslant 3$ 时，应每件取样；$3 < n \leqslant 300$ 时，取样的件数应为$\sqrt{n}+1$；当 $n > 300$ 时，按$\frac{\sqrt{n}}{2}+1$ 的件数取样。

对中药材取样件数，设总件数为 m，当 $m \leqslant 5$ 时，逐件取样；$5 < m < 100$ 时，取样5 件；$100 \leqslant m \leqslant 1\,000$ 时，按 5%取样；当 $m > 1\,000$ 时，超过的部分按 1%取样；贵

重药材逐件取样。

(2)取样量　按原辅料取样件数每件取样的总量为一次全检量的3倍(特殊药品如毒麻药品可根据实际情况另行规定取样数量),检验剩余作为留样样品。

3.取样操作程序

在药品生产过程中,原料、辅料、包装材料、中间产品、待包装品(半成品)、成品、生产用水等均由质量保证人员(QA)负责监督生产的全过程,包括仓储、生产、销售、用户投诉及不良反应等质量监控,取样后由质量控制人员(QC)负责质量检验。

(1)原辅料取样操作　取样员将需要取样的原料、辅料桶件清洁外包装后移至取样室(车)内,打开原料、辅料外包装,戴上取样手套取样。根据原料、辅料的状态,采用不同的取样方法。固体用洁净的不锈钢勺或不锈钢探子,在包装箱(袋)内取样,样品放在取样袋内,封口;液体在液体辅料分装间用洁净的玻璃吸管取样,放在洁净的具塞玻璃瓶中,密塞;原料、辅料需全检验微生物限度的样品,应放在已灭菌的容器内,封口。

取样的一般流程:①原辅料、包装材料初检合格后,由仓库保管员填写请验单,中间产品、待包装品、成品、环境监测、水质监测、人员卫生监测由各部门授权人员按规定依次填写申请检验单。申请检验单一式两联,第一联通知取样员取样,第二联留存。②取样员接到申请检验单后,准备取样器具,到规定的地点取样,贴上取样证并填写取样记录。③QA取样完毕后,交给样品质保部QC负责人。④QC负责人接到样品后及时安排监测。⑤检验员按检验操作规程进行检验。其流程见图1-1。

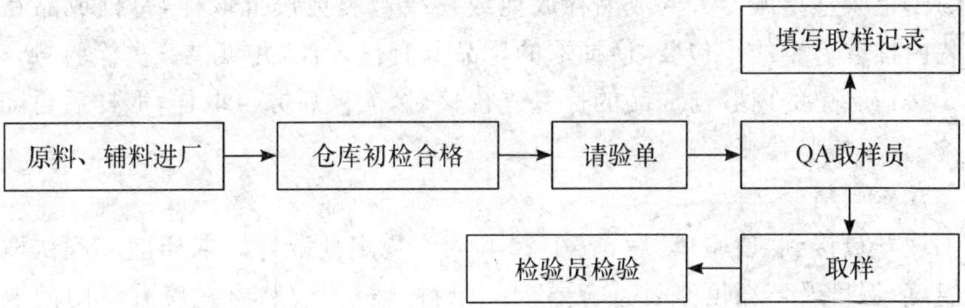

图1-1　原辅料取样流程

(2)包装材料取样操作

①取样员按"请验单"内容,根据是否与药品直接接触的具体情况,作出相应的取样准备,并到仓库办理取样手续。

②取样员在取样时应核对“请验单”的内容与供货是否相符。

③根据不同包装材料与总件数，确定取样数量。使用说明书、标签、盒、箱、瓶：$n\leqslant 3$ 万，取 100 张(个)；3 万$<n\leqslant 15$ 万，取 150 张(个)；$n>15$ 万，取>300 张(个)。硬质空心胶囊与药品取样方法相同。

④取与药品直接接触的包材样品时，取样人员须在取样室或取样车内取样，样品放入洁净容器内密封、贴上标签(标签内容有品名、数量、批号、取样日期)。对于内包装材料，取样量应参照国家标准 GB/T 2828—2003 按逐批检查计数抽样程序及抽样表(适用于连续批的检查)进行；内包装材料需要测定微生物限度的，应用已灭菌的取样器具取样，放在已灭菌物取样袋内，封口。

(3)中间产品取样操作

①取样员接到中间产品请验单后准备好取样器具、容器。按《人员进出洁净区标准程序》(编号)进入生产车间中间站。

②取样员在取样时应核对请验单的内容与中间产品是否相符。

③根据中间产品件数，确定取样件数。

④在取样中用取样探子按不同方向、深度取样，使其具有代表性，并取可供三次以上检验的用量。

⑤将样品放入洁净容器内，密封，在容器内贴上标签，标签内容有品名、数量或重量、批号、取样日期等。

(4)成品取样操作

①在成品入库前，生产车间应填写成品请验单送交质管部门，请验单内容包括品名、批号、规格、数量等。

②由检验室指派专人到成品存放地或在线包装地按批取样，每批成品在不同的包装内抽取一定的小包装，使抽取的样品具有代表性，并可供三次检验量。

③按请验单的内容与成品的标签进行核对，无误后方可取样，取样后再随机取样检验，登记检验台账。

4. 注意事项

①取样员接到“请验单”后，应在 24 h 内到规定地取样。取样前应确认取样环境的温度、湿度及洁净度是否符合要求。原料、辅料、包装材料应有专门的取样地点(取样车或取样室)，其取样环境应与生产环境一致。

②取样员在物料(药品生产中的物料是指原料、辅料、包装材料)包装启封前应进行现场核对，检查物料品名、批号、数量及包装等情况，无误后方可取样。原辅料还应检查包装的完整、清洁度及有无水迹、霉变等异常情况，如有异常应单独取样，并核对供应商的出厂检验报告是否相符。

③一批物料，其批号、品名、包装、生产厂家均相同者方可作一个取样单位，否则必须分开取样。

④液体样品需先摇匀后取样；遇光易变质药品须用棕色瓶装，必要时加套黑纸；腐蚀性样品应避免用金属取样工具取样；剧毒性药品必须两人同时取样，并由仓库保管人员陪同，必要时需戴防护用具。

⑤在已取样的各包装材料上应及时贴“取样证”，取样器按相应的清洗标准操作程序进行清洗后指定位置存放，将外包装重新密封，挂好取样证，将样品包件送回原处。

⑥取样的准备工作、取样过程和取样结束阶段均须遵守企业制定的《取样管理规定》和《取样操作规程》。

⑦检验结束后的剩余样品不可返回原批，可作为留样由专人保管。

(二)药品的留样

样品的留样对产品的质量考察具有一定意义，进厂原料、辅料、中间产品、成品均在留样范围内，且每批均须留样。留样样品封口严密、完好，成品留样样品要与市售包装一致。

1.留样室环境

留样室应阴凉、干燥、通风，室内有温度计、湿度计与排风设施。除具有特殊要求的样品外，通常在常温状态下保存。留样室管理员应依照药品的贮藏要求每天检查留样室的温、湿度并记录，每天上、下午各记录1次，每月统计1次。

2.留样数量

原料、辅料、中间产品为检验的剩余量。成品至少为一次全检量的3倍。新产品投产或有较大工艺变动的产品，其投产后的前3批应列入重点留样范围，其留样量为一次全检量的100倍。

3.留样工作程序

①凡需留样观察的产品由质量部门填写留样通知单通知车间留足产品，所留样品要求为原包装品。由分样人或取样员将样品交给留样员，留样员加贴留样标签并填写收样记录，内容包括留样接收时间、品名、规格、批号、来源、样品数量、留样编号、双方签字。

②留样产品要专人专柜保管，并按品种、规格、生产时间、批号分别排列整齐。每个留样柜内的品种、批号应有明显标志，并易于识别，以便定期进行稳定性考察和用户投诉时查证。

③超过留样期限的产品应每年集中销毁一次。由留样员填写“销毁单”，注明品名、批号、剩余量、销毁原因、销毁方法等，报质量部负责人审核、批准后销毁。销

毁按规定的销毁程序进行，有2人以上到现场监督销毁，并有销毁记录。

4.注意事项

①留样管理员应由专人担任负责留样样品的管理工作，具有一定的专业知识，了解样品的性质和贮存方法。

②所有留样样品都是极为重要的实物档案，不得销毁或随意取走。

③留样样品的贮存期限一般规定如下：成品为有效期后1年，中间产品为3个月；原料、辅料为1年，也可根据实际情况另行规定贮存期限。易腐败、霉变、挥发及开封后无保留价值的样品，不需留样。中药材等特殊药品通常保存半年。

三、思考题

1.一般情况下，取样数量是如何确定的？

2.简述原料药的取样方法。

思考题与习题

1.药品分析检测程序有哪些？

2.药品取样程序有哪些？

3.原料药如何进行取样？

第二章　药典基本知识

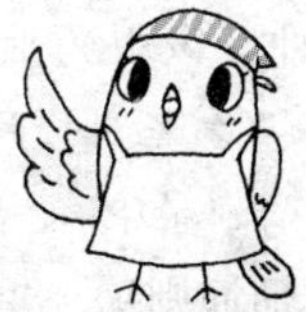

知识目标

- 熟悉《中国药典》的英文缩写和现行版本；
- 掌握《中国药典》凡例、正文、附录的主要内容，常用计量单位、术语和符号；
- 熟悉常用国外药典的名称及英文缩写。

能力目标

- 会正确使用《中国药典》。

药典是记载药品质量标准的法典，是国家监督、管理药品质量的法定技术标准，与其他法令一样具有约束力。药典也是药品生产、供应、使用、检验和技术监督管理各部门共同遵循的法定技术依据，是药品生产和临床用药水平的重要标志。对保证药品质量，保障人民用药的安全、有效和维护人民身体健康起着极其重要的作用。

第一节　中国药典

《中华人民共和国药典》简称《中国药典》，其英文名称为 Chinese Pharmacopeia（缩写 Ch. P），由国家药典委员会编纂，其后括号内的年份表示版本，如最新版本《中国药典》(2005 年版)。

新中国成立以来，我国已经出版了 8 版药典（1953、1963、1977、1985、1990、1995、2000、2005 年版）。其中 1953 年版为一册，1963 年版至 2000 年版之间的 6 版药典各分成一、二 2 部，2005 年版分为一、二、三 3 部。

现行版《中国药典》(2005 年版)于 2005 年 1 月出版发行,2005 年 7 月正式执行。2005 年版药典共收载药品 3 214 种,其中新增 525 种。其中一部收载中药材、植物油脂、中药成方及单味制剂 1 146 种,其中新增 154 种,修订 453 种,二部收载化学药品、抗生素、生化药品、放射性药品以及药物制剂 1 967 种,其中新增 327 种,修订 522 种;将《中国生物制品规程》并入药典,作为药典三部,共收载 101 种,其中新增 44 种,修订 57 种。《中国药典》(2000 年版)收载而该版药典未收载的品种共有 9 种。该版药典的附录有较大的改进和提高,一部为 98 个,其中新增 12 个,修订 48 个;二部 137 个,新增 13 个,修订 65 个;三部 140 个,新增 62 个,修订 78 个。新增附录中,一部制剂通则增加的有植入剂、冲洗剂、灌肠剂、涂剂、涂膜剂等,二部片剂通则项下增加了可溶片、阴道泡腾片。此外,对一些附录进行了较大的修订,如农药残留测定法中增订了 12 种有机磷和 3 种拟除虫菊酯类农药的测定方法;不溶性微粒检查法中增订了小容量注射剂的检查;薄层色谱法中增加了系统适用性试验;无菌检查法由培养 7 d 修订为培养 14 d。现代分析技术在该版药典中得到进一步广泛应用。一部采用薄层色谱法作鉴别的品种有 1 523 种,含量测定的品种有 45 种;二部采用高效液相色谱法的品种有 848 种,较 2000 年版增加 566 种,用细菌素方法取代热原方法的有 73 种,增订溶出度检查品种 93 种,含量均匀度检查品种 37 种。

2005 年版药典对药品的安全性问题更加重视:一部增加了中药注射剂安全性检查法应用指导原则;二部有 126 个静脉注射剂增订了不溶性微粒检查,有 112 个品种增修订细菌内毒素检查,增加了药品杂质分析指导原则;三部增订了逆转录酶活性检查法等。结合我国医药工业现状和临床用药的实际情况,我国药典委员会将由卫生部颁布的《澄明度检查细则和判断标准》修订为"可见异物检查法",以加强注射剂等药品的用药安全。

第八届药典委员会还编纂完成了《中国药典》(2000 年版)2002 年增补本、2004 年增补本、《中国药品通用名称》(2005 年版)及《药品红外光谱集(第三卷)》、《临床用药须知》(中成药第 1 版、化学药第 4 版)。

《中国药典》(2005 年版)的基本组成包括凡例、正文、附录和索引四个部分。本章重点介绍 2005 年版二部主要内容。除特别注明版次外,本书中的《中国药典》均指现行版《中华人民共和国药典》。

一、凡例

"凡例"是解释和使用《中国药典》正确进行质量检定的基本原则,并把与正文品种、附录及质量检定有关的共性问题加以规定,避免在全书中重复说明。"凡例"中的有关规定具有法定的约束力。凡例和附录中采用"除另有规定外"这一修饰语，表示存在与凡例或附录有关规定不一致的情况时，在正文品种中另作规定，并按此规定执行。“凡例”是药典的重要组成部分，为便于查阅和使用，《中国药典》(2005年版)将“凡例”按内容归类，并冠以标题，它们是：名称及编排，项目与要求，检验方法和限度，标准品和对照品，计量，精确度，试药、试液、指示剂，动物试验，说明书、包装、标签。

1. 名称及编排

正文品种收载的中文药品名系按照《中国药品通用名称》推荐的名称及其命名原则命名，药典收载的中文药品名称均为法定名称，英文名称除另有规定外，均采用国际非专利药品(INN)命名。

有机药物化学名称应根据中国化学会编撰的《有机化学命名原则》命名，母体的选定与国际纯粹与应用化学联合会(IUPAC)的命名系统一致。

每一正文品种项下根据品种和剂型的不同，按顺序可分别列有：①品名(包括中文名称、汉语拼音与英文名称)；②有机药物的结构式；③分子式与分子量；④来源或有机药物的化学名称；⑤含量或效价规定；⑥处方；⑦制法；⑧性状；⑨鉴别；⑩检查；⑪含量或效价测定；⑫类别；⑬规格；⑭贮藏；⑮制剂等。

2. 项目与要求

性状项下记载药品的外观、臭、味、溶解度以及理化常数等。

①外观性状是对药品的色泽和外表感观的规定。

②溶解度是药品的一种物理性质。各品种项下选用的部分溶剂及其在该溶剂中的溶解性能，可供精制或制备溶液时参考；对在特定溶剂中的溶解性能需作质量控制时，在该品种检查项下另作具体规定。药品的近似溶解度以下列名词术语表示：

极易溶解　系指溶质1 g(1 mL)能在溶剂＜1 mL中溶解；

易溶　系指溶质1 g(1 mL)能在溶剂1～＜10 mL中溶解；

溶解　系指溶质1 g(1 mL)能在溶剂10～＜30 mL中溶解；

略溶　系指溶质1 g(1 mL)能在溶剂30～＜100 mL中溶解；

微溶　系指溶质1 g(1 mL)能在溶剂100～＜1 000 mL中溶解；

极微溶解　系指溶质1 g(1 mL)能在溶剂1 000～＜10 000 mL中溶解；

几乎不溶或不溶　系指溶质1 g(1 mL)在溶剂10 000 mL中也不能完全溶解。

试验方法：除另有规定外，称取研成细粉的供试品或量取液体供试品，置于(25±2)℃一定容量的溶剂中，每隔5 min强力振摇30 s，观察30 min内的溶解情况，如无肉眼可见的溶质颗粒或液滴，即视为完全溶解。

③物理常数包括相对密度、馏程、熔点、凝点、比旋度、折光率、黏度、吸收系数、碘值、皂化值和酸值等，其测定结果不仅对药品具有鉴别意义，是反映药品的纯度、

评价药品质量的主要指标之一。

鉴别项下规定的试验方法，仅反映该药品某些物理、化学或生物学等性质的特征，不完全代表对该药品化学结构的确证。

检查项下包括药品的安全性与有效性的试验方法和限度、均一性与纯度等制备工艺要求等内容；对于规定中的各种杂质检查项目，系指该药品在按既定工艺进行生产和正常贮藏过程中可能含有或产生并需要控制的杂质。

供直接分装或注射用无菌粉末的原料药，应按照注射剂项下相应的要求进行检查，并应符合规定。各类制剂，除另有规定外，均应符合各制剂通则下有关的各项规定。

含量测定项下规定的试验方法，用于测定原料及制剂中有效成分的含量，一般可采用化学、仪器或生物测定方法。

类别系按药品的主要作用与主要用途或学科的归属划分，不排除在临床实践的基础上作其他类别药物使用。

制剂的规格系指每一支、片或其他每一个单位制剂中含有主药的质量（或效价）或含量（%）或装量。注射液项下：如为"1 mL：10 mg"，系指 1 mL 中含有主药 10 mg；对于列有处方或标有浓度的制剂，也可同时规定装量规格。

标准规定是对药典中有关规定的解释，对药品标准中的性状、鉴别、检查和含量测定项目的含义和有关要求等所作的说明。

贮藏项下的规定，系对药品贮存与保管的基本要求，以下列名词术语表示：

遮光　系指用不透光的容器包装，例如棕色容器或黑纸包裹的无色透明、半透明容器；

密闭　系指将容器密闭，以防止尘土及异物进入；

密封　系指将容器密封以防止风化、吸潮、挥发或异物进入；

熔封或严封　系指将容器熔封或用适宜的材料严封，以防止空气与水分的侵入并防止污染；

阴凉处　系指不超过 20 ℃；

凉暗处　系指避光并不超过 20 ℃；

冷处　系指 2～10 ℃；

常温　系指 10～30 ℃。

3. 检验方法和限度

本版药典收载的原料药及制剂，均应按规定的方法进行检验；如采用其他方法，应将该方法与规定的方法做比较试验，根据试验结果掌握使用，但仲裁时仍以药典的方法为准。

标准中规定的各种纯度和限度数值以及制剂的质(装)量差异,系包括上限和下限两个数值及中间数值。规定的这些数值不论是百分数还是绝对数字,其最后一位数字都是有效位。

试验结果在运算过程中,可比规定的有效数字多保留一位数,而后根据有效数字的修约规则进舍至规定有效位。计算所得的最后数值或测定读数值均可按修约规则进舍至规定的有效位,取此数值与标准中规定的限度数值比较,判断是否符合规定。

原料药的含量(%),除另有注明者外,均按质量计。如规定上限为100%以上时,系指用本药典规定的分析方法测定时可能达到的数值,它为药典规定的限度或允许偏差,并非真实含有量;如未规定上限时,系指不超过101.0%。

制剂的含量限度范围,系根据主药含量,测定方法、生产过程和贮存期间可能产生的偏差或变化而制定的,生产中应按标示量100%投料。如已知某一成分在生产或贮存期间含量会降低,生产时可适当增加投料时,保证在有效期(或使用期限)内含量能符合规定。

4.标准品和对照品

标准品、对照品系指用于鉴别、检查、含量测定的标准物质。标准品与对照品(不包括色谱用的内标物质)均由国务院药品监督管理部门指定的单位制备、标定和供应。标准品系指用于生物检定、抗生素或生化药品中含量或效价测定的标准物质,按效价单位(或μg)计,以国际标准品进行标定;对照品除另有规定外,均按干燥品(或无水物)进行计算后使用。标准品与对照品的建立或变更其原有活性成分和含量,应与原标准品、对照品或国际标准品进行对比,并经过协作标定和一定的工作程序进行技术审定。标准品、对照品均应附有使用说明书、标明质量要求(包括水分等)、使用期限和装量等。

5.计量

《中国药典》凡例规定,试验用的计量仪器均应符合国务院质量技术监督部门的规定。所采用计量单位如下:

(1)法定计量单位名称与单位符号

长度　米(m)、分米(dm)、厘米(cm)、毫米(mm)、微米(μm)、纳米(nm);

体积　升(L)、毫升(mL)、微升(μL);

质量　千克(kg)、克(g)、毫克(mg)、微克(μg)、纳克(ng);

压力　兆帕(MPa)、千帕(kPa)、帕(Pa);

动力黏度　帕秒(Pa·s);

运动黏度　平方毫米每秒(mm^2/s);

波数　负一次方厘米(cm^{-1})；

密度　千克每立方米(kg/m^3)、克每立方厘米(g/cm^3)；

放射性活度　吉贝可(GBq)、兆贝可(MBq)、千贝可(kBq)、贝可(Bq)。

(2)滴定液和试液的浓度　以 mol/L(摩尔/升)表示，其浓度要求精密标定的滴定液用“XXX 滴定液(YYYmol/L)”表示；作其他用途不需要精密标定其浓度时，用“YYYmol/L XXX 溶液”表示，以示区别。

(3)温度　以摄氏度(℃)表示。

水浴温度　除另有规定外，均指 98～100 ℃；

热水　系指 70～80 ℃；

微温或温水　系指 40～50 ℃；

室温　系指 10～30 ℃；

冷水　系指 2～10 ℃；

冰浴　系指约 0 ℃；

放冷　系指放冷至室温。

(4)百分比　用“%”表示，系指重量的比例，但溶液的百分比，除另有规定外，系指溶液 100 mL 中含有溶质若干克；乙醇的百分比，系指在 20 ℃时容量的比例。此外，根据需要可采用下列符号：

%(g/g)　表示溶液 100 g 中含有溶质若干克；

%(mL/mL)　表示溶液 100 mL 中含有溶质若干毫升；

%(mL/g)　表示溶液 100 g 中含有溶质若干毫升；

%(g/mL)　表示溶液 100 mL 中含有溶质若干克。

(5)液体的滴　指在 20 ℃时，以 1.0 mL 水为 20 滴进行换算。

(6)溶液后标记符号　“(1→10)”等符号，系指固体溶质 1.0 g 或液体溶质 1.0 mL 加溶剂混成 10 mL 的溶液；未指明用何种溶剂时，均系指水溶液；两种或两种以上液体的混合物，名称间用半字线“-”隔开，其后括号内所示的“:”符号，系指各液体混合时的体积(质量)比例。

(7)药筛和粉末粗细　本版药典所用药筛，选用国家标准的 R40/3 系列。

药筛共分为 9 个号筛，分别为一号筛、二号筛、……、九号筛，随着筛号的增大，筛孔内径逐渐减小。

粉末等级如下：

最粗粉　指能全部通过一号筛，但混有能通过三号筛不超过 20%的粉末；

粗粉　指能全部通过二号筛，但混有能通过四号筛不超过 40%的粉末；

中粉　指能全部通过四号筛，但混有能通过五号筛不超过60％的粉末；
细粉　指能全部通过五号筛，并含能通过六号筛不少于95％的粉末；
最细粉　指能全部通过六号筛，并含能通过七号筛不少于95％的粉末；
极细粉　指能全部通过八号筛，并含能通过九号筛不少于95％的粉末。

6.精确度

《中国药典》规定了取样量的准确度和试验精密度。

①试验中供试品与试药等“称重”或“量取”的量，均以阿拉伯数字表示，其精确度可根据数值的有效数位来确定，如称取“0.1 g”，系指称取重量可为0.06～0.14 g；称取“2 g”，系指称取重量可为1.5～2.5 g；称取“2.0 g”，指称取重量可为1.95～2.05 g；称取“2.00 g”，系指称取重量可为1.995～2.005 g。

“精密称定”系指称取重量应准确至所取重量的1/1 000；“称定”系指称取重量应准确至所取重量的1/100；“精密量取”系指量取体积的准确度应符合国家标准中对该体积移液管的精密度要求。“量取”系指可用量筒或按照量取体积的有效数位选用量具。取用量为“约”若干时，系指取用量不得超过规定量的±10％。

②恒重，除另有规定外，系指供试品连续两次干燥或炽灼后的质量差异小于0.3 mg；干燥至恒重的第二次及以后各次称重均在规定条件下继续干燥1 h后进行；炽灼至恒重的第二次称重应在继续炽灼30 min后进行。

③试验中规定“按干燥品（或无水物，或无溶剂）计算”时，除另有规定外，应取未经干燥（或未去水，或未去溶剂）的供试品进行试验，并将计算中的取用量从检查项测得的干燥失重（或水分，或溶剂）扣除。

④试验中的“空白试验”，系指在不加供试品或以等量溶剂替代供试液的情况下，按同法操作所得的结果；含量测定中的“并将滴定的结果用空白试验校正”，系指按供试品所耗滴定液的量（mL）与空白试验中所耗滴定液量（mL）之差进行计算。

⑤试验时的温度，未注明者，系指在室温下进行；温度高低对试验结果有显著影响者，除另有规定外，应以（25±2）℃为准。

7.试药、试液、指示剂

试验用的试药，除另有规定外，均应根据附录试药项下的规定，选用不同等级并符合国家标准或国务院有关行政主管部门规定的试剂。试液、缓冲液、指示剂与指示液、滴定液等，均应符合附录的规定或按照附录的规定制备。试验用水，除另有规定外，均系指纯化水。酸碱度检查所用的水，均系指新沸放冷至室温的水。酸碱性试验时，如未指明用何种指示剂，均系指石蕊试纸。

8.动物试验

动物试验所使用的动物及其管理应按国务院有关行政主管部门颁布的规定执行。

9.说明书、包装、标签

药品说明书应符合《中华人民共和国药品管理法》及国务院药品监督管理部门对说明书的规定。

直接接触药品的包装材料和容器应符合国务院药品监督管理部门的有关规定，均应无毒、洁净，与内容药品不发生化学反应，并不影响内容药品的质量。

药品标签应符合《中华人民共和国药品管理法》及国务院药品监督管理部门对药品标签的规定，不同包装标签其内容应根据上述规定印刷，并应尽可能多地包含药品信息。

麻醉药品、精神药品、医疗用毒性药品、放射性药品、外用药品和非处方药品的说明书和包装标签，必须印有规定标志。

二、正文

正文部分为所收载的药品或制剂的质量标准。正文品种按中文药品名称笔画顺序排列，同笔画数的字按起笔笔形"一、丨、丿、丶、乛"的顺序排列；单方制剂排在原料药后面。

药品质量包括三个方面：真伪、纯度和品质优良度，三者集中表现使用过程中的有效性和安全性。

《中国药典》收载的药品名称除中文名称外，还有汉语拼音名称及英文名称。中药材不使用英文名称，而采用拉丁名称。对复方制剂多收载有处方和制法，对制剂收载有规格，对原料药则收载有主要的制剂。

药物制剂的质量标准编排在相应药物质量标准之后，所含项目与原料药质量标准相近，但不列出有效成分的分子式和分子量，同时在检查项下增加制剂的检查项目。

以对乙酰氨基酚的质量标准为例。

对乙酰氨基酚

Duiyixian'anjifen

Paracetamol

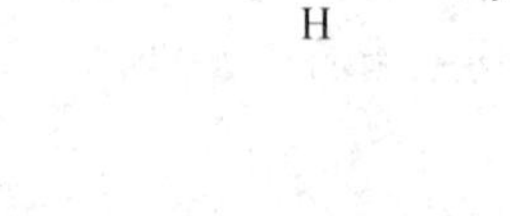

$C_8H_9NO_2$ 151.16

本品为*N*-(4-羟基苯基)乙酰胺。按干燥品计算,含$C_8H_9NO_2$应为98.0%～102.0%。

【性状】本品为白色结晶或结晶性粉末;无臭,味微苦。

本品在热水或乙醇中易溶,在丙酮中溶解,在水中略溶。

熔点　本品熔点为168～172 ℃(《中国药典》附录Ⅵ C)。

【鉴别】①本品的水溶液加三氯化铁试液,即显蓝紫色。

②取本品约0.1 g,加稀盐酸5 mL,置水浴中加热40 min,冷却;取0.5 mL,滴加亚硝酸试液5滴,摇匀,用水3 mL稀释后,加碱性β-萘酚试液2 mL,振摇,即显红色。

③本品的红外光吸收图谱应与对照的图谱(《药品红外光谱集》131图)一致。

【检查】酸度　取本品0.10 g,加水10 mL溶解,依法测定(《中国药典》附录Ⅵ H),pH值应为5.5～6.5。

乙醇溶液的澄清度与颜色　取本品1.0 g,加乙醇10 mL溶解后,溶液应澄清,无色;如显浑浊,与1号浊度标准液(《中国药典》附录Ⅸ B)比较,不得更浓;如显色,与棕红色2号或橙红色2号标准比色液(《中国药典》附录Ⅸ A第一法)比较,不得更深。

氯化物　取本品2.0 g,加水100 mL,加热溶解后,冷却,滤过,取滤液25 mL,依法(《中国药典》附录Ⅷ A)检查,与标准氯化钠溶液5.0 mL制成的对照液比较,不得更浓(0.01%)。

硫酸盐　取氯化物项下剩余的滤液25 mL,依法(《中国药典》附录Ⅷ B)检查,与标准硫酸钾溶液1.0 mL制成的对照液比较,不得更浓(0.02%)。

有关物质　取本品细粉1.0 g,置密塞离心管或试管中,加乙醚5 mL,立即密塞,振摇30 min,离心或放至澄清,取上清液作为供试品溶液;另取每1 mL中含对氯苯乙酰胺1.0 mg的乙醇溶液适量,用乙醚稀释成每1 mL中含50 μg的溶液作为对照溶液。照薄层色谱法(《中国药典》附录Ⅴ B)试验,吸取供试品溶液200 μL与对照溶液40 μL,分别点于同一硅胶GF_{254}薄板上。以氯仿-丙酮-甲苯(13∶5∶2)为展开剂,展开后,晾干,置紫外光灯(254 nm)下检视,供试品溶液如显杂质斑点,与对照溶液的主斑点比较,不得更大,更深。

对氨基酚　取供试品1.0 g,加甲醇溶液(1→2)20 mL使溶解,加入碱性亚硝基铁氰化钠试液1 mL,摇匀,静置30 min;如显色,与对乙酰氨基酚对照品1.0 g加对氨基酚50 μg用同一方法制成的对照液比较,不得更深(0.005%)。

干燥失重　取本品,在105 ℃干燥至恒重,减失重量不得过0.5%(《中国药典》附录Ⅷ L)。

炽灼残渣　不得过0.1%（《中国药典》附录Ⅷ N）。

重金属　取本品1.0 g，加水20 mL，置水浴中加热使溶解冷却，滤过，取滤液加醋酸盐缓冲液（pH值为3.5）2 mL与水适量使成25 mL，依法（《中国药典》附录Ⅷ H第一法）检查，含重金属不得过10/1 000 000。

【含量测定】取本品约40 mg，精密称定，置250 mL量瓶中，加0.4%氢氧化钠溶液50 mL溶解后，加水至刻度，摇匀；精密量取该溶液5 mL，置于100 mL量瓶中，加0.4%氢氧化钠溶液10 mL，加水至刻度，摇匀，按照分光光度法（《中国药典》附录Ⅳ A），在257 nm的波长处测定吸收度，按$C_8H_9NO_2$的吸收系数（$E_{1\,cm}^{1\%}$）为715计算，即得。

【类别】解热镇痛药。

【贮藏】密封保存。

【制剂】①对乙酰氨基酚片；②对乙酰氨基酚咀嚼片；③对乙酰氨基酚泡腾片；④对乙酰氨基酚注射液；⑤对乙酰氨基酚栓；⑥对乙酰氨基酚胶囊；⑦对乙酰氨基酚颗粒；⑧对乙酰氨基酚滴剂；⑨对乙酰氨基酚凝胶。

三、附录

《中国药典》的附录部分记载了制剂通则、通用检测方法和指导原则，按分类编码，共归纳为19类，即制剂通则、一般鉴别试验、分光光度法、色谱法、常见物理常数测定法、一般杂质检查方法、抗生素微生物检定法、升压素生物检定法等检定法、放射性药品检定法、生物检定统计法、试剂、试药、试液与滴定液、制药用水、灭菌法、原子量、指导原则等，每一类项下含有一项或多项内容。

制剂通则收载了片剂、注射剂、酊剂、栓剂、胶囊剂、软膏剂、乳膏剂、糊剂等31个剂型。在每一种剂型项下，有对该项的基本要求和常规的检查项目。除另有规定外，各类制剂均应符合制剂通则项下有关的各项规定。《中国药典》附录中收载的指导原则，是为执行药典、考察药品质量所制定的指导性规定，不作为法定标准要求。

四、索引

《中国药典》采用中文索引和英文索引，前者按汉语拼音顺序排列；后者按英文字母顺序排列。这两个索引与药典正文前的“品名目次”相配合，可快速查询有关药物品种的相关内容。

第二节　常用的国外药典

目前，世界上已有很多国家编订了各自的国家药典，为药品质量检测工作人员了解、借鉴国外药品质量控制方法来研制出自己的创新药物提供必要条件。可供参考的国外药典主要有以下几种。

一、英国药典

《英国药典》(British Pharmacopoeia，缩写为 BP)是英国药品委员会(British Pharmacopoeia Commission)的正式出版物，是英国制药标准的重要来源。《英国药典》不仅提供了药用和成药配方标准以及公式配药标准，而且还展示了许多明确分类及可参照的欧洲药典专著。

《英国药典》出版周期不定，最新的版本为 2008 年版(BP2008)，2007 年 8 月 24 日出版，2008 年 1 月 1 日生效。2008 年版共 5 卷。

二、美国药典

《美国药典/国家处方集》(U. S. Pharmacopeia/National Formulary，缩写为 USP/NF)由美国政府所属的美国药典委员会(The United States Pharmacopeial Convention)编辑出版。USP 于 1820 年推出第 1 版，1950 年以后每 5 年推出一次修订版，到 2008 年已推出至第 31 版。NF 1883 年推出第 1 版，1980 年第 15 版起并入 USP，但仍分两部分，前面为 USP，后面为 NF。

美国药典是美国政府对药品质量标准和检定方法作出的技术规定，也是药品生产、使用、管理、检验的法律依据。NF 收载了美国药典(USP)尚未收入的新药和新制剂。

美国药典正文药品名录分别按法定药名字母顺序排列，各药品条目大都列有药名、结构式、分子式、CAS 登记号、成分和含量说明、包装和贮藏规格、鉴定方法、干燥失重、炽灼残渣、检测方法等常规项目，正文之后还有对各种药品进行测试的方法和要求的章节及对各种药物一般要求的通则。可根据书后所附的 USP 和 NF 的联合索引查阅本书。

美国药典最新版为 USP31-NF26。

三、日本药局方

《日本药局方》(The Japanese Pharmacopoeia，缩写为 JP)由日本药局方编集

委员会编纂，由厚生省颁布执行，分两部出版，第一部收载原料药及其基础制剂；第二部主要收载生药、家庭药制剂和制剂原料。《日本药局方》最新版是第15版。

四、欧洲药典

《欧洲药典》(European Pharmacopoeia，缩写为EP)由欧洲药品质量管理局(EDQM)负责出版和发行，欧洲药典委员会1964年成立。最新版本为第6版(《欧洲药典》6.0)，2007年6月出版，2008年1月生效，有英文和法文两种法定文本。

除欧洲药典外，还有亚洲药典和非洲药典都属区域性药典。为了给发展中国家，尤其是没有药典的国家提供药品的质量标准参考，世界卫生组织(WHO)还编订了国际药典(The International Pharmacopoeia，缩写为Ph. Int.)，目前为第3版。

思考题与习题

1.《中国药典》中凡例包含哪些内容？
2.举例简述常见国外药典及其最新版。

第三章　原料药的质量检测

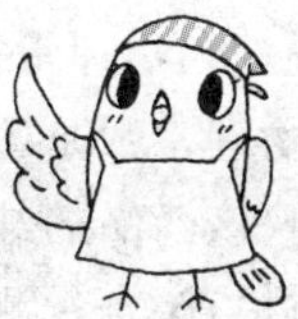

知识目标

- 了解原料药质量检测项目；
- 熟悉原料药鉴别项目，掌握常用原料药的鉴别方法；
- 熟悉原料药中杂质的来源和检查方法，掌握杂质检查限量的计算。

能力目标

- 能够理解原料药的鉴别方法；
- 会杂质限量计算及一般杂质检查；
- 会苯巴比妥钠原料药鉴别，葡萄糖原料药杂质检查，醋酸可的松含量测定。

原料药的质量检测是保证药品质量的基础，是全面控制药品质量的第一步，为各种制剂质量合格提供依据，因此保证原料药的质量是非常重要的。原料药的质量检测标准在《中国药典》中处于本类药物检测的第一位。原料药的质量检测包括性状、鉴别、检查和含量测定。本章主要对原料药的检测项目、方法及技术进行介绍。

第一节　原料药的鉴别方法

原料药的鉴别试验是根据原料药的分子结构、理化性质，采用化学、物理化学或生物学、仪器分析等方法来判断药物的真伪，是药品质量检测工作中的重要任务。《中国药典》和世界各国药典收载的药品鉴别方法均为用来证实贮藏在有标签容器中的药物是否为其所标示的药物，即对已知药物的确证试验，而不是对未知药物的定性分析。这些试验方法虽具有一定专属性，但不足以确证药物的整体结构，因此不能赖以鉴别未知药物。

一、原料药鉴别的目的

鉴别项下规定的试验方法仅适用于鉴别药物的真伪。对于原料药，应结合性状项下的外观和物理常数进行确认。性状观测是药品检测工作的第一步，也是重要的一步；物理常数是鉴定药品质量的重要指标，其测定结果不仅对药品具有鉴别意义，也反映该药品的纯净程度。只有性状符合规定、鉴别无误的供试品，才可进行药物杂质检查、含量测定。

二、性状

药物的性状项下包括药物的外观、溶解度和物理常数三部分，反映了药物特有的物理性质，是对药物进行鉴别的第一步。

1. 外观

外观指药物的聚集状态、晶型、色泽及臭、味等性质的感官规定。由于药典对本项目没有严格的检测方法和判断标准，因此仅用文字对正常的外观性状作一般性的描述。如《中国药典》对原料药木糖醇的描述为“本品为白色结晶或结晶性粉末，无臭，味甜；有引湿性”。遇有对药品的晶型、细度或溶液的颜色需作严格控制时，应在检查项下另作具体规定。凡药品有引湿、风化、遇光变质等与贮藏条件有关的性质，应要记述，并与“贮藏”项下名词术语相一致。

2. 溶解度

溶解度是药物的一种物理性质，在一定程度上反映了药品的纯度。在药典中，药物的溶解性通常在原料药的质量标准中介绍，在制剂中不做介绍。《中国药典》采用极易溶解、易溶、溶解、略溶、微溶、极微溶解、几乎不溶或不溶来描述药物在不同溶剂中的溶解性能。如原料药头孢氨苄的描述“在水中微溶，在乙醇、氯仿或乙醚中不溶”。

3. 物理常数

物理常数是鉴定药品质量的重要指标。其测定结果不仅对药品具有鉴别意义，也反映了该药品的纯净程度。物理常数测定时要严格按照现行版《中国药典》的凡例或附录中有关规定的方法和要求进行实验。《中国药典》收载的物理常数包括相对密度、馏程、熔点、凝点、比旋度、折光率、黏度、酸值、皂化值、羟值、碘值、吸收系数等。

(1)比旋度　在一定波长与温度下，偏振光透过长 1 dm 且每 1 mL 中含有旋光性物质 1 g 的溶液时测得的旋光度称为比旋度。它是反映手性药物特性及其纯度的主要指标，可进行药品鉴别、检查杂质或含量测定。测定旋光度时，用读数至0.01°并经过检定的旋光计。《中国药典》采用钠光谱的 D 线(589.3 nm)测定旋光度，除另有规定外，测定管长度为 1 dm(如使用其他管长，应进行换算)，测定温度为 20 ℃。测定供试品的旋光度后，通过计算，即得供试品的比旋度。计算公式如下：

$$\text{液体供试品}\qquad [\alpha]_D^t=\frac{\alpha}{ld} \tag{3-1}$$

$$\text{固体供试品}\qquad [\alpha]_D^t=\frac{100\alpha}{lC} \tag{3-2}$$

式中：$[\alpha]_D^t$ 为比旋度；D 为钠光谱的 D 线；l 为测定管长度(dm)；α 为测得的旋光度；d 为液体的相对密度；C 为每 100 mL 溶液中含有被测物质的质量(g)(按干燥或无水物计算)。

如无水葡萄糖比旋度的测定：取本品约 10 g，精密称定，置 100 mL 量瓶中，加水适量与氨试液 0.2 mL 溶解后，用水稀释至刻度，摇匀，放置 10 min，在 25 ℃时依法测定，比旋度为＋52.5°～＋53.0°。

(2)吸收系数　在给定的波长、溶剂和温度等条件下，吸光物质在单位浓度、单位液层厚度时的吸光度称为吸收系数。有两种表示方式：摩尔吸收系数和百分吸收系数。百分吸收系数是《中国药典》收载的方法，用 $E_{1\,\text{cm}}^{1\%}$ 表示，系指在一定波长下，溶液浓度为 1%(g/mL)、厚度为 1 cm 时的吸光度。吸收系数是吸光物质的重要物理常数，不仅用于考查原料药的质量，也可作为制剂应用分光光度法测定含量的依据。

如头孢曲松钠吸收系数测定：取本品，精密称定，加水溶解并制成 1 mL 中约含 10 μg 的溶液，按照分光光度法在波长 241 nm 处测定吸光度，吸收系数($E_{1\,\text{cm}}^{1\%}$)为 495～545。

在原料药的性状符合要求后，进行药物的鉴别。其鉴别方法要求专属性强，再现性好，灵敏度高，以及操作简便快速等。

三、常用鉴别方法

(一)化学鉴别法

化学鉴别法是根据药物与化学试剂在一定条件下发生离子反应或官能团反应而发生颜色变化，产生不同沉淀，放出不同气体，呈现不同荧光，从而做出定性分析得出结论的方法。如果供试品的反应现象与质量标准中的反应现象相同，则认为是一种药物。该方法是鉴别方法中最常用的方法，必须具有反应迅速、现象明显、操作简便的特点才有实用价值，至于反应是否完全则不是主要的。

药典中应用较多的化学鉴别反应有呈色反应、沉淀生成反应、气体生成反应、荧光反应、熔点测定等，举例如下。

(1)醋酸泼尼松的显色法鉴别　取本品约 1 mg，加乙醇 2 mL 使溶解，加入 10%氢氧化钠溶液 2 滴与氯化三苯四氮唑试液 1 mL，即显红色。

(2)葡萄糖的沉淀鉴别　取本品约 0.2 g，加水 5 mL 溶解后，滴入温热的碱性酒石酸铜试液中，即生成氧化亚铜的红色沉淀。

(3)乳酸的气体生成反应鉴别　取本品的水溶液，加高锰酸钾试液，加热，即发生乙醛的臭气。

(4)维生素 B_1 的呈现荧光反应鉴别　取供试品约 5 mg，加氢氧化钠试液 2.5 mL溶解后，加铁氰化钾 0.5 mL 与正丁醇 5 mL，强力振摇 2 min，放置使分层，上面的醇层显强烈的蓝色荧光。加酸使成酸性，荧光即消失。再加碱使成碱性，荧光又显出。

(5)苯巴比妥钠的熔点测定鉴别　取供试品约 0.5 g，加水 5 mL 溶解后，加稍过量的稀盐酸，即析出白色结晶性沉淀，滤过；沉淀用水洗净，在 105 ℃干燥后测定，熔点应为 174～178 ℃。

(二)仪器分析法

以药物的物理和物理化学性质为基础的分析方法，需要特殊仪器，故一般称为仪器分析法，具有灵敏度高、信息量大等特点。

1. 光谱鉴别法

(1)紫外-可见光谱鉴别法　含有芳环或共轭双键的药物在紫外光区有特征吸收，含有生色团和助色团的药物在可见光区有特征吸收，这些药物都可用紫外-可见分光光度法进行鉴别。本法有一定的专属性，但因吸收光谱较为简单，曲线形状变化不大，应用不如红外光谱广泛。本法优点由于操作比较简便，在药品检验工作中易被大家接受。为提高本法专属性，适宜采用以下几种方法：①对比吸收曲线的一致性；②对比最大吸收波长和同时测定最小吸收波长的一致性；③规定一定浓度的供试品在最大吸收波长处的吸收度；④规定吸收波长和吸收系数法；⑤规定吸收波长和吸收度比值法；⑥经化学处理后，测定其反应产物的吸收光谱特性。这些方法可单独用，也可几个方法同时使用，以提高方法的专属性。

(2)红外光谱鉴别法(IR) 是一种专属性很强、准确度高、应用较广(固体、液体、气体样品)的鉴别方法,是验证已知药物的有效方法,被广泛应用于原料药的鉴别。有机药物在红外光区有特征吸收,药物分子的组成、结构、官能团不同时其红外光谱也不同。药物的红外光谱能反映药物分子的结构特点,尤其在药品化学结构比较复杂、相互之间差异较小,用颜色反应、沉淀生成或紫外分光光度法不能区分时,用红外光谱法常可有效地解决。在用红外光谱进行鉴别试验时,《中国药典》和《英国药典》(2008 年版)均采用标准图谱对照法,即要求按指定条件绘制供试品的红外光吸收图谱,与《药品红外光谱集》中的相应标准图谱对比,当位、峰形、相对强度一致时,即为同一药物。《中国药典》收载的图谱,系用分辨率在 2 cm^{-1} 条件绘制,基线一般控制在 90%透光率以上且供试品取样量一般控制在使其最强吸收峰在 10%透光率以下。

《药品红外光谱集》中列出的试样制备方法有压片法、糊法、膜法和溶液法等。如压片法:取供试品约 1 mg,置玛瑙研钵中,加入干燥的溴化钾或氯化钾细粉约 200 mg,充分研磨,移置于直径为 13 mm 的压模中,使铺布均匀,压模与真空泵相连,抽气约 2 min 后,加压至 0.8～1 GPa,保持 2～5 min,除去真空,取出制成的供试片,目视检查应均匀,无明显颗粒;将供试片置于供试品的样品光路中,并扣除用同法制成的空白溴化钾或氯化钾片的背景,录制光谱图,要求穿插的光谱图的基线应大于 75%透光率,除去 3 440 cm^{-1} 及 1 630 cm^{-1} 附近因残留附着水而呈现一定的吸收峰外,其他区域不应出现大于基线 3%透光率的吸收谱带。

2. 色谱鉴别法

同一种药物在同样条件下的薄层色谱行为是相同的,依此可以鉴别原料药的真伪。《中国药典》采用供试品与对照品在相同的条件下进行色谱分离,并进行比较,即用同种溶剂配成同样浓度的溶液,在同一薄层板上点样、展开、显色,供试品所显主斑点的颜色,位置应与对照品的主斑点相同,以此来验证药品的真伪。此法操作费时,一般在检查或含量测定项下已采用色谱法的情况下,采用此法鉴别。常用的方法有:

(1)薄层色谱法 此法为色谱鉴别法中常用的方法,一般采用对照品(或标准品)比较法,要求供试品斑点的 R_f 值应与对照品的一致。某些抗生素类药物常采用薄层色谱法鉴别。如罗红霉素原料药的鉴别方法:取本品与罗红霉素标准品,加甲醇制成每 1 mL 含 20 mg 的溶液,照有关物质项下的薄层色谱法试验,供试品所显主斑点的颜色和位置应与对照品溶液的主斑点相同。

(2)高效液相色谱法和气相色谱法 此两种方法在药物鉴别中使用不广泛,但高效液相色谱法在《中国药典》中鉴别药物正在逐渐增多。

3. 熔点测定鉴别法

熔点系指一种物质按药典方法测定时由固体熔化成液体的温度，熔融同时分解的温度，或在熔化时自初熔至全熔的一段温度，为多数固体有机药物的重要物理常数。在《中国药典》中测定易粉碎固体药品的熔点测定方法（三法）最常用。

此外，《中国药典》还用其他方法进行药物鉴别，包括生物学法（利用微生物或实验动物进行鉴别的方法）、纸色谱鉴别法（由于存在分离效能低、分析时间长等缺点，在药物鉴别中逐渐被薄层色谱法或其他色谱法所取代）、旋光度法等方法。

在药物鉴别中，常采用方法简便、专属性强的方法。仪器分析方法用于鉴别药物的数量正在逐渐增加，红外、高效液相、薄层色谱、紫外几乎占了仪器分析鉴别方法的全部。在药物鉴别时，一般药典每个品种收载 2 个左右。

第二节 原料药的杂质检查

药物的杂质是指药物中存在的无治疗作用或影响药物的稳定性和疗效、甚至对人体健康有害的物质。杂质的存在不仅影响药物的质量，有的还反映出生产中存在的问题。原料药的杂质检查是针对原料药存在的杂质进行检查。对原料药所含杂质进行检查既可保证用药的安全、有效，同时也为生产、流通过程的质量保证和企业管理的考核提供依据。因此，首先要对原料药进行杂质检查。

一、杂质的来源

原料药中的杂质检查项目是根据可能存在的杂质来确定的。了解药物中杂质的来源和分类，可以有针对性制订出杂质检查项目和检查方法。原料药中的杂质主要来源于生产过程和药物的贮藏过程。

1. 在生产过程中引入的杂质

在合成药物的生产过程中，部分原料没有反应完全，反应中间产物和副产物在精制时没有完全除净，与生产器皿接触均会不同程度地引入杂质。如在阿司匹林合成中，除“炽灼残渣”和“重金属”检查外，以苯酚为起始原料，水杨酸为合成的中间体，乙酰化不完全，产品中就会有水杨酸的存在，以及还有未反应完全的酚类，或水杨酸精制时温度过高，产生脱羧副反应的苯酚，以及合成工艺过程中由副反应生成的醋酸苯酯、水杨酸苯酯和乙酰水杨酸苯酯等副产物。这些杂质的存在，将很大程度影响阿司匹林的质量。在药物的生产过程中，常需用到试剂、溶剂，由于溶解、吸附、吸留、共沉淀和产生混晶等原因，若不能完全除去，而将其作为杂质留入产品中。如制备维生素 E 醋酸酯时需用醋酸合成醋酸酯，因此《中国药典》中规定必须检查游离醋酸。用有机溶剂提取或精制后，在产品中就可能残留有机溶剂。在生产中所用金属催化剂、金属器皿、管道和其他不耐酸、碱的工具，则可能引入砷盐、铁、铅、铜、锌等金属杂质。

因此，要减少产品中的杂质，一方面要控制杂质质量，另一方面要改进生产工艺条件，减少或避免这些杂质的产生。

2. 在贮藏过程中引入的杂质

原料药在贮藏过程中，尤其是贮藏保管不善，或贮藏时间过长，在外界条件如温度、湿度、日光、空气的影响下，或因微生物的作用，可能发生水解、氧化、分解、异构化、晶型转变、聚合、潮解和发霉等变化，使药物中产生杂质。以上这些变化往往受多种因素的同时影响，不仅改变药物的外观性状，而且会降低药物的稳定性和质量，甚至对人体产生毒害作用或失去治疗效力。如麻醉乙醚在日光、空气及湿气的作用下，易氧化分解为醛及有毒的过氧化物。水解反应是药物变质的重要因素，酯、内酯、酰胺、环酰胺、卤代烷及苷类等药物在水分存在下均易水解。如硫酸阿托品水解生成莨菪醇和莨菪酸，在酸、碱性条件下或温度高时水解反应更易发生。在水分和适宜的温度下，微生物也可使一些有机药物失效。因此，严格控制原料药的贮藏条件，是保证其质量的一个重要方面。药典根据原料药的性质规定了其贮藏条件，一般在室温避光密闭保存，或贮藏于阴凉干燥，以保证其相对的稳定性。

二、药物的纯度

药物的杂质检查又称纯度检查，即检查药物的纯净程度。纯度是反映药物质量的一项重要指标。为了控制药物的纯度，在药品质量标准中，要对可能存在的杂质进行检查。药物的纯度主要由药品质量标准中的“检查”项下的杂质检查来控制，内容包括可能存在的杂质名称、相应的检查项目、检查的方法和杂质限量。检查的项目一般按杂质的名称命名，如“氯化物”、“铁盐”、“砷盐”等，检查完全按照质量标准的要求进行，不合格的产品不得出厂、不得销售、不得使用。药物的纯度还与性状、物理常数、含量等项目有关。如药物中含有超过限量的杂质，就可能使外观发生变化，使理化常数超过规定的范围，进而使含量偏低或活性降低。对于药物纯度的评价应从药物的组成结构、外观性状、理化常数、杂质检查和含量测定等多方面进行。

药典对原料药的“检查”项下包括药物的有效性、纯度要求、安全性的检查等几个方面。有效性是与药物的疗效有关，即对影响药物生物利用度、反映主要质量、控制物理性能以及类似于含量测定的指标的检查，如颗粒细度、晶型、含氮量、药用炭的吸着力等。纯度要求主要指对药物中杂质的控制，如酸碱度、溶液的澄清度与颜色、无机阴离子、有机杂质、干燥失重或水分、炽灼残渣、金属离子或重金属、硒及砷盐的检查。安全性的检查是指对药物中存在的某些极低量的对生物体产生特殊生理作用的、严重影响用药安全的杂质的检查，如异常毒性、热原、降压物质、无菌以及过敏性杂质等。

人类对药物的认识是在防治疾病的实践中积累起来的，并随着生活水平的改善，分离、检测技术的提高而进一步发现药物中存在的新杂质，从而不断提高对药物纯度的要求。

三、杂质的种类

药物中的杂质按来源分类，可分为一般杂质和特殊杂质。一般杂质是指在自然界中分布较广泛、在多种药物的生产和贮藏过程中容易引入和产生的杂质，如酸、碱、水分、氯化物、硫酸盐、砷盐、重金属等。一般杂质的检查方法收载在《中国药典》的附录中。特殊杂质是指在个别药物的生产和贮藏过程中引入和产生的杂质。如阿司匹林中的游离水杨酸，肾上腺素中的肾上腺酮等。特殊杂质的检查方法收载在《中国药典》正文各药品的质量标准中。

药物中所含的杂质按其结构又可分为无机杂质和有机杂质。无机杂质有氯化物、硫酸盐、硫化物、重金属等；有机杂质如有机药物引入的原料、中间体、副产物、分解产物、异构体和残留溶剂等。

杂质按其性质还可分为信号杂质和有害杂质。信号杂质本身一般无害，但其含量的多少可以反映出药物的纯度水平，如含量过多，表明药物纯度差，暗示药物的生产工艺不合理或生产控制存在问题。氯化物、硫酸盐就属于信号杂质。有害杂质如重金属、砷盐、氟化物等对人体有害，在质量标准中应严格加以控制，保证用药安全。

一般来说，凡是影响疗效和对人体健康有害的杂质均应制定相应的检查项目。药典中各药物品种项下规定的杂质检查项目，是指该药品按实际工艺生产和正常贮藏过程中可能含有或产生并需要控制的杂质。药典中未规定检查的杂质，在正常生产和贮藏过程中不可能引入，或对人体无不良影响，也不影响质量，一般不需要检查。但遇特殊情况如检验某药物时发现外观性状不正常或反应不正常，应根据需要进一步追踪检查；若制药企业在生产上改变了原料、方法或工艺，也应根据实际情况检查其他可能引入的杂质；在药政管理部门了解到药物的质量有问题或对其统一计划有怀疑时，也需作出除药典规定以外的必要的补充检查。

四、杂质的限量检查

药物中存在的杂质不仅影响药物的质量，而且有的还可以反映出生产中存在的问题。因此，进行杂质检查不仅是保证用药安全、有效，而且可用于考核生产工艺和企业管理是否正常。从杂质产生的影响来看，杂质含量应越少越好，但要把药物中的杂质完全除掉势必造成生产上操作处理的困难，降低产率，增加成本；绝对纯净的物质是不存在的，药物中的杂质也不可能完全除掉。所以在不影响药物的疗效和不发生毒性的前提下，允许药物中含有少量的杂质。这一允许量称为杂质的限量。

(一)检查方法

在药品质量标准中杂质的检查中多数为限量检查，检查方法有对照法、灵敏度法和比较法3种。

(1)对照法　系指取限度量的待检杂质的对照物质配成对照液，另取一定量供试品制成供试品溶液，在相同条件下处理，比较反应结果，从而判断供试品中杂质含量是否符合限量规定。使用此类方法时，需注意平行原则，即供试品溶液和杂质标准溶液应在完全相同的条件下反应，如加入的试剂、反应的温度、放置的时间等应相同，反应的结果才有可比性。《中国药典》中一般杂质检查多数采用这一方法。该检查不要求测定杂质的含量，而只检查其是否超过限量。对照法在薄层色谱法、气相色谱法和高效液相色谱法中经常用到。

如磷酸可待因中吗啡的检查：取本品0.10 g，加盐酸溶液(9→1 000)使溶解成5 mL溶液，加亚硝酸钠试液2 mL，放置15 min，加氨试液3 mL，所显颜色与吗啡溶液[取无水吗啡2.0 mg，加盐酸溶液(9→1 000)使溶解成100 mL]5.0 mL用同一方法制成的对照液比较，不得更深。这一检查对吗啡的限量为0.1%。

(2)灵敏度法　系指在供试品溶液中加入试剂，在一定反应条件下，不得有正反应出现，从而判断供试品中所含杂质是否符合限量规定。如检查蒸馏水中氯化物，是在50 mL水中加入硝酸与硝酸银试液，不得发生浑浊。当50 mL中含0.2 mg的Cl^-时，所显浑浊已较明显，所以氯化物的含量是以在该条件下不产生氯化银的浑浊为限。

(3)比较法　系指以一定的方法测定杂质的含量或与含量相差的物理量，进而控制杂质的方式。如肾上腺素中酮体的检查：取本品，加盐酸溶液(9→2 000)制成每1 mL中含2.0 mg的溶液，以盐酸为空白，在310 nm的波长处测定吸收度，不得超过0.05。本法的特点是杂质的吸收度测得准确并可与规定限量比较，不需对照物质。

杂质的限量通常用百分之几或百万分之几来表示。对危害人体健康、影响药物稳定性的杂质，必须严格控制其限量。如砷对人体有毒，限量规定较严，一般不超过 0.001%(10 ppm);重金属(以铅为主)易在体内积蓄中毒,影响药物的稳定性,其限量规定一般不超过 0.005%(50 ppm)。药物中杂质限量的制定除了根据杂质本身的性质外,还要根据生产所能达到的水平并参考各国药典的标准来制订。

(二)杂质限量计算

药物中杂质的限量可按照下式来计算:

$$\text{杂质限量}=\frac{\text{杂质最大允许量}}{\text{供试品量}}\times 100\% \tag{3-3}$$

供试品量(m_s)中的杂质限量是通过与一定量标准溶液进行比较来确定时,杂质的最大允许量可由待检杂质标准溶液的体积(V)与其浓度(c)的乘积获得,杂质限量(L)的计算公式为:

$$\text{杂质限量}=\frac{\text{标准溶液浓度}\times\text{标准溶液体积}}{\text{供试品量}}\times 100\% \tag{3-4}$$

或

$$L=\frac{c\cdot V}{m_s}\times 100\% \tag{3-5}$$

【例 3-1】对乙酰氨基酚氯化物的检查。

取对乙酰氨基酚 2.0 g,加水 100 mL 时,加热溶解后冷却,滤过,取滤液 25 mL,依法检查氯化物(《中国药典》附录Ⅷ A),结果与标准氯化钠溶液(每 1 mL 中含 Cl^- 0.01 mg)5.0 mL 制成的对照液比较,不得更浓。求氯化物的限量。

解:氯化物限量

$$L=\frac{c\cdot V}{m_s}\times 100\%=\frac{0.01\times 5.0}{2.0\times 1\,000\times\frac{25}{100}}\times 100\%=0.01\%$$

【例 3-2】葡萄糖中重金属的检查。

取葡萄糖 4.0 g,加水 23 mL 溶解后,加醋酸盐缓冲液(pH 值为 3.5)2 mL,依法检查重金属(《中国药典》附录Ⅷ H),含重金属不超过 5/1 000 000。应取标准铅溶液多少毫升(每 1 mL 相当于 10 μg 的 Pb)?

解:因为

$$L=\frac{c\cdot V}{m_s}\times 100\%$$

所以应取标准铅溶液的体积为：

$$V=\frac{L \cdot m_s}{c}=\frac{5\times 10^{-6}\times 4.0}{10\times 10^{-6}}=2.0\ \text{mL}$$

【例 3-3】《中国药典》规定检查砷盐时，取标准砷溶液 2.0 mL（每 1 mL 相当于 1 μg 的 As）制备标准砷斑，本品依法检查溴化钠中的砷盐，规定含砷量不得超过 0.000 4%。应取供试品多少克？

解：因为

$$L=\frac{c \cdot V}{m_s}\times 100\%$$

所以应取供试品的质量为：

$$m_s=\frac{c \cdot V}{L}=\frac{1\times 10^{-6}\times 2.0}{4\times 10^{-6}}=0.5\ \text{g}$$

第三节　原料药的含量测定

原料药的含量测定采用《中国药典》中原料药的含量测定项下规定的试验方法，用于测定原料中有效成分的含量，一般可采取化学、仪器或生物测定方法。含量测定必须在鉴别无误、杂质检查合格的基础上进行，是评价药品质量、保证药品疗效的重要手段。用于原料药的含量测定方法有很多。现分别介绍如下。

一、化学分析法

（一）重量分析法

重量分析法是称取一定重量的供试品，采用某种方法或通过某种物理或化学变化使被测组分从样品分离出来并转化为一定的称重形式，再根据供试品中被测定组分的重量，计算组分百分含量的定量方法。

重量分析法系经典的分析方法之一。采用分析天平直接称量被测成分或反应产物，准确度较高，精密度好。但由于分析过程中要过滤、洗涤、烘干、称量等操作，步骤比较繁琐、费时、样品用量多，因此在《中国药典》中应用较少。

（二）容量分析法

容量分析法是将被测定试样转化成溶液后，用一种已知准确浓度的试剂溶液，用滴定管滴定到被测定溶液中，利用适当的化学反应，通过指示剂测出化学计量点时所消耗已知浓度的试剂溶液的体积，然后通过化学计量关系求得被测组分含量。

该法准确度高、无需特殊设备，适用于常量分析，较重量法简便、快速。因此应用非常广泛，是化学原料药含量测定的首选方法。其不足是灵敏度差、不适用于微量分析。药典中常用的容量分析法有酸碱滴定法、非水滴定法、沉淀滴定法、配位滴定法、氧化还原滴定法等。其常用的滴定方式一般有3种：直接滴定法、剩余滴定法（返滴定法或回滴定法）、间接滴定法。

二、光谱分析法

当物质与辐射能相互作用时，物质内部发生能级跃迁。记录由能级跃迁所产生的辐射能随波长的变化所得的图谱称为光谱，利用物质的光谱进行定性、定量和结构分析的方法称为光谱分析法，简称光谱法，也称分光光度法。如紫外-可见分光光度法、红外分光光度法、原子吸收分光光度法和荧光分析法。所用仪器为紫外-可见分光光度计、红外分光光度计、原子吸收分光光度计、荧光分光光度计。为了保证测量精密度和准确度，所用仪器应按照国家计量检定规程或《中国药典》附录规定，定期进行校正检定。

单色光辐射穿过被测物质溶液时，在一定的浓度范围内被该物质吸收的量与该物质的浓度和液层的厚度（光路长度）成正比，其关系如下式：

$$A=\lg\frac{1}{T}=ECL \tag{3-6}$$

式中：A 为吸光度；T 为透光率；E 为吸收系数，采用的是 $E_{1\,\mathrm{cm}}^{1\%}$，其物理意义为当溶液浓度为1%（g/mL）、液层厚度为1 cm时的吸光度数值；C 为100 mL溶液中所含被测物质的质量（按干燥品或无水物计算）（g）；L 为液层厚度（cm）。

物质对光的选择性吸收波长及相应的吸收系数是该物质的物理常数。当已知某纯物质在一定条件下的吸收系数后，可用同样条件将该供试品配成溶液，测定其吸光度，即可由上式计算出供试品中该物质的含量。

（一）紫外-可见分光光度法

紫外-可见分光光度法的应用波长范围为200～760 nm，其中200～400 nm为紫外光区，400～760 nm为可见光区。本法具有准确度较高（相对误差2%～5%）、精密度较好（可达 10^{-7}～10^{-4} g/mL）、操作简便、快速、应用广泛等优点。此法在原料药含量测定中应用较多。

1. 用于含量测定的方法种类

(1)对照品比较法 采用相同的溶剂和步骤，分别配制供试品和对照品溶液，在规定波长处分别测定吸收度，按下式计算供试品溶液中被测组分浓度：

$$含量=\frac{\frac{A_x}{A_r}\times c_r\times n\times V}{W}\times 100\% \tag{3-7}$$

式中：c_r 为对照品溶液的浓度；A_x、A_r 分别为供试品溶液和对照品溶液的吸光度；n 为供试品溶液的稀释倍数；V 为供试品溶液体积(mL)；W 为供试品取样量(g)。

对照品比较法可以在一定程度上克服条件对测定结果的影响，测定时，供试品溶液和对照品溶液的浓度及测定的条件应尽可能一致。

(2)吸收系数法 按各品种质量标准方法配制供试品溶液，在规定波长处测定其吸光度，再根据该品种在规定条件下的吸收系数，按下式计算供试品溶液的含量：

$$含量=\frac{\frac{A_x}{E_{1\,cm}^{1\%}\times 100\times l}\times n\times V}{W}\times 100\% \tag{3-8}$$

式中：A_x 为供试品溶液的吸光度；$E_{1\,cm}^{1\%}$ 为供试品溶液在某波长处的吸收系数；l 为光路长度(cm)；n 为供试品溶液的稀释倍数；V 为供试品溶液体积(mL)；W 为供试品取样量(g)。

使用吸收系数法测定时，百分吸收系数($E_{1\,cm}^{1\%}$)不能直接测定，而必须采用适宜的已知准确浓度的稀溶液测得吸光度 A 后计算求得，因此对仪器须进行严格的校正和检定(如波长的准确度、狭缝宽度等必须符合要求)，所用溶剂也有一定要求，以保证吸光度测定的准确性。

2. 测定方法

测定时，除另有规定外，应以配置供试品溶液的同批溶剂为空白对照，采用 1 cm 的石英吸收池，在规定的吸收峰波长±2 nm 以内测试几个点的吸光度，以核对供试品的吸收峰波长位置是否正确，除另有规定外，吸收峰波长应在该品种项下规定的波长±2 nm 以内，否则应考虑该试样的真伪、纯度以及仪器波长的准确度，并以吸光度最大的波长作为测定波长。由于吸收池和溶剂本身可能有空白吸收，所以测定供试品溶液的吸收度后应减去空白读数，再计算含量。一般供试品溶液的吸光度读数应在 0.3～0.7 之间，因为此时测定的误差较小。

(二)荧光分析法

某些物质受紫外光或可见光照射激发后能发出比激发波长更长的荧光。利用物质的荧光光谱进行定性、定量分析的方法称为荧光分析法。当激发光强度、波长、所用溶剂及温度等条件固定时,物质在一定浓度范围内,其发射光强度与溶液中该物质的浓度成正比关系,可以用于定量分析。

由于不易测得绝对荧光强度,故荧光分析法都是在一定条件下,用对照品溶液测定荧光强度与浓度的线性关系。当线性关系良好时,可在每次测定前,用一定浓度的对照品溶液校正仪器的灵敏度;然后在相同的条件下,分别读取对照品溶液及其试剂空白的荧光强度与供试品溶液及其试剂空白的荧光强度,按下式计算供试品浓度:

$$c_x=\frac{R_x-R_{xb}}{R_r-R_{rb}}\times c_r \tag{3-9}$$

式中:c_x、c_r 分别为供试品溶液和对照品溶液的浓度;R_x、R_r 分别为供试品溶液和对照品溶液的荧光强度;R_{xb}、R_{rb}分别为供试品溶液和对照品溶液试剂空白的荧光强度。

荧光分析法具有灵敏度高、选择性好的优点,但干扰因素多、线性范围窄限制了其广泛应用。目前,荧光分析法多用于需要高灵敏度和允许较大变异性的样品分析,如生物样品分析。

三、色谱分析法

色谱分析法是一种物理或物理化学分离分析方法。它先将混合物中各组分分离,而后逐个分析,因此是分析混合物最有力的手段。色谱法具有高灵敏度、高选择性、高效能、分析速度快及应用范围广等优点,其含量测定在各国药典中广泛应用且为法定方法。

色谱法根据分离原理可分为吸附色谱法、分配色谱法、离子交换色谱法、空间排阻色谱法等;又可根据分离方法分为纸色谱法、薄层色谱法、柱色谱法、气相色谱法、高效液相色谱法等。

(一)高效液相色谱法

高效液相色谱法(HPLC)系采用高压输液泵将规定的流动相泵入装有填充剂的色谱柱进行分离测定的色谱方法。注入的供试品,由流动相带入柱内,各成分在柱内被分离,并依次进入检测器,由记录仪、积分仪或数据处理系统记录色谱信号。该方法是在经典液相色谱基础上发展起来的一种液相色谱方法。它具有分离效能高、分析速度快、应用范围广、流出组分容易收集等特点，是在药品检验中应用非常广泛的一种仪器分析方法。

1. 对仪器的一般要求

所用的仪器为高效液相色谱仪，仪器应定期检定并符合有关规定。

(1)色谱系统　常用的色谱柱填充剂有硅胶和化学键合硅胶。反相高效液相色谱中，以十八烷基硅烷键合硅胶最为常用，也用辛基键合硅胶等；流动相常用甲醇-水或乙腈-水；柱温为室温，常用检测器是紫外检测器。在反相色谱中极性强的组分因分配系数值较小先流出色谱柱，极性大的组分后流出。流动相中有机溶剂的比例增加，极性减小，洗脱力增强。反相色谱法是应用最广泛的高效液相色谱法。

正文中各品种项下规定的条件除固定相种类、流动相组成、检测器类型不得改变外，其余如色谱柱内径、长度、固定相牌号、载体粒度、流动相流速、混合流动相各组成的比例、柱温、进样量、检测器的灵敏度等，均可适当改变，以适应具体的色谱系统并达到系统适用性试验的要求。

(2)高效液相色谱仪的维护

①完全由 HPLC 级溶剂组成的流动相不必过滤，其他溶剂在使用前都应用 0.45 μm 的滤膜过滤后才可使用，以保持贮液器的清洁。

②高压输液泵的溶剂使用前必须先经过脱气，并不让水或腐蚀性溶剂滞留泵中，如有缓冲液，工作结束后从泵中洗去缓冲液。

③自动进样器的针头应有钝化斜面，侧面开孔；针头一旦弯曲应该换上新针头，不能掰直继续使用。吸液时针头应没入样品溶液中，但不能碰到样品瓶底。

④进样前应使样品混合均匀，样品瓶应清洗干净，无可溶解的污染物。

⑤在色谱柱前应加过滤器和保护柱，以挡住来源于样品和进样阀垫圈的微粒。

⑥进样前应将样品进行必要的净化，以免进样后对色谱柱造成损伤。

⑦每次工作结束后，应用强溶剂冲洗色谱柱。

2. 色谱系统适用性试验

色谱法由于易受实验条件的影响，所以在测定前需作系统适用性试验，以检查色谱系统是否符合要求。通常包括理论板数、分离度、重复性、拖尾因子(也称对称度)4 个指标，其中分离度和重复性是系统适应性试验中具实用意义的参数。除另有规定外，分离度应大于 1.5。

按品种项下要求对色谱系统进行适用性试验，即用规定的对照品对色谱系统进行试验，应符合要求。如达不到要求，可对色谱分离条件作适当的调整。

3. 测定法

(1)内标法加校正因子测定供试品中某种杂质或主成分的含量　按各品种项

下的规定，精密称（量）取对照品和内标物质，分别配成溶液，精密量取各溶液，配成校正因子测定用的对照溶液。取一定量注入仪器，记录色谱图。测量对照品和内标物质的峰面积或峰高，按下式计算校正因子 f：

$$f=\frac{A_s/c_s}{A_r/c_r} \tag{3-10}$$

式中：A_s 为内标物质的峰面积或峰高；A_r 为对照品的峰面积或峰高；c_s 为内标物质的浓度；c_r 为对照品的浓度。

再取各品种项下含有内标物质的供试品溶液，注入仪器，记录色谱图，测量供试品溶液中待测成分（或其杂质）和内标物质的峰面积或峰高，按下式计算含量 c_x：

$$c_x=f\cdot\frac{A_x}{A'_s/c'_s} \tag{3-11}$$

式中：A_x 为供试品中待测成分（或其杂质）的峰面积或峰高；c_x 为供试品中待测成分（或其杂质）的浓度；A'_s为内标物的峰面积或峰高；c'_s为内标物的浓度；f 为校正因子。

当配制校正因子测定用的对照溶液和含有内标物质的供试品溶液，使用等量同一浓度的内标物质溶液时，$c_s=c'_s$，则配制内标物质溶液时不必精密称（量）取。

（2）外标法测定供试品中某种杂质或主成分的含量　通过与对照品相对比较求得供试品的含量，用于有供试品的对照品或对照品易制备的情况。

精密称（量）取对照品和供试品，配制成溶液，分别精密取一定量注入色谱仪，测量对照品溶液和供试品溶液中待测成分的峰面积（或峰高），按下式计算含量 c_x：

$$c_x=c_r\frac{A_x}{A_r} \tag{3-12}$$

式中各符号意义同上。

注意事项：由于微量注射器不易精确控制进样量，因此，当采用外标法测定供试品中某种杂质或主成分的含量时，宜用定量环或自动进样器进样。

此法简便、常用，但要求进样量准确及操作条件稳定。《中国药典》收载原料药头孢拉定、头孢氨苄、头孢曲松钠等均采用此法测定含量。

（二）气相色谱法

以气体为流动相（载气）流经装有填充剂的色谱柱进行分离测定的色谱方法称为气相色谱法（GC）。物质或其衍生物气化后，被载气带入色谱柱进行分离，各组分先后进入检测器，用记录仪、积分仪或数据处理系统记录色谱信号。气相色谱法具有分离效能高、灵敏度高、样品用量少、分析速度快等优点，但受样品蒸气压限制，不适用于难挥发和热稳定性差的物质的分析。

1. 基本概念

(1)色谱图和色谱峰　色谱响应信号随时间的变化曲线称为色谱图或流出曲线（图 3-1）。流出曲线上的突起部分称为色谱峰。正常色谱峰为对称型正态分布曲线。不正常色谱峰有两种，拖尾峰及前延峰。

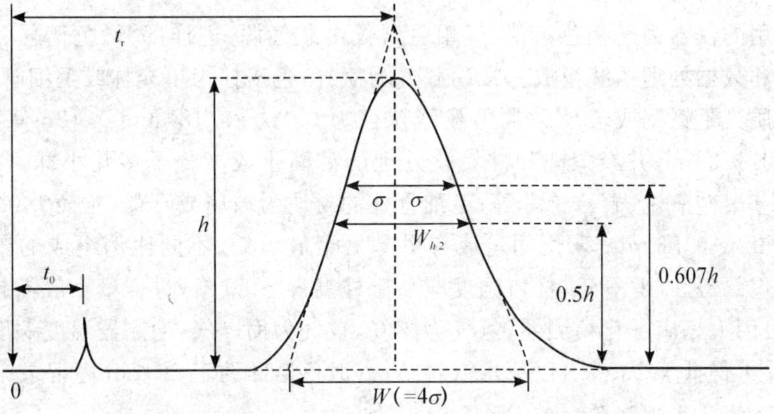

图 3-1　色谱图及色谱峰参数示意图

一个组分的色谱峰可用 3 项参数即峰高或峰面积(用于定量)、峰位（用保留值表示，用于定性)及峰宽(用于衡量柱效)说明。

(2)保留值　表示试样中各组分在色谱柱中停留时间的数值。通常用时间或将组分带出色谱柱所需载气的体积来表示。

保留时间(t_r)　从进样开始到某个组分色谱峰顶点的时间间隔称为该组分的保留时间。

死时间(t_0)　分配系数为零的组分的保留时间称为死时间。气相色谱中通常把空气或甲烷视为此种组分，用来测定死时间。

调整保留时间(t'_r)　组分在固定相中停留的时间称为调整保留时间。调整保留时间与保留时间和死时间有如下关系：

$$t'_r = t_r - t_0 \tag{3-13}$$

(3)色谱峰区域宽度　是表示色谱柱柱效的参数。区域宽度越小，流出组分越集中，越有利于分离。

标准差(σ) σ为正态分布曲线上两拐点间距离之半，即0.607倍峰高处的峰宽之半。

半峰宽($W_{h/2}$) 峰高一半处的峰宽称为半峰宽，又称半高峰宽，$W_{h/2}=2.355\sigma$。

峰宽(W) 通过色谱峰两侧的拐点作切线，在基线上的截距称为峰宽，或称基线宽度，$W=4\sigma$或$W=1.699W_{h/2}$。

2. 对仪器的一般要求

所用的仪器为气相色谱仪，气相色谱仪由载气源、进样部分、色谱柱、柱温箱、检测器和数据处理系统组成。常用载气为氮气；色谱柱为填充柱或毛细管柱，填充柱的材质为不锈钢或玻璃。常用载体粒径为0.25～0.18 mm、0.18～0.15 mm、0.15～0.125 mm并经酸洗和硅烷化处理的硅藻土或高分子多孔小球，常用固定液有甲基聚硅氧烷、聚乙二醇等；毛细管柱的材质为玻璃或石英，粒径为0.25 mm、0.32 mm或0.53 mm，常用固定液有甲基聚聚硅氧烷、不同比例组成的苯基甲基聚硅氧烷、聚乙二醇等；进样口温度应高于柱温30～50 ℃，进样量一般不超过数微升；一般用火焰离子化检测器，氢气为燃气，空气为助燃气，检测器温度一般应高于柱温，并不得低于150 ℃，以免水汽凝结；一般色谱图约于20 min内记录完毕。

3. 系统适用性试验

同高效液相色谱法。

4. 测定法

同高效液相色谱法项下规定。

气相色谱法在含量测定中常采用内标法。其方法为：选定一内标物质，加入待测样品溶液中，根据待测样品和内标溶液响应信号的比值与待测样品的浓度成正比的关系来定量。对内标物的要求：原样品中不含有的组分；其保留时间与待测组分相近，但能完全分离($R\geqslant 1.5$)；必须是纯度合乎要求的纯物质。计算公式同式(3-10)和式(3-11)。

《中国药典》收载的维生素E、月桂氮䓬酮等均采用气相色谱内标加校正因子测定含量。

第四节 几种原料药的质量检测

一、葡萄糖原料药质量检测

葡萄糖是自然界分布最广、最重要的己醛糖。游离态的葡萄糖常见于植物果实、蜂蜜、动物血液、淋巴及尿液中。葡萄糖是人体内新陈代谢不可缺少的营养物质，是很重要的一种医药原料，其作用和用途十分广泛。葡萄糖是常用的营养剂，直接应用于增强人的体能，增加人体能量、耐力，并有强心、解毒、利尿等作用；并用于血糖过低、感冒发烧、头晕虚脱、四肢无力及心肌炎等症的补充液。

葡萄糖在工业上多由淀粉水解制得，其含量测定通常使用旋光法。

(一)结构及性质

1. 结构

葡萄糖

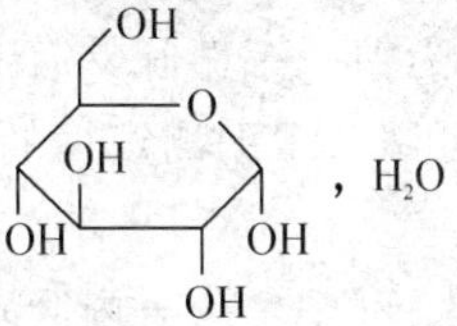

$C_6H_{12}O_6 \cdot H_2O$　198.17

本品为D-(＋)-吡喃葡萄糖一水合物。

2. 性质

(1)溶解性　葡萄糖为无色结晶或白色结晶或颗粒性粉末，无臭，味甜，甜度约为蔗糖的70％。在水中易溶，在乙醇中微溶，水醇混合液常用来结晶葡萄糖。

(2)旋光性　葡萄糖是己醛糖，分子中有4个手性碳原子，应有16个光学异构体，葡萄糖水溶液具有右旋性，且属于D-型糖，通常写为D-(＋)-葡萄糖。另外，葡萄糖存在变旋光现象，即新配制的葡萄糖水溶液自行改变比旋光度，最后达到恒定值的现象。这种比旋光度的改变是葡萄糖内部结构变化的反映，葡萄糖溶液比旋光度达到＋52.7°后就不再发生改变，是达到一种动态平衡状态的标志。

取本品约10 g，精密称定，置100 mL量瓶中，加水适量与氨试液0.2 mL，溶解后，用水稀释至刻度，摇匀，放置10 min，在25 ℃时，依法(《中国药典》附录Ⅵ E)测定，比旋度为＋52.5°～＋53.0°。

(3)还原性　葡萄糖分子结构中含有醛基，易被弱氧化剂氧化成羧酸。

(4)氧化性　在活性镍催化下，葡萄糖在碱性及一定压力下被氢化，羰基被还原成相应的羟基，生成山梨醇和少量甘露醇。

(二)鉴别反应

1. 氧化反应

葡萄糖分子中含有醛基，易与弱氧化剂反应，能将斐林试剂还原生成氧化亚铜砖红色沉淀，能将多伦试剂还原生成银镜，将班乃德试剂（硫酸铜、碳酸钠、柠檬酸钠）还原生成氧化亚铜砖红色沉淀，常在临床检验中使用。

鉴别方法：

①取本品约 0.2 g，加水 5 mL 溶解后，缓缓滴入温热的碱性酒石酸铜试液中，即生成氧化亚铜的红色沉淀。

②本品的红外光吸收图谱应与对照的图谱（《药品红外光谱集》464 图）一致。

以上两种方法为《中国药典》（2005 年版）二部收载。

2. 成脎反应

葡萄糖具有醛基，可与苯肼反应，首先生成腙，在过量苯肼存在下，α-羟基继续与苯肼作用生成不溶于水的黄色晶体，称为糖脎。糖脎具有一定的晶形，可利用该反应作为糖的定性鉴别。成脎反应有时可用来帮助测定糖的构型。

3. 脱水反应（糖类显色反应）

葡萄糖在浓盐酸或浓硫酸存在下加热，可发生分子内脱水反应，生成糠醛衍生物，其可与酚类缩合得到有色化合物，可用于糖类的鉴别。

葡萄糖制剂在加热灭菌过程中易生成有色物质而变黄，这是由于生成了羟甲基糠醛。把葡萄糖溶液的 pH 值控制在 3～4 之间，灭菌温度不要过高，可有效防止有色物质生成。

（三）杂质检查

葡萄糖原料药应进行氯化物、硫酸盐、铁盐、重金属、砷盐、干燥失重、炽灼残渣等一般杂质检查，同时检查酸度、溶液的澄清度与颜色（检查水不溶性物质或有色杂质）、乙醇溶液的澄清度（检查醇不溶性杂质，如糊精、蛋白质等）、蛋白质、亚硫酸盐与可溶性淀粉（因为制备时使用的酸可能带有亚硫酸盐，而可溶性淀粉为引入的中间体）。现介绍 7 项主要检查方法。

1. 氯化物

微量氯化物杂质，是一种信号杂质。

（1）原理　利用氯化物在硝酸酸性溶液中与硝酸银试液作用，生成氯化银白色浑浊液，与一定量标准氯化钠溶液在相同条件下生成的氯化银浑浊液比较，以判定供试品中所含氯化物是否符合限量规定。

（2）方法　取本品 0.6 g，依法（《中国药典》附录Ⅷ A）检查，与标准氯化钠溶液 6.0 mL 制成的对照溶液比较，不得更浓（0.01%）。

（3）讨论

①标准氯化钠溶液每 1 mL 相当于 10 μg 的 Cl^-。在测定条件下，氯化物浓度

以 50 mL 中含 50～80 μg 的 Cl^-（相当于标准氯化钠溶液 5.0～8.0 mL）所显浑浊梯度明显，便于比较。应以此设计氯化物的检查方法，根据其限量，取用适宜的供试品量，使氯化物的浓度处在适宜比浊的范围内。

②氯化物检查宜在硝酸酸性溶液中进行，加入硝酸可加速氯化银沉淀的生成并产生较好的乳浊，可避免弱酸银盐如碳酸银、磷酸银以及氧化银沉淀的形成而干扰检查。

③比浊前应在暗处放置 5 min（避免光线使单质银析出）。由于氯化银为白色沉淀，比较时应将比色管置于黑色背景前，从上向下观察。

④温度对产生氯化银的浑浊有影响，以 30～40 ℃产生浊度最大，结果也稳定。但作为限量检查，供试管与对照管在平行条件下操作，故可在室温下进行。

2. 硫酸盐

微量硫酸盐杂质，也是一种信号杂质。

(1)原理　药物中存在的微量硫酸盐与氯化钡在盐酸酸性介质中生成硫酸钡白色浑浊，与一定量标准硫酸钾溶液在相同条件下生成的浑浊比较，判定供试品硫酸盐是否符合限量规定。

(2)方法　取本品 2.0 g，依法（《中国药典》附录Ⅷ B）检查，与标准硫酸钾溶液 2.0 mL 制成的对照溶液比较，不得更浓（0.01%）。

(3)讨论

①标准硫酸钾溶液每 1 mL 相当于 100 μg 的 SO_4^{2-}。比浊的浓度范围为每50 mL 溶液中含 0.2～0.5 mg 的 SO_4^{2-}（相当于标准硫酸钾溶液 2.0～5.0 mL），溶液浊度梯度明显。

②供试品溶液加盐酸成酸性，可防止碳酸钡或磷酸钡等沉淀的生成。溶液的酸度也能影响硫酸钡的溶解度，以 50 mL 中含稀盐酸 2 mL，溶液的 pH 值约为 1 为宜，酸度增加，灵敏度下降，应严格控制。

③氯化钡溶液的浓度在 25%所呈硫酸钡的浑浊较稳定。加入氯化钡试液后，应立即充分摇匀，防止因局部过浓而影响产生浑浊的程度。

④温度对产生浑浊有影响，将比色管在 25～30 ℃水浴中放置 10 min，再观察比较。

3. 干燥失重

方法　取本品，在 105 ℃干燥至恒重，减失质量不得超过 9.5%（《中国药典》附录Ⅷ L）。

4. 铁盐

检查葡萄糖中的铁盐杂质，《中国药典》和《美国药典》均采用硫氰酸盐法。

(1)原理　铁盐在盐酸酸性溶液中与硫氰酸铵生成红色可溶性硫氰酸铁配位离子，再与一定量标准铁溶液用同法处理后所呈的颜色进行比较，颜色不得更深。

(2)方法　取本品 2.0 g，加水 20 mL 溶解后，加硝酸 3 滴，缓缓煮沸 5 min，放冷，加水稀释配成 45 mL 溶液，加硫氰酸铵溶液(30→100)3 mL，摇匀，如显色，与标准铁溶液 2.0 mL 用同一方法制成的对照液比较，不得更深(0.001%)。

(3)讨论

①葡萄糖检查过程中需加硝酸处理，必须加热煮沸除去一氧化氮，因硝酸中可能含亚硝酸，它能与硫氰酸根离子作用，生成红色亚硝酰硫氰化物，影响比色。

②铁盐与硫氰酸根离子的反应为可逆反应，因此，加入过量的硫氰酸铵，既可以增加生成的配位离子的稳定性，又提高反应灵敏度。

5. 重金属

本法采用硫代乙酰胺法，此法在药物杂质检查中最为常用，适用于溶于水、稀酸和乙醇的药物。

(1)原理　硫代乙酰胺在弱酸性(pH 值为 3.5 醋酸盐缓冲液)条件下水解，产生硫化氢，与微量重金属离子生成黄色到棕黑色的硫化物均匀混悬液，与一定量标准铅溶液经同法处理后所呈颜色比较，颜色不得更深。

(2)方法　取本品 4.0 g，加水 23 mL 溶解后，加醋酸盐缓冲液(pH 值为 3.5) 2 mL，依法(《中国药典》附录Ⅷ H 第一法)检查，含重金属不得超过 5/1 000 000。

(3)讨论

①用硝酸铅配制标准铅贮备液，并加入硝酸防止铅盐水解，易于保存，标准铅溶液应临用前取贮备液稀释而成，每 1 mL 标准铅溶液相当于 10 μg 的 Pb^{2+}。配制和贮存用玻璃容器均不得含铅。

②每 27 mL 溶液中含 10～20 μg 的 Pb^{2+}，相当于标准铅溶液 1～2 mL。USP(28)固定取标准铅溶液 2 mL，再根据各药品规定含重金属的限量改变供试品取用量。

③溶液的 pH 值对于金属离子与硫化氢呈色影响较大。当 pH 值为 3.0～3.5 时，沉淀较完全，酸度增大，重金属离子与硫化氢呈色变浅，甚至不显色。因此供试品若用强酸溶解，或在处理中用了强酸，在加入硫代乙酰胺试液前，应先加氨水至溶液对酚酞指示液显中性，再加 pH 值为 3.5 醋酸盐缓冲液调节溶液的酸度。

6. 砷盐

葡萄糖采用古蔡法检查砷盐。

(1)检砷装置的准备　如图 3-2 所示，取 60 mg 醋酸铅棉花撕成疏松状，每次少量，用细玻璃棒轻轻而均匀地装入导气管中，装管高度为60～80 mm。用镊子取出一片溴化汞试纸(不可用手接触生成砷斑部分)，置旋塞D顶端平面上，盖上旋塞盖E并旋紧。

(2)标准砷斑的制备　精密量取标准砷溶液2 mL，置于A瓶中，加盐酸[取盐酸234 mL，加水稀释至1 000 mL即得，本品HCl应为9.5%～10.5%]5 mL，水21 mL，再加碘化钾试液5 mL与酸性氯化亚锡试液5滴，在室温放置10 min后，加锌粒2 g，立即将按照上法装妥的导气管C密塞于A瓶上，并将A瓶置25～40 ℃水浴中反应45 min，取出溴化汞试纸，即得。

(3)检查方法　取本品2.0 g，加水5 mL溶解后，加稀硫酸5 mL与溴化钾溴试液0.5 mL，水浴加热约20 min，保持稍过量的溴存在，必要时再补加溴化钾溴试液适量，并随时补充蒸散的水分，放冷至室温，置于A瓶中，加盐酸5 mL与水适量，配成28 mL溶液，按照标准砷斑制备方法，自"再加碘化钾试液5 mL"起，依法操作。将生成砷斑与标准砷斑比较，不得更深（0.000 1%）。

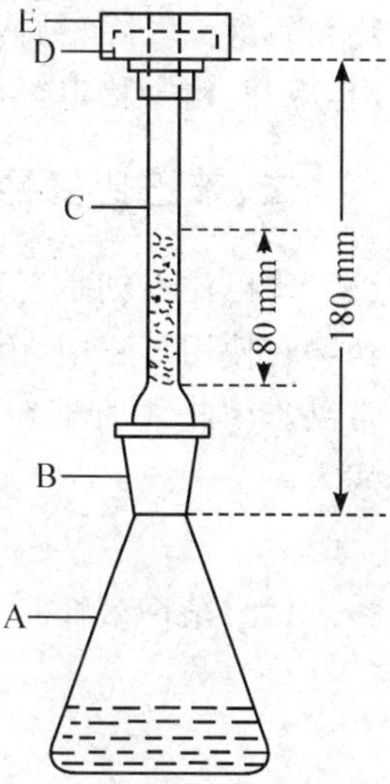

A. 100 mL标准磨口锥形瓶；
B. 中空标准磨口塞；
C. 导气管；
D. 具孔有机玻璃旋塞(孔径与导气管内径一致)；
E. 具孔有机玻璃旋塞盖

图3-2　古蔡法检砷装置

(4)讨论

①用三氧化二砷配制贮备液，于使用前取贮备液配制标准砷溶液，每1 mL标准砷溶液相当于As 1 μg。《中国药典》制备标准砷斑采用2 mL标准砷溶液(相当As 2 μg)，所得砷斑清晰。

②碘化钾及氯化亚锡可将五价砷还原为三价砷，碘化钾被氧化生成的碘又可被氯化亚锡还原为碘离子，后者与反应中产生的锌离子能形成稳定的配位离子，有利于生成砷化氢的反应不断进行。

③氯化亚锡与碘化钾还可有效的抑制锑化氢的生成，因锑化氢也能与溴化汞试纸作用生成锑斑。氯化亚锡又可与锌作用，在锌粒表面形成锌锡齐，加快锌与盐酸反应，从而使氢气均匀而连续地发生。

④锌粒及供试品中可能含有少量硫化物，与溴化汞作用生成硫化汞的色斑，干扰试验结果，用醋酸铅棉花吸收硫化氢。要控制醋酸铅棉花填充的松紧度，导气管中的醋酸铅棉花应保持干燥，如有打湿，应重新操作。

7. 炽灼残渣

取本品1.0～2.0 g置于已炽灼至恒重的坩埚中，精密称定，缓缓炽灼至完全炭化，放至室温，加硫酸(含H_2SO_4为94.5%～95.5%)0.5～1.0 mL湿润，低温加热至硫酸蒸气除尽后，放入高温炉中于700～800 ℃炽灼使完全灰化，移置干燥器内，冷却，精密称定，再于700～800 ℃炽灼至恒重即得，不得超过0.1%。

二、苯巴比妥钠原料药质量检测

苯巴比妥钠是一种常见的镇静、催眠、抗惊厥药，有抑制中枢神经的作用。该药物在使用过程中，因误服过量或有意过量服用（自杀或谋杀）而引起中毒者，较为常见。因此常用于在中毒事件发生时，提供药物检测的结果，及时抢救和治疗病人。

（一）结构与性质

1. 结构

苯巴比妥钠

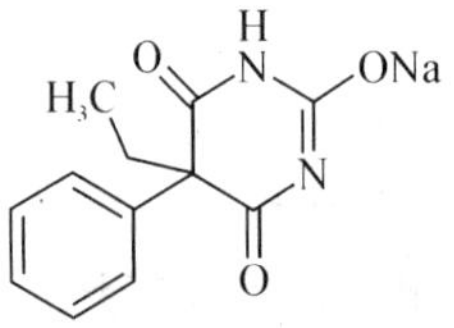

$C_{12}H_{11}N_2NaO_3$　254.22

本品为5-乙基-5-苯基-2,4,6(1*H*,3*H*,5*H*)-嘧啶三酮-钠盐。按干燥品计算，含$C_{12}H_{11}N_2NaO_3$不得少于98.5%。

2. 性质

（1）溶解性　本品为白色结晶性颗粒或粉末，无臭，味苦；有引湿性。在水中极易溶解，在乙醇中溶解，在氯仿或乙醚中几乎不溶。

（2）碱性　苯巴比妥钠的水溶液显碱性，若加酸使成酸性后，则析出游离的苯巴比妥，可用乙醚或氯仿等有机溶剂将游离的苯巴比妥提取出来，制备游离酸沉淀，过滤、干燥后，测定熔点，可鉴别苯巴比妥。药典采用该方法对苯巴比妥钠进行鉴别。

（3）与重金属离子的反应　苯巴比妥钠药物分子在pH值适宜的溶液中，可与有些重金属离子进行反应，如银盐、铜盐、钴盐、汞盐等，生成有色或不溶性有色物质，可进行鉴别和含量测定。

（二）鉴别

取供试品约0.5 g，加水5 mL溶解后，加稍过量的稀盐酸，即析出白色结晶性沉淀，滤过；沉淀用水洗净，在105 ℃干燥后依法（《中国药典》附录Ⅵ C）测定，熔点

应为 174～178 ℃。剩余沉淀参照苯巴比妥项下的鉴别试验，显相同的反应。（鉴别方法见实训二）

与铜盐、银盐的反应是丙二酰脲类化合物的特征反应，因此被《中国药典》附录收载于“一般鉴别试验”项下的丙二酰脲类鉴别中。

本品显钠盐鉴别反应。本品的红外光吸收图谱应与对照的图谱（《药品红外光谱集》228 图）一致。

（三）杂质检查

《中国药典》在苯巴比妥钠质量标准中设立了碱度、溶液的澄清度及一般杂质检查项，以限制相关杂质的含量。

1. 碱度

取本品 1.0 g，加水 10 mL 溶解后，依法测定（pH 值测定法），pH 值应为 9.5～10.5。

2. 溶液的澄清度

取本品 1.0 g，加新沸过放冷的水 10 mL 溶解后，溶液应澄清（供注射用）。

3. 干燥失重

取本品，在 150 ℃干燥至恒重，减失重量不得过 6.0%（《中国药典》附录Ⅷ L）。

4. 重金属

取本品 2.0 g，加水 32 mL 溶解后，缓缓加 1 mol/L 盐酸溶液 8 mL，充分振摇，静置数分钟，滤过；取滤液 20 mL，加酚酞指示液 1 滴与氨试液适量至溶液显粉红色，加醋酸盐缓冲液（pH 值为 3.5）2 mL 与水适量配成 25 mL 溶液，依法检查（硫代乙酰胺法），含重金属不得过 10/1 000 000。

5. 无菌

取本品，加灭菌水各 10 mL 溶解后，依法检查（无菌检查法），应符合规定（供注射用）。

（四）含量测定

苯巴比妥钠药物在适当的碱性溶液中，可与重金属形成盐。根据这一性质，采用银量法测定其含量。

1. 方法

取本品约 0.2 g，精密称定，加甲醇 40 mL 使溶解，再加新配制的 3%无水碳酸钠溶液 15 mL，按照电位滴定法，用硝酸银滴定溶液（0.1 mol/L）滴定即得。每 1 mL 硝酸银滴定液（0.1 mol/L）相当于 25.42 mg 的 $C_{12}H_{11}N_2NaO_3$。

将供试品溶于碳酸钠溶液中，保持温度在 15～20 ℃，用硝酸银直接滴定。在滴定过程中，首先形成可溶性一银盐，当被测定的苯巴比妥钠完全形成一银盐后，继续用硝酸银溶液滴定，稍过量的银离子就和苯巴比妥钠形成难溶性的二银盐沉淀，使溶液变为浑浊，以此指示终点。

2. 讨论

此法操作简便、专属性强，分解产物或其他一些可能产生的杂质不与硝酸银反应；但在接近终点时反应较慢，观察出现浑浊的终点较难掌握，滴定时必须控制温度，防止测定结果偏高。《中国药典》(2005 年版)采用该法测定，以所产生的沉淀在 30 s 内不消失为滴定终点。

3. 测定中注意事项

①无水碳酸钠溶液需现用现配。因为碳酸钠久置后可吸收空气中的二氧化碳，产生碳酸氢钠，其含量明显下降。

②银电极在使用前需用稀硝酸浸洗 1～2 min，再用水淋洗干净。

三、肾上腺素原料药质量检测

肾上腺素为拟肾上腺素类药物，其分子结构中具有苯乙胺的基本结构。

(一)结构与性质

1. 结构

肾上腺素

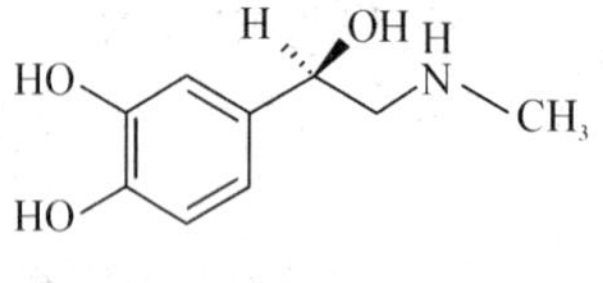

$C_9H_{13}NO_3$　183.21

本品为(R)-4-[2-(甲氨基)-1-羟基乙基]-1，2-苯二酚。按干燥品计算，含 $C_9H_{13}NO_3$ 不得少于 98.5%。

2. 性质

(1)溶解性　本品为白色或类白色的结晶性粉末；无臭，味苦；与空气接触或受日光照射，易氧化变质；在中性或碱性水溶液中不稳定；饱和水溶液显弱碱性反应；在水中极微溶解，在乙醇、氯仿、乙醚、脂肪油或挥发油中不溶；在无机酸或氢氧化钠溶液中易溶，在氨溶液或碳酸中不溶。本品的熔点为 206～212 ℃，熔融同时分解。

(2)弱碱性　本品分子结构中含有烃氨基侧链，其氮为仲胺氮，显弱碱性。

(3)酚羟基结构　分子中具有邻苯二酚结构，可与重金属离子络合显色，空气中的氧、日光、热等均能促使药物氧化变质，色渐变深，在碱性溶液中更易变色。

(4)旋光性　分子中有手性碳原子，具有旋光性，可供分析检测用。比旋度测定方法：取本品，精密称定，加盐酸溶液(9→200)溶解并定量稀释制成每 1 mL 中含 20 mg 的溶液，依法(《中国药典》附录Ⅵ E)测定，比旋度为－50.0°～－53.5°。

此外，药物中各官能团的性质及光谱特性均可用于鉴别、检查与含量测定。

(二)鉴别反应

1. 三氯化铁反应

肾上腺素分子中具有邻苯二酚结构，在适宜的酸性条件下，可与 Fe^{3+} 离子络合显色；加入碱性溶液，随即被高铁离子氧化而显紫色或紫红色。

方法　取本品约 2 mg，加盐酸溶液(9→1 000)2～3 滴溶解后，加水 2 mL 与三氯化铁试液 1 滴，即显翠绿色；再加氨试液 1 滴，即变紫色，最后变成紫红色。

2. 氧化反应

肾上腺素的分子结构中具有酚羟基，易被过氧化氢氧化。

方法　取本品 10 mg，加盐酸溶液(9→1 000)2 mL 溶解后，加过氧化氢试液 10 滴，煮沸，即显血红色。

(三)杂质检查

1. 酮体的检查

肾上腺素药物在生产中由其酮体氢化还原制得，故药物中易引入未被还原的酮体杂质，《中国药典》规定对酮体进行限量检查。酮体在紫外光区的 310 nm 波长处有最大吸收，而药物本身在此波长处几乎无吸收，利用此光谱性质的差异限制 310 nm 吸收值，即可达到限制相应酮体含量的目的。

方法　取供试品，加盐酸溶液(9→2 000)制成 2.0 mg/ mL 的溶液，按照分光光度法(《中国药典》附录Ⅵ A)在 310 nm 的波长测定，吸收度不得大于 0.05，酮体限量为 0.06％。

2. 溶液的澄清度与颜色

方法　取比旋度项下的溶液检查，应澄清无色；如显色，与同体积的对照液(取黄色 3 号标准比色液或橙红色 2 号标准比色液 5 mL 加水 5 mL)比较(《中国药典》附录Ⅸ A 第一法)，不得更深。

3. 干燥失重

方法　取本品置五氧化二磷干燥器中，减压干燥 18 h，减失质量不得超过 1.0％(《中国药典》附录Ⅷ L)。

4. 炽灼残渣

取本品 1.0 g，依法（《中国药典》附录Ⅷ N）测定，不得超过 0.1%。

（四）含量测定

肾上腺素药物具有仲烃胺结构，具有弱碱性，在冰醋酸中碱性加强，因此其原料药采用非水溶液滴定法测定含量。常用的测定条件为：冰醋酸为溶剂，高氯酸为滴定剂，结晶紫指示剂指示终点。

测定方法　取供试品约 0.15 g，精密称定，加冰醋酸 10 mL，振摇溶解后，加结晶紫指示液 1 滴，用高氯酸滴定液（0.1 mol/L）滴定，至溶液显蓝绿色，并将滴定的结果用空白试验校正。每 1 mL 高氯酸滴定液（0.1 mol/L）相当于 18.32 mg 的 $C_9H_{13}NO_3$。

四、醋酸可的松原料药质量检测

醋酸可的松为甾体类药物，属肾上腺皮质激素类药。

（一）结构与性质

1. 结构

醋酸可的松

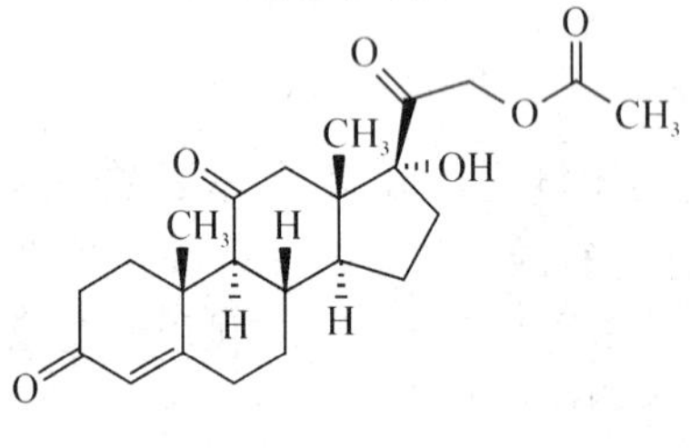

$C_{23}H_{30}O_6$　402.49

本品为 17α，21-二羟孕甾-4-烯-3，11，20-三酮-21-醋酸酯。按干燥品计算，含 $C_{23}H_{30}O_6$ 应为 97.0%～103.0%。结构特点为：共有 23 个碳原子；含有 Δ4-3-酮的 α，β-不饱和羰基结构；C-17 上具有醇酮基并有 α-羟基；C-10、C-13 具有角甲基；C-11有酮基等。

2. 性质

（1）溶解性　醋酸可的松为白色或几乎白色的结晶性粉末；无臭，初无味，随后有持久的苦味。在三氯甲烷中易溶，在丙酮或二氧六环中略溶，在乙醇或乙醚中微溶，在水中不溶。

（2）旋光性　醋酸可的松结构中有 6 个手性碳原子，具有旋光性。

方法　取本品，精密称定，加二氧六环溶解并定量稀释成每 1 mL 中含 10 mg 的溶液，依旋光度测定法测定，比旋度为 +210°～+217°。

(3)紫外吸收　醋酸可的松分子中存在 C═C—C═O 共轭系统，在紫外光区有特征吸收。

方法　取本品，精密称定，加无水乙醇溶解并定量稀释制成每 1 mL 中约含 10 μg 的溶液，照分光光度法在 238 nm 的波长处测定吸收度，吸收系数($E_{1\,cm}^{1\%}$)为 375～405。

(4)还原性　醋酸可的松分子结构中 C-17 上的 α-醇酮基具有还原性，能与氧化剂四氮唑盐反应而呈色。本反应亦可用于薄层色谱法鉴别，该呈色反应不仅能用做该药物的鉴别和检查，也可作为该药物含量测定的依据。

(二)鉴别反应

1. 官能团的呈色反应

该药物分子结构中含有酮基，如 C-3 上酮基和 C-20 上酮基，均能与硫酸苯肼、2,4-二硝基苯肼等羰基试剂呈色。

方法　取本品约 0.1 mg，加甲醇 1 mL 溶解后，加新制的硫酸苯肼试液 8 mL，在 70 ℃加热 15 min，即显黄色。

2. 与强酸的呈色反应

醋酸可的松与硫酸、磷酸、高氯酸、盐酸等呈色，其中以与硫酸的呈色反应应用较广。

方法　取本品约 2 mg，加硫酸 2 mL 使溶解，放置 5 min，显黄色或微带橙色；加水 10 mL 稀释后，颜色即消失，溶液应澄清。

3. 水解产物的反应

醋酸可的松为醋酸酯结构，可先水解，再根据水解产物来鉴别。

方法　取供试品约 50 mg，加乙醇制氢氧化钾溶液 2 mL，水浴加热 5 min，放冷，加硫酸溶液(1→2)2 mL，缓缓煮沸 1 min，即发生乙酸乙酯的香气。

4. 红外吸收光谱法

本药物结构复杂，红外吸收光谱法是鉴别本药物有效而可靠的方法。《美国药典》(28 版)、《英国药典》(2008 年版)、《日本药局方》(15 改正版)等各国药典收载本药物，都采用红外光谱法作为一项鉴别方法。《中国药典》收载本药物原料药也采用该法鉴别。

方法　本品的红外光吸收图谱应与对照的图谱(《药品红外光谱集》544 图)一致。

(三)杂质检查

1. 其他甾体

醋酸可的松药物多由其他甾体化合物或结构类似的其他甾体激素经结构改造

而来，因而成品中可能含有原料、中间体、异构体、降解产物以及试剂和溶剂等杂质。有些杂质与该药物结构类似，也具有一定的药理作用而又互不相同，这就使得在该药物中规定“其他甾体”的限度检查显得非常必要，也成为甾体激素药物纯度检查的一个重要项目。薄层色谱法为各国药典所采用。

检查方法　取供试品，加三氯甲烷-甲醇(9∶1)制成每1 mL含10 mg的溶液，作为供试品溶液；精密量取适量，加三氯甲烷-甲醇(9∶1)稀释成每1 mL中含0.1 mg的溶液，作为对照溶液。按照薄层色谱法试验，吸取上述两种溶液各5 μL，分别点于同一硅胶G薄层板上，以二氯甲烷-乙醚-甲醇-水(385∶60∶15∶2)为展开剂，展开后晾干，在105 ℃干燥10 min，放冷，喷以碱性四氮唑蓝试液，立即检视。供试品溶液如显杂质斑点，不得多于3个，其颜色与对照溶液的主斑点比较，不得更深。

2. 干燥失重

方法　取本品，在105 ℃干燥至恒重，减失质量不得超过0.5%。

(四)含量测定

根据醋酸可的松药物所具有的官能团和整个分子特征，采用高效液相色谱法等对该类药物进行含量测定。高效液相色谱法具有样品用量少、灵敏度高、分离效能好等优点，被各国药典广泛用于该药物的原料分析。《中国药典》收载的甾体激素类药物中，近半数采用高效液相色谱法，其中大多数为内标法，居各种分析方法之首。

高效液相色谱法中，又以反相液相色谱法的应用最为广泛。常用固定相是十八烷基硅烷键合硅胶；流动相为甲醇和水组成的混合溶液。

实训二　苯巴比妥钠的鉴别

一、实训目的

1. 熟悉钠盐鉴别方法。
2. 掌握熔点测定方法。
3. 掌握红外光谱仪的使用方法及日常维护。

二、主要仪器

红外光谱仪、熔点仪、电热恒温干燥箱、压片机。

三、实训内容

1. 熔点测定

取供试品约 0.5 g，加水 5 mL 溶解，加稍过量的稀盐酸，即析出白色结晶性沉淀，滤过；沉淀用水洗净，在 105 ℃干燥后测定，熔点应为 174～178 ℃。剩余沉淀按照苯巴比妥项下的鉴别试验，显相同的反应。

苯巴比妥鉴别方法如下：

①取供试品约 0.1 g，加碳酸钠试液 1 mL 与水 10 mL，振摇 2 min 后，滤过，滤液中逐滴加入硝酸银试液，产生白色沉淀，振摇，沉淀即溶解；继续滴加过量的硝酸银试液，沉淀不再溶解。

②取供试品约 50 mg，加吡啶溶液(1→10)5 mL，溶解后，加铜吡啶试液 1 mL，即显紫色或生成紫色沉淀。

③取本品约 10 mg，加硫酸 2 滴与亚硝酸钠约 5 mg，混合，即显橙黄色，随即转橙红色。

④取本品 50 mg，置于试管中，加甲醛试液 1 mL，加热煮沸；冷却后沿管壁缓缓加硫酸 0.5 mL，水浴加热，界面显玫瑰红色。

2. 钠盐鉴别

取铂丝，用盐酸湿润后，蘸取供试品，在无色火焰中燃烧，火焰即显鲜黄色。

3. 吸收图谱

本品的红外光吸收图谱应与对照的图谱(《药品红外光谱集》228 图)一致。

(1)制样　采用压片法，环境温度 20 ℃，湿度为 40%。

压片方法：取供试品约 1 mg，置于玛瑙研钵中，加入干燥的溴化钾细粉约 200 mg，充分研磨，移置于直径为 13 mm 的压模中，铺布均匀，压模与真空泵相连，抽气约 2 min 后，加压至 0.8～1 GPa，保持 2～5 min，除去真空，取出制成的供试片，目视检查应均匀，无明显颗粒。将供试片置于供试品的样品光路中，并扣除用同法制成的空白溴化钾或氯化钾片的背景，录制光谱图。要求穿插的光谱图基线应大于 75%透光率；除去 3 440 cm^{-1} 及 1 630 cm^{-1} 附近因残留附着水而呈现一定的吸收峰外，其他区域不应出现大于基线 3%透光率的吸收谱带。

(2)仪器准备　打开红外光谱仪及计算机，预热 0.5 h 直至仪器正常工作。

(3)背景测量　将未放置样品的 KBr 盐片放置在样品架上进行背景的测量。

(4)光谱测量　分别将空白片和供试片分别放入样品仓中，关闭样品室，测量不同浓度的光谱。

(5)关机　移走样品仓中的样品，确保样品仓清洁，关闭仪器。

(6)对照　对比供试片的记录光谱图与对照的图谱(《药品红外光谱集》228图)是否一致。如一致，则符合规定。

四、讨论

①巴比妥一银盐可溶，而二银盐不溶。反应中第一次出现的白色沉淀是由于硝酸银局部过浓，产生少量巴比妥二银盐；振摇后，溶液中完全为可溶性的一银盐，继续滴加硝酸银至过量，则巴比妥完全生成白色二银盐沉淀。

②苯巴比妥为含有芳环的药物，故亦可用法③④进行鉴别。

五、红外光谱仪的使用及日常维护

①温度适中，湿度不超过60%，实验室应配备空调和除湿机。

②仪器应放在防震的台子上或安装在震动甚少的环境中。

③电源要远离火花发射源和大功率磁电设备，采用电源稳压设备，并应设置良好的接地线。

④仪器使用过程中，对光学镜面必须严格防尘，防腐蚀，并且要特别防止机械摩擦。

⑤光源使用温度要适宜，不得过高，否则将缩短其寿命；安装、更换光源时要十分小心，以免光源受力折断。

⑥各运动部件要定期用润滑油润滑，以保持运转轻快。

⑦仪器长期不用，再用时要对其性能进行全面检查。

六、思考题

1. 苯巴比妥钠原料药鉴别方法有哪些？

2. 说明红外光谱仪操作方法及日常维护。

实训三　葡萄糖的杂质检查

一、实训目的

1. 了解葡萄糖的全检过程。

2. 掌握氯化物、硫酸盐、铁盐、重金属、砷盐及炽灼残渣、干燥失重等一般杂质检查的基本原理、反应条件、操作方法及杂质限量计算。

3.会使用纳氏比色管、检砷器、高温炉。

二、实训原理

葡萄糖要进行氯化物、硫酸盐、铁盐、重金属、砷盐、干燥失重、炽灼残渣等一般杂质检查，同时检查溶液的澄清度与颜色（目的是检查水不溶性物质或有色杂质）、乙醇溶液的澄清度（目的是检查醇不溶性杂质，如糊精）、蛋白质、亚硫酸盐与可溶性淀粉（因为制备时使用的酸可能带有亚硫酸盐，而可溶性淀粉为引入的中间体）。

三、实训内容

1.酸度

取本品 2.0 g，加水 20 mL 溶解，加酚酞指示液 3 滴与氢氧化钠滴定液（0.02 mol/L）0.20 mL，应显粉红色。

2.溶液的澄清度与颜色

本品 5 g，置于 25 mL 纳氏比色管中，加热水溶解后，放冷，用水稀释至 10 mL，溶液应澄清无色；如显浑浊，与 1 号浊度标准液（《中国药典》附录Ⅸ B）比较，不得更浓；如显色，与对照液[取比色用氯化钴溶液 3 mL，比色用重铬酸钾溶液 3 mL 与比色用硫酸铜溶液 6 mL，加水稀释成 50 mL]1.0 mL 加水稀释至 10 mL 比较，不得更深。

3.乙醇溶液的澄清度

取本品 1.0 g，加 90%乙醇 30 mL，水浴加热回流约 10 min，溶液应澄清。

4.氯化物

取本品 0.6 g，加水溶解配成约 25 mL 溶液（溶液如显碱性，可滴加硝酸使遇 pH 试纸显中性），再加稀硝酸 10 mL；溶液如不澄清，应滤过；置于 50 mL 纳氏比色管中，加水使成约 40 mL，摇匀，即得供试溶液。另取标准氯化钠溶液（10 μg/mL）6.0 mL，置于 50 mL 纳氏比色管中，加稀硝酸 10 mL，加水配成约 40 mL 溶液，摇匀，即得对照溶液，于供试溶液与对照溶液中，分别加入硝酸银试液 1.0 mL，用水稀释至 50 mL，摇匀，在暗处放置 5 min，同置于黑色背景上，从比色管上方向下观察、比浊，供试溶液不得比对照溶液更浓（0.01%）。

5.硫酸盐

取本品 2.0 g，加水溶解配成约 40 mL（溶液如显碱性，可滴加盐酸使遇 pH 试纸显中性）；溶液如不澄清，应滤过；置于 50 mL 纳氏比色管中，加稀盐酸（含 HCl 9.5%～10.5%）2 mL，摇匀，即得供试溶液。另取标准硫酸钾溶液（SO_4^{2-}

100 μg/mL)2.0 mL，置于 50 mL 纳氏比色管中，加水配成约 40 mL 溶液，加稀盐酸 2 mL，摇匀，即得对照溶液。于供试溶液与对照溶液中，分别加入 25%氯化钡溶液 5 mL，用水稀释至 50 mL，充分摇匀，放置 10 min，同置于黑色背景上，从比色管上方向下观察、比浊，供试溶液不得比对照溶液更浓(0.01%)。

6. 亚硫酸盐与可溶性淀粉

取本品 1.0 g，加水 10 mL 溶解后，加碘试液 1 滴，应即显黄色。

7. 干燥失重

取本品 1～2 g，平铺在与供试品同样条件下干燥至恒重的扁形称量瓶中，厚度不超过 5 mm，加盖，精密称定。将称量瓶放入洁净的烘箱或干燥器中进行干燥时，取下瓶盖，置于称量瓶旁，放入 105 ℃干燥箱中干燥。取出后迅速盖好瓶盖，置于干燥器内放冷至室温，迅速精密称重(放置时间与称重顺序与空称量瓶一致)。再于 105 ℃干燥箱中干燥至恒重，即得。减失质量不得超过 9.5%。

8. 蛋白质

取本品 1.0 g，加水 10 mL 溶解，加磺基水杨酸溶液(1→5)3 mL，不得发生沉淀。

9. 铁盐

取本品 2.0 g，加水 20 mL 溶解，置于 50 mL 纳氏比色管中，加硝酸 3 滴，缓缓煮沸 5 min，冷却，加水稀释使成 45 mL，加硫氰酸铵溶液(30→100)3 mL，摇匀，如显色，与标准铁溶液(Fe^{3+} 10 μg/mL)2.0 mL 用同一方法制成的对照液比较，不得更深(0.001%)。

10. 重金属

取 25 mL 纳氏比色管两支，甲管中加标准铅溶液(Pb^{2+} 10 μg/mL)2.0 mL 与醋酸盐缓冲液(pH 值为 3.5)2 mL 后，加水稀释至 25 mL。取本品 4.0 g，置于乙管，加水溶解后，加醋酸盐缓冲液(pH 值为 3.5)2 mL，用水稀释至 25 mL；若供试液带颜色，可在甲管中滴加少量的稀焦糖溶液或其他无干扰的有色溶液，使之与乙管一致；再在甲乙两管中分别加硫代乙酰胺试液各 2 mL，摇匀，放置 2 min，同置白纸上，自上向下透视，乙管中显出的颜色与甲管比较，不得更深(含重金属不得过 5/1 000 000)。

11. 炽灼残渣

取本品 1.0～2.0 g 置于已炽灼至恒重的坩埚中，精密称定，缓缓炽灼至完全炭化，放冷至室温，加硫酸 0.5～1.0 mL 使恰湿润，低温加热至硫酸蒸气除尽后，放入高温炉中，于 700～800 ℃炽灼使完全灰化，移置干燥器内，放冷，精密称定。

再于 700～800 ℃炽灼至恒重，即得(0.1%)。

四、注意事项

(1)限度检查应遵循平行操作原则　即供试管与对照管的实验条件应尽可能一致，包括实验用具的选择、试剂与试液的量取方法及加入顺序、反应时间的长短等。

(2)比色、比浊前应使比色管内试剂充分混匀　比色方法是将两管同置于白色背景上，从侧面或自上而下观察；或将两管同置于黑色背景上，从上向下垂直观察。所用比色管刻度高低差异不应超过 2 mm，使用过的比色管应及时清洗，注意不能用毛刷刷洗，可用铬酸洗液浸泡。

(3)检查份数　一般情况下可取 1 份供试品进行检查。如结果不符合规定或在限度边缘时，对供试品和对照管各复检 2 份，方可判定。

(4)砷盐检查

①不能用定性滤纸制备溴化汞滤纸。

②应使用干燥的导气管。

③砷斑遇光、热、湿气即变浅或褪色，因此砷斑制成后应立即观察比较。

④反应时温度应保持在 25～40 ℃。

⑤氯化亚锡与锌作用，在锌粒表面形成锌锡齐，起去极化作用，从而使氢气均匀而连续发生。

(5)炽灼残渣

①炭化时应将坩埚斜置，先滴加少量硫酸(含 H_2SO_4 94.5%～95.5%)，使样品部分湿润，然后小火缓缓炭化，稍冷，再补加数滴 H_2SO_4，继续小火炭化至硫酸蒸气完全除尽。切不可直接加热坩埚底部使检品全部受热引起泡腾，所用的硫酸应做空白试验。

②当取出经高温灼烧的坩埚时，应先将坩埚钳预热。取出的坩埚应稍冷后再置于干燥器的中间，切勿靠壁放置。

(6)重金属　在 pH 值为 3～3.5 时 PbS 沉淀较完全。

五、思考题

1. 亚硝酸盐和可溶性淀粉超标会出现什么现象？

2. 氯化物、重金属及砷盐检查中的操作注意事项有哪些？比浊检查时为什么应将反应液稀释后再加沉淀剂？

实训四　醋酸可的松的含量测定

一、实训目的

1. 掌握醋酸可的松含量测定的操作方法。

2. 掌握高效液相色谱操作方法，会使用高效液相色谱仪。

二、实训原理

本实验采用高效液相色谱法中测定醋酸可的松原料药含量。填充剂为十八烷基硅烷键合硅胶，流动相为甲醇-水，柱温为室温，检测器为紫外检测器，内标物为炔诺酮，内标加校正因子法进行测定。

三、实训内容

1. 色谱条件与系统适用性试验

用十八烷基硅烷键合硅胶为填充剂；甲醇-水(70∶30)为流动相；检测波长为240 nm。理论板数按醋酸可的松计算应不低于2 700，醋酸可的松峰和内标物质峰的分离度应符合要求。

2. 内标溶液的制备

取炔诺酮，加甲醇制成每1 mL中含0.40 mg的溶液，即得。

3. 测定方法

取醋酸可的松对照品适量，精密称定，加甲醇溶解并定量稀释制成每1 mL中约含0.40 mg的溶液。精密量取该溶液与内标溶液各5 mL，置25 mL量瓶中，加甲醇稀释至刻度，摇匀。取5～10 μL注入液相色谱仪，记录色谱图；另取供试品适量，同法测定，按内标法以峰面积计算，即得。

四、注意事项

①当测定校正因子和测定供试品溶液采用同一份内标溶液时，内标溶液不必准确配制。

②色谱柱与进样器及其出口端与检测器之间应无死体积，以免试样扩散影响分离。

③新柱或被污染柱用适当溶剂油冲洗时，应将其出口端与检测器断开，避免污染。

④色谱流路系统，从泵、进样器、色谱柱到检测器、流通池，在分析完毕后，均应充分冲洗。如发现泵漏液等较严重情况，应请专业维修人员进行检查、维修。

五、思考题

1. 使用高效液相色谱仪应注意哪些？
2. 校正因子是如何得到的？

思考题与习题

1. 原料药的常用鉴别方法有哪些？
2. 原料药中杂质的来源有哪些？试举例说明。
3. 什么是杂质的限量？什么是杂质的限量检查？
4. 简述葡萄糖原料药中氯化物检查法的原理和方法。
5. 简述葡萄糖原料药中砷盐检查的方法。
6. 简述原料药中常用含量测定方法。
7. 检查苯巴比妥钠的重金属，取供试品 2.0 g，依法检查，规定含重金属不得过 10/1 000 000，问应取标准铅溶液多少毫升？
8. 在药物生产过程中引入杂质的途径为(　　)。

A. 原料不纯或部分未反应完全的原料造成

B. 合成过程中产生的中间体或副产物分离不净造成

C. 需加入的各种试剂产生吸附，共沉淀生成混晶等造成

D. 所用金属器皿及装置等引入杂质

E. 由于操作不妥，日光暴晒而使产品发生分解引入杂质

第四章　药品微生物检测

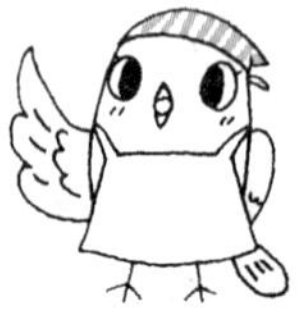

知识目标

- 掌握细菌内毒素检查法、微生物限度检查法、无菌检查法和热原检查法；
- 熟悉抗生素微生物检定法和降压物质检查法；
- 了解药品微生物检测的类型。

能力目标

- 会细菌内毒素检查、微生物限度检查、无菌检查、热原检查与抗生素效价的测定。

第一节　微生物检查法

一、抗生素微生物检定法

本法系在适宜条件下，根据量反应平行线原理设计，通过检测抗生素对微生物的抑制作用，计算抗生素活性(效价)的方法。

抗生素微生物检定包括两种方法：管碟法和浊度法。第一法(管碟法)应用比较多，以罗红霉素为例，介绍这种方法。

1. 原理

本法系利用抗生素在琼脂培养基内的扩散作用，比较标准品与供试品两者对接种的试验菌产生抑菌圈的大小，测定供试品效价的一种方法。

2. 培养基及其制备

培养基的选择根据所测定的抗生素类别确定。罗红霉素选用培养基Ⅱ，制备方法：取培养基Ⅱ适量，加水，混匀，按照培养基的使用说明配制和灭菌，备用。

3. 灭菌缓冲液

磷酸盐缓冲液（pH 值为 7.8）的配制为：取磷酸氢二钾 5.59 g 与磷酸二氢钾 0.41 g，加水使成 1 000 mL，滤过，在 115 ℃灭菌 30 min。

4. 菌悬液的制备

菌悬液的选择根据所测定的抗生素类别确定。

(1)枯草芽孢杆菌悬液　取枯草芽孢杆菌[CMCC(B)63 501]的营养琼脂斜面培养物，接种于盛有营养琼脂培养基的培养瓶中，在 35～37 ℃培养 7 d，用革兰氏染色法涂片镜检，应有芽孢 85%以上。用灭菌水将芽孢洗下，65 ℃加热 30 min，备用。

(2)其他常用的菌悬液　短小芽孢杆菌悬液、金黄色葡萄球菌悬液、藤黄微球菌悬液、大肠杆菌悬液、啤酒酵母菌悬液、肺炎克雷伯菌悬液和支气管炎博得特菌悬液。

5. 标准品溶液的制备

标准品的使用和保存，应参照标准品说明书的规定执行。使用时按规定进行稀释。罗红霉素浓度范围 5～10 U/mL。

6. 供试品溶液的制备

精密取供试品适量，用各品种项下规定的溶剂溶解后，再按估计效价或标示量依照规定稀释至与标准品相当的浓度。

罗红霉素溶液的制备方法：精密度称取本品适量，加乙醇溶解（每 5 mg 罗红霉素加乙醇 1 mL），用磷酸盐缓冲液（pH 值为 7.8）制成每 1 mL 中约含 1 000 U 的溶液。

7. 双碟的制备

取直径约 90 mm、高 16～17 mm 的平底双碟，分别注入加热融化的培养基 20 mL，使在碟底内均匀摊布，放置水平台上凝固，作为底层。另取培养基适量加热融化后，冷却至 48～50 ℃（芽孢可至 60 ℃），加入规定的试验菌悬液适量（能得清晰的抑菌圈为准。二剂量法标准品溶液的高浓度所致的抑菌圈直径在 18～22 mm，三剂量法标准品溶液的中心浓度所致的抑菌圈直径在 15～18 mm），摇匀，在每一个双碟中分别加入 5 mL，使在底层上均匀摊布，作为菌层。放置水平台上冷却后，在每一个双碟中以等距离均匀安置不锈钢小管[内径(6.0±0.1)mm，高(10.0±0.1)mm，外径(7.8±0.1)mm]4 个（二剂量法）或 6 个（三剂量法），用陶瓦圆盖覆盖备用。

8. 检定法

(1)二剂量法　取照上述方法制备的双碟不得少于 4 个，在每一个双碟中对角的 2 个不锈钢小管中分别滴装高浓度及低浓度的标准品溶液，其余 2 个小管中分别滴装相应的高低两种浓度的供试品溶液;高、低浓度的剂距为2∶1或4∶1。在规定条件下培养后,测量各个抑菌圈的直径(或面积),按照生物检定统计法(《中国药典》附录XI V)中的(2.2)法进行可靠性测验及效价计算。

(2)三剂量法 取照上述方法制备的双碟不得少于6个,在每一双碟中间隔的3个不锈钢小管中分别滴装高浓度(S_3)、中浓度(S_2)及低浓度(S_1)的标准品溶液,其余3个小管分别滴装相应的高、中、低三种浓度的供试品溶液;三种浓度的剂距为1∶0.8。在规定条件下培养后,测量各个抑菌圈的直径(或面积),按照生物检定统计法(《中国药典》附录XI V)中的(3.3)方法进行可靠性测验及效价计算。

本法测定结果计算所得的效价,如低于估计效价的90%或高于估计效价的110%时,应调整其估计效价,重新试验。除另有规定外,本法的可信限率不得大于5%。

二、细菌内毒素检查法

本法系利用鲎试剂来检测或量化由革兰氏阴性菌产生的细菌内毒素的量,判断供试品中细菌内毒素的限量是否符合规定的一种方法。

细菌内毒素检查包括两种方法:凝胶法和光度测定法。供试品检测时,可使用其中任何一种方法试验。当测定结果有争议时,另有规定除外。以凝胶法结果为准,细菌内毒素的量用内毒素单位(EU)表示。

细菌内毒素国家标准品系自大肠埃希菌提取精制而成,用于标定、复核、仲裁鲎试剂灵敏度和标定细菌内毒素工作标准品的效价。细菌内毒素工作标准品系以细菌内毒素国家标准品为基准标定其效价,用于试验中鲎试剂灵敏度复核、干扰试验及各种阳性对照。

由于凝胶法应用比较多,本书仅介绍此种检查方法。

凝胶法系通过鲎试剂与内毒素产生凝集反应的原理来检测或半定量内毒素的方法。

凝胶法细菌内毒素检查用水系指内毒素含量小于0.015 EU/mL的灭菌注射用水。

1.试验准备

试验所用的器皿需经处理,以除去可能存在的外源性内毒素,常用的方法是250 ℃干烤至少1 h,也可采用其他确证不干扰细菌内毒素检查的适宜方法。若使用塑料器械,如微孔板和与微孔加样器配套的吸头等,应选用标明无细菌内毒素并且对试验无干扰的器械。试验操作过程应防止微生物的污染。

2. 鲎试剂灵敏度复核试验

在本检查法规定的条件下，使鲎试剂产生凝集的内毒素的最低浓度即为鲎试剂的标示灵敏度，用 EU/mL 表示。

根据鲎试剂灵敏度的标示值(λ)，将细菌内毒素国家标准品或细菌内毒素工作标准品用细菌内毒素检查用水溶解，在旋涡混合器上混匀 15 min，然后制成 2λ，1λ，0.5λ 和 0.25λ 四个浓度的内毒素标准溶液，每稀释一步均应在旋涡混合器上混匀 30 s，按检查法项下试验，每一内毒素浓度平行做 4 管，同时用细菌内毒素检查用水做 2 支阴性对照管。

如最大浓度 2λ 管均为阳性，最低浓度 0.25λ 管均为阴性，阴性对照管为阴性，试验方为有效。按下式计算反应终点浓度的几何平均值，即为鲎试剂灵敏度的测定值(λ_c)。

$$\lambda_c = \lg^{-1}(\sum X/4) \tag{4-1}$$

式中：X 为反应终点浓度的对数值(lg)。反应终点浓度是系列递减的内毒素溶度中最后一个呈阳性结果的浓度。

当 λ_c 在 $0.5\lambda \sim 2\lambda$(包括 0.5λ 和 2λ)之间时，方可用于细菌内毒素检查，并以标示灵敏度 λ 为该批鲎试剂的灵敏度。当使用新批号的鲎试剂或试验条件下发生了任何可能影响检验结果的改变时，应进行鲎试剂灵敏度复核试验。

3. 供试品干扰试验

按鲎试剂灵敏度复核试验项下，用细菌内毒素检查用水和供试品溶液或其不超过最大有效稀释倍数(MVD)的稀释液，分别将同一支(瓶)细菌内毒素工作标准品制成含细菌内毒素工作标准品 2λ、1λ，0.5λ 和 0.25λ 四种浓度的内毒素溶液。用细菌内毒素检查用水和用供试品溶液(或其稀释液)制成的每一浓度平行做 4 支，另取细菌内毒素检查用水和供试品溶液(或其稀释液)各做 2 支阴性对照管。

如最大浓度 2λ 管均为阳性，最低浓度 0.25λ 管均为阴性，阴性对照管均为阴性时，按下式计算用细菌内毒素检查用水制成的内毒素标准溶液的反应终点浓度的几何平均值(E_s)和用供试品溶液或其稀释液制成的内毒素溶液的反应终点浓度的几何平均值(E_t)。

$$E_s = \lg^{-1}(\sum X_s/4) \tag{4-2}$$

$$E_t = \lg^{-1}(\sum X_t/4) \tag{4-3}$$

式中：X_s、X_t 分别为细菌内毒素检查用水和供试品溶液或其稀释液制成的内毒素溶液的反应终点浓度的对数值(lg)。

当 E_s 在 $0.5\lambda \sim 2\lambda$（包括 0.5λ 和 2λ）时，且当 E_t 在 $0.5E_s$ 和 $2E_s$（包括 $0.5E_s$ 和 $2E_s$）时，认为供试品在该浓度下无干扰作用，否则使用更灵敏的鲎试剂，对供试品进行更大倍数稀释或采用其他适合排除干扰作用的方法。当鲎试剂、供试品的来源、供试品的配方或生产工艺有变化时，须重新进行干扰试验。

供试品的最大有效稀释倍数（MVD）按下式计算：

$$\mathrm{MVD}=cL/\lambda \tag{4-4}$$

式中：L 为供试品的细菌内毒素限值；c 为供试品溶液的浓度，其中当 L 以 EU/mL 表示时 c 为 1.0 mL/mL，当 L 以 EU/mg 或 EU/U 表示时 c 的单位需为 mg/mL 或 U/mL。

4. 检查法

取装有 0.1 mL 鲎试剂溶液的 10 mm×75 mm 试管或复溶后的 0.1 mL/支规格的鲎试剂原安瓿 5 支，其中 2 支加入 0.1 mL 按最大有效稀释倍数稀释的供试品溶液作为供试品管，1 支加入 0.1 mL 用细菌内毒素检查用水。将细菌内毒素工作标准品制成的 2λ 浓度的内毒素溶液作为阳性对照管，1 支加入 0.1 mL 细菌内毒素检查用水作为阴性对照管，1 支加入 0.1 mL 供试品阳性对照溶液[用被测供试品溶液将同一支（瓶）细菌内毒素工作标准品制成 2λ 浓度的内毒素溶液]作为供试品阳性对照管。将试管中溶液轻轻混匀后，封闭管口，垂直放入（37±1）℃适宜恒温器中，保温（60±2）min。试管保温和拿取过程应避免受到振动造成假阴性结果。

5. 结果判断

将试管从恒温器中轻轻取出，缓缓倒转 180°时，管内凝胶不变形，不从管壁滑脱者为阳性，记录为（＋）；凝胶不能保持完整并从管壁滑脱者为阴性，记录为（－）。供试品管 2 支均为（－），应认为符合规定；如 2 支均为（＋），应认为不符合规定；如 2 支中 1 支为（＋），1 支为（－），按上述方法另取 4 支供试品管复试，4 支中 1 支为（＋），即认为不符合规定。如果阳性对照管为（－），供试品阳性对照管为（－）或阴性对照管为（＋），试验无效。

三、微生物限度检查

微生物限度检查法系指非规定灭菌制剂及其原料、辅料受微生物污染程度的方法。检查项目包括细菌数、霉菌数、酵母菌数及控制菌检查。

微生物限度检查应在环境洁净度 10 000 级以下的局部洁净度达 100 级的单向流空气区域内进行。检验全过程必须严格遵守无菌操作，防止再污染。单向流空气区域、工作台面及环境应定期按《医药工业洁净室(区)悬浮粒子、浮游菌和沉降菌的测试方法》的现行国家标准进行洁净度验证。

除另有规定外，本检查法中细菌培养温度为30～35 ℃，霉菌、酵母菌培养温度为25～28 ℃，控制菌培养温度为35～37 ℃。

供试品应随机抽取。一般应随机抽取不少于检验用量(两个以上最小包装单位)的3倍量供试品。检验结果以1 g、1 mL、10 g、10 mL或10 cm^2 为单位报告。

1.培养基的种类及其制备

培养基制备的灭菌条件为121 ℃、20 min，另有规定除外，培养基可以按照《中国药典》附录的处方制备，也可以使用按该处方生产的符合要求的脱水培养基，参照培养基的使用说明进行制备。配制后，应采用验证合格的灭菌程序灭菌。常用的培养基的种类有：

①营养琼脂培养基、营养肉汤培养基、硫乙醇酸盐流体培养基、改良马丁培养基及改良马丁琼脂培养基；

②玫瑰红钠琼脂培养基；

③酵母浸出粉胨葡萄糖琼脂培养基(YPD)；

④胆盐乳糖培养基(BL)；

⑤胆盐乳糖发酵培养基；

⑥曙红亚甲蓝琼脂培养基(EMB)；

⑦麦康凯琼脂培养基(MacC)；

⑧4-甲基伞形酮葡糖苷酸培养基(MUG)；

⑨三糖铁琼脂培养基(TSI)；

⑩四硫磺酸钠亮绿培养基(TTB)；

⑪沙门、志贺菌属琼脂培养基(SS)；

⑫胆盐硫乳琼脂培养基(DHL)；

⑬溴化十六烷基三甲铵琼脂培养基；

⑭亚碲酸盐肉汤培养基；

⑮卵黄氯化钠琼脂培养基；

⑯甘露醇氯化钠琼脂培养基；

⑰乳糖发酵培养基；

⑱绿脓菌素测定用培养基(PDP琼脂培养基)；

⑲疱肉培养基；

⑳哥伦比亚琼脂培养基。

2.供试品的检验量

另有规定除外，每批供试品检验量一般为10 g或10 mL。

3.供试液的制备

按供试品的理化特性与生物学特性采取适宜的方法制备供试液。

如制备具抑菌活性的供试品，按以下方法（培养基稀释法）处理后，依法检查。

取规定量的供试液，至较大量的培养基中，减少单位体积内的供试品含量，至不含抑菌作用。测定细菌、霉菌及酵母的菌数时，取同稀释级的供试液2 mL，每1 mL供试液可等量分注多个平皿，倾注琼脂培养基，混匀、凝固、培养、计数。每1 mL供试液所注的平皿中生长的菌落数总和即为1 mL的菌落数，计算每1 mL供试液的平均菌落数。按平皿计数规则报告菌落数；控制菌检查时，可加大增菌培养基的用量。

4.检查方法

（1）细菌、霉菌与酵母菌计数　当建立药品的微生物限度检查法时，应进行细菌、霉菌及酵母菌计数方法的验证，以确认所采用的方法适合于该药品的细菌、霉菌及酵母菌数的测定。若药品的组分或原检条件发生改变而可能影响检验结果时，计数方法应重新验证。验证时，按供试液的制备和细菌、霉菌及酵母菌计数所规定的方法及下列要求进行。对各试验菌回收率应逐一进行验证。

①菌种　验证所用的菌株传代次数不得超过5代（从菌种保存中心获得的冷冻干燥菌种为0代），并采用适宜的菌种保藏技术，以保证试验菌株的生物学特性。

②菌液制备　接种大肠杆菌、金黄色葡萄球菌、枯草芽孢杆菌的新鲜培养物至营养肉汤培养基或营养琼脂培养基中，培养18～24 h；接种白色念珠菌的新菌培养物至改良马丁培养基或改良马丁琼脂培养基中，培养24～48 h。上述培养物用0.9%无菌氯化钠溶液制成每1 mL含菌落数为50～100 cfu的菌悬液。培养5～7 d，加入3～5 mL 0.9%无菌氯化钠溶液，将孢子洗脱，然后，吸出孢子悬液（用管口带有薄的无菌棉花或纱布，能过滤菌丝的无菌毛细吸管）至无菌试管内，用0.9%无菌氯化钠溶液制成1 mL含孢子数50～100 cfu的孢子悬液。

③验证方法　验证试验至少应进行3次独立的平行试验，并分别计算各试验菌每次试验的回收率。

试验组　平皿法计数时，取试验可能用的最低稀释级供试液1 mL和50～100 cfu试验菌，分别注入平皿中，立即倾注琼脂培养基，每株试验菌平行制备2个平皿，按平皿法测定其菌数。薄膜过滤法计数时，取规定量试验可能用的最低稀释级供试液，过滤，冲洗，在最后一次的冲洗液中加入50～100 cfu试验菌，过滤，按薄膜过滤法测定其菌数。

菌液组　测定所加的试验菌落数。

供试品对照组　取规定量供试液，按菌落计数方法测定供试品本底菌数。

稀释剂对照组　若供试液制备需要分散、乳化、中和、离心或薄膜过滤等特殊处理时，应增加稀释剂对照组，以考察供试液制备过程中微生物受影响的程度。试验时，可用相应的稀释液替代供试品，加入试验菌，使最终菌浓度为每 1 mL 供试验含 50～100 cfu，按试验组的供试液制备方法和菌数计数方法测定其菌数。

④结果判断　在 3 次独立的平行试验中，稀释剂对照组的菌回收率(稀释剂对照组的平均菌落数占菌液组的平均菌落数的百分率)应均不低于 70%，若试验组的菌回收率(试验组的平均菌落数减去供试品对照组的平均菌落数的值占菌液组的平均菌落数的百分率)均不低于 70%，照该供试液制备方法和计数法测定供试品的细菌、霉菌及酵母菌数；若任一次试验中试验组的菌回收率低于 70%，应采用培养基稀释法、离心沉淀集菌法、薄膜过滤法、中和法等方法或联合使用这些方法消除供试品的抑菌活性，并重新进行方法验证。验证试验也可与供试品的细菌、霉菌及酵母菌计数同时进行。

⑤检查方法　计数方法包括平皿法和薄膜过滤法。检查时，按已验证的计数方法进行供试品的细菌、霉菌及酵母菌菌数的测定。

取按验证的方法制备的均匀供试液，用 pH 值为 7.0 的无菌氯化钠-蛋白胨缓冲液稀释成 1∶10、$1:10^2$、$1:10^3$ 等稀释级的溶液。

采用平皿法进行菌数测定时，应取适量的连续 2～3 个稀释级的供试液。

取供试液 1 mL，置于直径 90 mm 的无菌平皿中，注入 15～20 mL 温度不超过 45 ℃的溶化的营养琼脂培养基、玫瑰红钠琼脂培养基或酵母浸出粉胨葡萄糖琼脂培养基，混匀、凝固，倒置培养，每稀释级每种培养基至少制备 2 个平板。

阴性对照试验　取试验用的稀释液 1 mL，置于无菌平皿中，注入培养基，凝固、倒置培养，每种计数用的培养基各 2 个平板，均不得有菌生长。

培养和计数　另有规定除外，细菌培养 48 h，逐日点计菌落数，一般以 48 h 的菌落数报告；霉菌、酵母菌培养 72 h，逐日点计菌落数，一般以 72 h 的菌落数报告，必要时，可适当延长培养时间至 5～7 d 进行菌落计数报告。菌落蔓延生长成片的平板不宜计数。点计菌落数后，计算各稀释级供试液的平均菌落数，按菌数报告规则报告菌数，若同稀释级两个平板的菌数平均数不小于 15，则两个平板的菌落数不能相差 1 倍或以上。

一般营养琼脂培养基用于细菌计数；玫瑰红钠琼脂培养基用于霉菌及酵母菌计数；酵母浸出粉胨葡萄糖琼脂培养基用于酵母菌计数。在特殊情况下，若营养琼脂培养基上长有霉菌和酵母菌，玫瑰红钠琼脂培养基上长有细菌，则应有分别点计霉菌和酵母菌、细菌菌落数。然后将营养琼脂培养基上的霉菌和酵母菌数或玫瑰红钠琼脂培养基上的细菌数，与玫瑰红钠琼脂培养基中的霉菌和酵母菌数或营养琼脂培养基中的细菌数进行比较，以菌落数高的培养基中的菌数为计数结果。

菌数报告规则　宜选取细菌、酵母菌平均菌落数在30～300之间，霉菌平均菌落数在30～100之间的稀释级，作为菌数报告(取两位有效数字)的依据。当仅有1个稀释级的菌落数符合上述规定，以该级的平均菌落数乘以稀释倍数值报告菌数；当同时有2个稀释级的菌落数符合上述规定时，视两者比值(比值为高稀释级的菌落数乘以稀释倍数的值除以低稀释级的菌落数乘以稀释倍数的值)而定。若比值不大于2，以两稀释级的菌落乘以稀释倍数的均值报告菌数；若比值大于2但不超过5时，以低稀释级的菌落数乘以稀释倍数的值报告菌数；当出现比值大于5，或高稀释级的菌落大于或等于低稀释级的菌落数等异常情况时，应查明原因再行检查，必要时，应进行方法的重新验证；当各稀释级的平均菌落数均小于30，以最低稀释级的平均菌落数乘以稀释倍数值报告菌数：如各稀释级的平均无菌落生长，或仅最低稀释级的平板有菌落生长，但平均菌落小于1时，以平均小于1的值乘以最低稀释倍数的值报告菌数。

(2)控制菌　当建立药品的微生物限度检查法时，应进行控制菌检查方法的验证，以确认所采用的方法适合该药品的控制菌检查。若药品的组分或原检验条件发生改变可能影响检验结果时，检查方法应重新验证。

验证时，依各品种项下微生物限度标准中规定，检查控制菌选择相应验证的菌株，验证大肠杆菌检查法时，应采用大肠埃希菌作为验证菌株。验证试验按照供试液的制备和控制菌检查法的规定及下列要求进行。

①菌种　对试验菌种的要求同细菌、霉菌及酵母菌计数方法的验证。

②菌液制备　接种大肠埃希菌、金黄色葡萄球菌、乙型副伤寒沙门菌、铜绿假单胞菌的新鲜培养物至营养肉汤培养基或营养琼脂培养中，生孢梭菌的新鲜培养物至硫乙醇酸盐流体培养基中，培养18～24 h。用0.9%无菌氯化钠溶液制成每1 mL含菌数为10～100 cfu的菌悬液。

③验证方法

试验组　取规定量供试液及10～100 cfu试验菌加入增菌培养基中，依相应控制菌检查法进行检查。当采用薄膜过滤法时，取规定量供试液，过滤、冲洗、试验菌应加在最后一次冲洗液中，过滤后，注入增菌培养基或取出滤膜接入增菌培养基中。

阴性菌对照组　设立阴性菌对照组是为了验证该控制菌检查方法的专属性。方法同试验组，验证大肠埃希菌、大肠菌群、沙门氏菌检查法时的阴性对照菌采用金黄色葡萄球菌；验证铜绿假单胞菌、金黄色葡萄球菌、梭菌检查法时的阴性对照菌采用大肠埃希菌。

④验证结果判断　阴性菌对照组不得检出阴性对照菌。若试验组检出试验菌，按此供试液制备法和控制菌检查法进行供试品的该控制菌检查；若试验组未检出试验菌，应采用培养基稀释法、离心沉淀集菌法、薄膜过滤法、中和法等方法或联合使用这些方法消除供试品的抑菌活性，并重新进行方法验证。验证试验也可与供试品的控制菌检查同时进行。

⑤检查方法　供试品的控制菌检查应按照已验证的方法进行，增菌培养基的实际用量同控制菌检查方法的验证。

阳性对照试验　进行供试品控制菌检查时，应做阳性对照试验，阳性对照试验应检出相应的控制菌。

阴性对照试验　取稀释液 10 mL 照相应控制菌检查法检查，作为阴性对照。阴性对照无菌生长。

控制菌供试品的阳性对照液按照《中国药典》附录的方法制备，需要验证的控制菌有大肠埃希菌、大肠菌群、沙门氏菌、铜绿假单胞菌、金黄色葡萄球菌与梭菌。

⑥检查结果判断　供试品检出控制菌或其他致病菌时，按一次检出结果为准，不再复试。

供试品的细菌数、霉菌和酵母菌数其中任何一项不符合该品种项下的规定，应从同一批样品中随机抽样，独立复试 2 次，以 3 次结果的平均值报告菌数。

眼用制剂检出霉菌和酵母菌数时，须以两次复试结果均不得长菌，方可判定供试品的霉菌和酵母菌数符合该品种项下的规定。

若供试品的细菌数、霉菌和酵母菌数及控制菌 3 项检验结果均符合该品种项下的规定，判定供试品符合规定；若其中任何一项不符合该品种项下的规定，判定供试品不符合规定。

四、无菌检查法

无菌检查法系用于药典要求无菌的药品、医疗器具、原料、辅料及其他品种是否无菌的一种方法。

无菌检查在环境洁净度 10 000 级下的局部洁净度 100 级单向流空气区域内或隔离系统中进行，其全过程应严格遵守无菌操作，防止微生物污染。单向流空气区、工作台面及环境，必须进行洁净度验证。

1.培养基及其制备方法

培养基应适合需气菌、厌气菌或真菌的生长，可按《中国药典》附录的处方制备，亦可使用按该处方生产的符合规定的脱水培养基。配制以后应采用验证合格的灭菌程序灭菌。制备好的培养基应保存在2～25 ℃避光的环境。若保存于非密闭容器中，一般在3周内使用；若保存于密闭容器中，一般可在一年内使用。需要的培养基有：

①硫乙醇酸盐流体培养基(用于培养好氧菌、厌气菌)；

②改良马丁培养基(用于培养真菌)；

③选择性培养基；

④营养肉汤培养基；

⑤营养琼脂培养基；

⑥0.5%葡萄糖肉汤培养基(用于硫酸链霉素等抗生素的无菌检查)；

⑦改良马丁琼脂培养基。

上述培养基应符合培养基的无菌性检查及灵敏度检查的要求。本检查可在供试品的无菌检查前或与供试品的无菌检查同时进行。

2.方法验证

验证时按照“供试品的无菌检查”规定及下列要求进行操作。对每一试验菌应逐一进行验证。

(1)薄膜过滤法　将规定量的供试品按薄膜过滤法过滤，冲洗，在最后一次的冲洗液中加入小于100 cfu的试验菌，过滤。取出滤膜接种至硫乙醇酸盐流体培养基或改良马丁培养基中，或将培养基加至滤筒内。另取一装有同体积培养基的容器，加入等量的试验菌，作为对照。按规定温度培养3～5 d，各试验菌同法操作。

(2)直接接种法　取符合直接接种法培养基用量要求的硫乙醇酸盐流体培养基8管，分别接入小于100 cfu的金黄色葡萄球菌、铜绿假单胞菌、生孢梭菌、枯草芽孢杆菌各2管；取符合直接接种法培养基用量要求的改良马丁培养基4管，分别接入小于100 cfu的白色念珠菌、黑曲霉各2管，其中1管接入规定量的供试品，另外1管作为对照，按照规定的温度培养3～5 d。

(3)结果判断　与对照管比较，如含供试品各容器中的试验菌均生长良好，则供试品的该检验量在检验条件下无抑菌作用或其抑菌作用可以忽略不计，照此检查法和检验条件进行供试品的无菌检查。如含供试品的任一容器中微生物生长微弱、缓慢或不生长，则供试品的该检验量在该检验条件下有抑菌作用，可采用增加冲洗量，或增加培养基的用量，或使用中和剂，或更换滤膜品种等方法，消除供试品的抑菌作用，并重新进行方法验证。方法验证试验也可与供试品的无菌检查同时进行。

3.供试品的无菌检查

(1)检验数量　检验数量是指一次试验所用的供试品最小包装容器的数量。一般情况下,供试品无菌检查若采用薄膜过滤法,应增加1/2的最小检验数量作阳性对照用;若采用直接接种法,应增加供试品1支(或瓶)作阳性对照用。

(2)检验量　是指一次试验所用的供试品总量(g或mL)。采用直接接种法时,若每支(瓶)供试品的装量按规定足够接种两份培养基,则应分别接种硫乙醇酸盐流体培养基和改良马丁培养基。采用薄膜过滤法时,检验量应不少于直接接种法的供试品接种量,只要供试品特性允许,应将所有容器内的全部内容物过滤。

(3)阳性对照　应根据供试品特性选择阳性对照菌;无抑菌作用及抗革兰阳性菌为主的供试品,以金黄色葡萄球菌为对照菌。抗厌氧菌的供试品,以生孢梭菌为对照菌。抗真菌的供试品,以白色念珠菌为对照菌。阳性对照试验的菌液制备同培养基灵敏度检查,加菌量小于100 cfu,供试品用量同供试品无菌检查每份培养基接种的样品量。阳性对照管培养48～72 h应生长良好。

(4)阴性对照　供试品无菌检查时,应取相应溶剂和稀释液同法操作,作为阴性对照,阴性对照不得有真菌生长。

无菌试验过程中,若需使用表面活性剂、灭活剂、中和剂等试剂,应证明其有效性,且对微生物生长及存活无影响。无菌检查法包括薄膜过滤法和直接接种法。只要供试品性状允许,应采用薄膜过滤法。进行供试品无菌检查时,所采用的检验方法和检验条件应与验证的方法相同。

操作时,用适宜的消毒液对供试品容器表面进行彻底消毒,如果容器内有一定的真空度,可用适宜的无菌器材(如带有除菌过滤器的针头),向供试品容器内导入无菌空气,再按无菌操作启开容器,取出内容物。

4.供试品处理及接种培养基

除另有规定外,按下列方法进行。

(1)薄膜过滤法　薄膜过滤法优先采用封闭式薄膜过滤器,也可使用一般薄膜过滤器。无菌检查用的滤膜孔径不大于0.45 μm,直径约为50 mm。根据供试品及其溶剂的特性选择滤膜材质。滤器及滤膜使用前应采用适宜的方法灭菌。使用时,应保证滤膜在过滤前后的完整性。

水溶性供试液过滤前先将少量的冲洗液过滤以润湿滤膜。油类供试品,其滤膜和过滤器在使用前应充分干燥。为发挥滤膜的最大过滤效率,应注意保持供试品溶液及冲洗液覆盖整个滤膜表面。供试液经薄膜过滤后,若需要用冲洗液冲洗滤膜,每张滤膜每次冲洗量为100 mL,且总冲洗量不宜过大,以避免滤膜上的微生物受损伤。

①水溶液供试品　取规定量，直接过滤，或混合至含量稀释液的无菌容器内，混匀，过滤。如供试品具有抑菌作用或含防腐剂，须用适量的冲洗液冲洗滤膜，冲洗次数不得少于3次。冲洗后，如用封闭式薄膜过滤器，分别将100 mL硫乙醇酸盐流体培养基及改良马丁培养基加入相应的滤筒内。如采用一般薄膜过滤器，取出滤膜，将其剪成3等份，分别置于含50 mL硫乙醇酸盐流体培养基及改良马丁培养基的容器中，其中一份做阳性对照用。

②非水溶性制剂供试品　取规定量，直接过滤；或混合溶于含聚山梨酯80或其他适宜乳化剂的稀释液中，充分混合，立即过滤。用含0.1%～1%聚山梨酯80的冲洗液冲洗滤膜至少3次。滤膜于含或不含聚山梨酯80培养基中培养。培养基接种照水溶液供试品项下的方法操作。

③无菌气(喷)雾剂供试品　取规定量，将各容器置冰室冷冻约1 h，无菌条件下，迅速在容器上端钻一小孔释放抛射剂，再无菌开启容器，然后按照水溶液或非水溶性制剂供试品项下的方法操作。

④装有药物的注射器供试品　取规定量，装上无菌针头(非包装中所配带的)，若需要可吸入稀释液或用标签所示的溶剂溶解，然后按照水溶液或非水溶性制剂供试品项下的方法操作。同时应采用直接接种法进行包装所配带的无菌针头的无菌检查。

其他性质的供试品参见《中国药典》附录。

(2)直接接种法　即每支(或瓶)供试品按规定量分别接种至各含硫乙醇酸盐流体培养基和改良马丁培养基的容器中。除另有规定外，每个容器中培养基的用量应符合接种的供试品体积不得大于培养基体积的10%，同时硫乙醇酸盐流体培养基每管装量不少于15 mL，改良马丁培养基每管装量不少于10 mL，培养基的用量和高度同方法验证时试验；每种培养基接种的管数同供试品的检验数量。

①混悬液等非澄清水溶液的供试品　取规定量接种至各管培养基中。

②固体制剂供试品　取规定量直接接种至各管培养基中，或可加入适宜的稀释液溶解，或按照标签说明复溶后，取规定量接种至各管培养基中。

③非水溶性制剂供试品　取规定量，混合，加入适量的聚山梨酯80或其他适宜的乳化剂及稀释剂使其乳化，接种至各管培养基中。或直接接种至含聚山梨酯80或其他适宜乳化剂的各管培养基中。

其他性质的供试品参见《中国药典》附录。

5.培养及观察

上述含培养基的容器按规定的温度培养14 d，培养期间应逐日观察并记录是否有菌生长。如在加入供试品后，或在培养过程中，培养基出现浑浊，培养 14 d 后不能从外观上判断有无微生物生长，可取该培养液适量转种至同种新鲜培养基中或划线接种于斜面培养基上，细菌培养 2 d，真菌培养 3 d，观察接种的同种新鲜培养基是否再出现浑浊或斜面是否有菌生长，或取培养液涂片，染色，镜检，判断是否有菌。

6. 结果判断

若供试品管均澄清，或虽显浑浊但经确认无菌生长，判定供试品符合规定；若供试品管中任何一管显示浑浊并确证有菌生长，判定供试品不符合规定，除非能充分证明试验结果无效，即生长的微生物非供试品所含。当符合下列至少一个条件时，方可判试验结果无效：

①无菌检查试验所用的设备及环境的微生物监控结果不符合无菌检查法的要求；

②回顾无菌试验过程，发现有可能引起微生物污染的因素；

③阴性对照管有菌生长；

④供试品管中生长微生物经鉴定后，确证是因无菌试验中所使用的物品和(或)无菌操作技术不当引起的。

试验若经确认无效，应重试。重试时，重新取同量供试品，依法重试，若无菌生长，判定供试品符合规定；若有菌生长，判定供试品不符合规定。

五、热原检查法

本法系将一定剂量的供试品静脉注入家兔体内，在规定时间内观察家兔体温升高的情况，判定供试品中所含热原的限度是否符合规定。

1. 供试用家兔

供试用的家兔应健康合格，体重 1.7～3.0 kg，雌兔应无孕。预测体温前 7 d 即应用同一饲料饲养，在此期间内，体重应不减轻，精神、食欲、排泄等不得有异常现象。未曾用于热原检查的家兔，或供试品判定为符合规定但组内升温达 0.6 ℃的家兔，或 3 周内未曾使用的家兔，均应在检查供试品前 3～7 d 内预测体温，进行挑选。挑选试验的条件与检查供试品时相同，仅不注射药液，每隔 30 min 测量体温 1 次，共测 8 次，8 次体温均在 38.0～39.6 ℃的范围内，且最高与最低体温的差不超过 0.4 ℃的家兔，方可作供热原检查用。用于热原检查后的家兔，如供试品判定为符合规定，至少应休息 48 h 方可再作供热原检查用，如供试品判定为不符合规定，则组内全部家兔不再使用。一般药品的检查，每一家兔的使用次数，不应超过 10 次。

2. 试验前的准备

在作热原检查前 1～2 d，供试用家兔应尽可能处于同一温度的环境中，实验室和饲养室的温度相差不得大于 5 ℃，实验室的温度应在 17～25 ℃，在试验全部过程中，应注意室温变化不得大于 3 ℃，避免噪音干扰。家兔在试验前至少 1 h 开始停止给食并置于适宜的装置中，直至试验完毕。测量家兔体温应使用精密度为±0.1 ℃ 的肛温计，或其他同样精密的测温装置。肛温计插入肛门内的深度和时间各兔应相同，深度一般为 6 cm，时间不得少于 1.5 min，每隔 30 min 测量体温 1 次，一般测量 2 次，两次体温之差不得超过 0.2 ℃，以此两次体温的平均值作为该兔的正常体温。当日使用的家兔，正常体温应在 38.0～39.6 ℃的范围内，且各兔间正常体温之差不得超过 1 ℃。

试验用的注射器、针头及一切与供试品溶液接触的器皿，应置烘箱中用 250 ℃加热 30 min，也可用其他适宜的方法除去热原。

3. 检查法

取适用的家兔 3 只，测定其正常体温后 15 min 以内，自耳静脉缓缓注入规定剂量并温热至约 38 ℃的供试品溶液，然后每隔 30 min 按前法测量其体温 1 次，共测 6 次，用 6 次体温中最高的一次减去正常体温，即为该兔体温的升高温度(℃)。如 3 只家兔中有 1 只体温升高 0.6 ℃或 0.6 ℃以上，或 3 只家兔体温升温均低于 0.6 ℃，但体温升高的总和达 1.4 ℃或 1.4 ℃以上，应另取 5 只家兔复试，检查方法同上。

4. 结果判断

在初试的 3 只家兔中，体温升高均低于 0.6 ℃，并且 3 只家兔体温升高总和低于 1.4 ℃；或在复试的 5 只家兔中，体温升高 0.6 ℃或 0.6 ℃以上的家兔数不超过 1 只，并且初试、复试合并 8 只家兔的体温升高总和为 3.5 ℃或 3.5 ℃以下，均判为供试品的热原检查符合规定。

在初试 3 只家兔中，体温升高 0.6 ℃或 0.6 ℃以上的家兔超过 1 只；或在复试的 5 只家兔中，体温升高 0.6 ℃或 0.6 ℃以上的家兔超过 1 只；或在初试、复试合并 8 只家兔的体温升高总和超过 3.5 ℃，均判为供试品的热原检查不符合规定。

当家兔升温为负值时，均以 0 ℃计。

六、降压物质检查法

1. 原理

本法系比较组胺对照品(S)与供试品(T)引起麻醉猫血压下降的程度，以判定供试品中所含降压物质的限度是否符合规定。

(1)对照品溶液的配制　精密称取磷酸组胺对照品适量，按组胺计算，加水溶解配制成每 1 mL 中含 1.0 mg 的溶液，分装于适宜的容器内，4～8 ℃贮存，如无沉淀析出，可在 3 个月内使用。

(2)对照品稀释液的配制　临用前，精密量取组胺对照品溶液适量，用氯化钠注射液配成每1 mL中含组胺0.5 μg的溶液。

(3)供试品溶液的配制　按品种项下规定的剂量，配成适当浓度的供试品溶液。试验时，一般要求供试品溶液与对照品稀释液的注入体积应相等。

2.检查方法

取健康合格、体重2 kg以上的猫，雌者无孕，用适宜的麻醉剂(如巴比妥类)麻醉后，固定于保温手术台上，分离气管并插入插管以使呼吸畅通，必要时可进行人工呼吸。在一侧颈动脉插入连接测压计的动脉套管，管内充满适宜的抗凝剂溶液，以记录血压，也可用其他适当仪器记录血压。在一侧股静脉内插入静脉插管，供注射药液用。试验中应注意保持动物体温。全部手术完毕后，将测压计调节到与动物血压相当的高度(一般为13.3～16.0 kPa)，开启动脉夹，待血压稳定后，方可进行药液注射。各次注射速度应相同，每次注射后立即注入一定量的氯化钠注射液，相邻两次注射的间隔时间应一致(3～5 min)，每次注射应在前一次反应恢复稳定后进行。

自静脉依次注入上述对照品稀释液，剂量按动物体重每1 kg注射组胺0.05、0.1及0.15 μg，重复2～3次，如0.1 μg剂量所致的血压下降值均不小于2.67 kPa，同时相应各剂量所致反应的平均值有差别，可认为该动物的灵敏度符合规定。

取对照品稀释液按动物体重每1 kg注射组胺0.1 μg的剂量(d_s)，供试品溶液按品种项下规定的剂量(d_t)，照下列次序注射一组4个剂量：d_s、d_t、d_t、d_s。然后以第一与第三、第二与第四剂量所致的反应分别比较；如d_t所致的反应值均不大于d_s所致反应值的一半，即认为供试品的降压物质检查符合规定。否则应按上述次序继续注射一组4个剂量，并按相同方法分别比较两组内各对d_s、d_t剂量所致的反应值；如d_t所致的反应值均不大于d_s所致的反应值，仍认为供试品的降压物质检查符合规定；如d_t所致的反应值均大于d_s所致的反应值，即认为供试品的降压物质检查不符合规定；否则应另取动物复试。如复试结果仍有d_t所致的反应值大于d_s所致的反应值，即认为供试品的降压物质检查不符合规定。

所用动物经灵敏度检查如仍符合规定，可继续用于降压物质检查。

第二节　常见药物的微生物检测

一、盐酸林可霉素的细菌内毒素检查

每1 mg林可霉素中含细菌内毒素的量应小于0.5 EU。

盐酸林可霉素湿品含量80%；鲎试剂灵敏度标示值$\lambda=0.5$ EU/mL。

1. 盐酸林可霉素溶液制备

称量0.018 0 g，含量80%。

$$加水量=\frac{称样量\times 含量}{稀释浓度}=\frac{0.018\,0\times 1\,000\times 80\%}{1}=14.4(\text{mL})$$

加BET水14.4 mL，稀释成每1 mL中含1 mg的溶液。

2. 试液制备

取鲎试剂5支(0.1 mL/支)，各加入0.1 mL BET水复溶后，2支各加入0.1 mL供试品溶液(T)，1支加入0.1 mL BET水(NC)，1支加0.1 mL的1 EU/mL的细菌内毒素溶液(PC)，1支加入每1 mL中含供试品1 mg、含细菌内毒素1 EU的溶液0.1 mL(PPC)。

3. 保温

封闭管口，垂直放入(37±1)℃适宜恒温器中，保温(60±2)min。

4. 结果判断

保温(60±2)min后，轻轻取出反应管，逐个倒转180°，如结果为：

T	T	NC	PC	PPC
(－)	(－)	(－)	(＋)	(＋)

则该批盐酸林可霉素的细菌内毒素检查符合规定。

二、注射用头孢唑林钠的无菌检查

取本品(规格0.5 g)分别加入100 mL 0.9%无菌氯化钠溶液中使溶解，用薄膜过滤法处理后，依法检查，应符合规定。

①按照抽样方法及《中国药典》无菌检查法要求，每批抽取20瓶0.5 g注射用头孢唑林钠，编号，登记在记录本上，待检品依规定置于无菌操作区。

②用灭菌注射器抽取0.9%无菌氯化钠溶液，每样品瓶注入5 mL，溶解，摇匀。将灭菌过滤器安放在滤瓶(或滤器支架)上，并与抽气系统连接。另取灭菌注射器，抽出供试液注入过滤器中，立即减压抽干。用灭菌蒸馏水100 mL冲洗滤器内壁及滤膜，抽干，依法冲洗4～6次(冲洗次数依验证试验为准)，抽干。用灭菌镊子、剪刀取出滤膜，并等分成3份，2份加入2支需气菌、厌气菌培养基中，1份加入真菌培养基中。

③同时，以0.9%无菌氯化钠溶液100 mL代替样品，依上法检查，作为阴性对照。

④检查完毕，将各培养基管移出无菌室。在无菌室外，取1支已接种的需气菌、厌气菌培养基管加入金黄色葡萄球菌阳性对照菌液1 mL(含10～100个菌)。需气菌、厌气菌培养基管置30～35 ℃培养，真菌培养基管置20～25 ℃培养。样品管培养7 d，阳性对照管应在24～48 h内有菌生长。

⑤结果判断。

三、维生素C片的微生物限度检查

1. 制备供试液

称取维生素C片10 g，置于无菌研钵中，以0.9%无菌氯化钠溶液研磨成匀浆，然后移入锥形瓶内加稀释液共计100 mL，配制成1∶10供试液。然后按10倍递增稀释法再稀释成1∶100，1∶1 000的稀释液。

2. 菌落计数

(1)吸样、注皿　取1 mL灭菌吸管(每1个稀释级用1支)分别吸取不同稀释度的稀释液1 mL，置于每个无菌平皿中(每1个稀释级做2～3个平皿)。再于每个平皿中倾注约15 mL的融化并冷却至45 ℃的营养琼脂(霉菌数测定用玫瑰红钠培养基)，混合摇匀。

(2)做阴性对照检查　另取稀释剂各1 mL，分别置于4个无菌平皿中，注入营养琼脂和玫瑰红钠琼脂培养基各2份，混合待凝固后培养做阴性对照检查。

(3)培养　将凝固后的平皿倒置于30～35 ℃培养48 h，(霉菌于25～28 ℃培养72 h)后，计数培养基上生长的菌落数，阴性对照应不得长菌。

(4)结果报告　按照菌数报告规则，报告维生素C片的菌数。

实训五　红霉素效价测定

一、实训目的

1. 掌握红霉素药品质量分析的效价和测定方法。
2. 熟练掌握双碟法测定的原理。

二、实训原理

管碟法测定效价，是利用红霉素的抗菌性质及其在琼脂培养基内的扩散作用，将未知的效价供试品液与已知效价的标准，同一条件下，在摊布高度敏感性特定试验菌的培养基上，经过对照培养一定时间后，红霉素在培养基内的扩散到达适当范围后产生了抑制生长的透明抑菌圈，经比较标准液与供试品液两者孢圈直径面积的大小，再根据不同设计方法的计算原理，即可推算出供试品的效价。

三、材料用具及准备

1. 滴碟室

符合洁净级别要求，设有紫外灯，室温保持在(24±2)℃。

2. 设备、测量仪器

超净工作台、干燥箱(0～300 ℃)、恒温水浴箱、分析天平(1/10 000)、显微镜、恒温培养箱、消毒箱、酒精灯、计算器、抑菌圈测量仪、游标卡尺、水平仪。

3. 小钢管及钢管放置器

小钢管(牛津杯)、定期针小钢管用肥皂溶液处理，浸泡5～10 min，并用小毛刷或粗纱布条刷洗内壁，用水冲洗，再用蒸馏水冲洗2次，加蒸馏水煮沸30 min，用不锈钢条穿串，放入不锈钢盘内于120～140 ℃烘烤2 h以上，取出放冷，备用。

采用4孔或6孔直落式钢管放置器，经酒精灯烧灼2～3 min，冷却备用。

4. 玻璃器皿及用具

(1)玻璃培养皿(双碟)　内径90 mm，底高16～17 mm，碟底平整，厚薄均匀，透明，配套，于规定条件灭菌30 min，150～160 ℃烘烤2 h，取出备用，有效期3 d。

(2)陶瓦盖　内径103 mm，外径108 mm，表面光滑，吸水性强，可用肥皂水洗刷，用水冲洗干净后于150～160 ℃烘烤2 h。放于干燥处，备用。

(3)具塞锥形瓶　100 mL或150 mL，塞子密合良好，洗净后烘干，备用。

(4)具塞试管　100 mL或200 mL，塞子密合良好，洗净后烘干，备用。

(5)毛细滴管　套橡皮帽，洗净，烘干备用，必要时用清洁液浸泡。

(6)称量小管　100 mm×10 mm。洗净，烘干备用，如称过红霉素类，则用适当溶剂处理后清洗以防污染。

(7)移液管　1 mL、2 mL、5 mL、10 mL，经清洁液浸泡后，用水及蒸馏水冲洗干净后干燥备用。

(8)滴定管　25 mL、50 mL经清洁液浸泡后，用水及蒸馏水冲洗干净后倒立备用。

(9)量瓶　25 mL、50 mL、100 mL、200 mL，经清洁液浸泡后，用水及蒸馏水冲洗干净后备用。

5. 培养基

培养基Ⅰ(市售品，按照《中国药典》附录规定的方法制备)。

6.缓冲液

磷酸盐缓冲液(pH 值为 6.0)、磷酸盐缓冲液(pH 值为 7.8)、磷酸盐缓冲液(pH 值为 10.5)。

四、实训操作

1.检定用菌悬液的接种

微生物检定用的标准菌种,规定由中国药品生物制品检定 63202 菌种。

2.接种

准备冷冻菌种安瓿,灭菌的毛细血管、双碟、镊子、注射器、肉汤培养基、灭菌水及普通琼脂斜面并移入接种室。接种方法:

①用 75%酒精棉擦净菌种安瓿外壁,稍干。

②点燃煤气灯或酒精灯,将安瓿封口,一端在火焰上烧灼红热,用毛细血管吸取灭菌水少许在灼热处,使其骤冷而炸裂。

③不离开火焰圈,迅速用注射器抽取约 0.3 mL 肉汤培养基加入安瓿内,并摇动使冷冻块溶解,摇匀,用注射器吸取安瓿内容物分别接种至 1 支肉汤培养基,2 支普通琼脂斜面培养基。

④将接种后肉汤培养基及普通琼脂斜面于(37±1)℃恒温培养 22～24 h。

⑤取出培养物,仔细观察菌苔形态,有无杂菌,并转接 3 支普通琼脂斜面,于(37±1)℃恒温培养 22～24 h。供菌种保存与传代用,同时作平板分离单个菌落及涂片镜检,应为典型的菌型。

⑥将上述斜面培养物作为日常工作中使用的菌种,置于冰箱保存。每月用普通琼脂斜面传代 1 次,将新传代的培养物代替原有的菌种,作为工作用菌种。

工作用菌种每半年在琼脂平板上分离单菌落 1 次,选择典型的菌落接种于普通琼脂斜面上,可代替原有的工作菌种。

培养好的斜面,应仔细观察有无杂菌,可涂片镜检,或再移植斜面于 37 ℃培养 48 h 检查无杂菌。如有可疑即应废弃,重新取原始冷冻安瓿接种。

3.菌悬液的制备

(1)枯草芽孢杆菌悬液　取枯草芽孢杆菌的普通琼脂斜面培养物,接种于盛有普通琼脂斜面培养基的培养瓶中,在 37 ℃培养 7 d。用革兰氏染色法涂片镜检,应有芽孢 85%以上,用灭菌水将芽孢洗下,在 65 ℃加热 30 min,即得。置 5 ℃冰箱保存,可用 1 个月。

(2)短小芽孢杆菌悬液　取短小芽孢杆菌的普通琼脂斜面培养物,按照上述方法制备，即得。

(3)金黄色葡萄球菌悬液　取金黄色葡萄球的普通琼脂斜面培养物，接种于普通琼脂斜面上，在35～37 ℃培养20～22 h，使用时用灭菌或灭菌生理盐水将菌苔洗下，即得，限当天使用。

(4)藤黄八叠球菌悬液　取藤黄八叠球菌(28001)的普通琼脂斜面培养物，接种于Ⅳ号培养基普通琼脂斜面上，在32～35 ℃培养24 h，用灭菌水将菌苔洗下至含有灭菌玻璃珠的试管中，摇匀即得，可用半个月。

(5)啤酒酵母菌悬液　取啤酒酵母菌(9763)的Ⅴ号培养基琼脂斜面培养物，接种于Ⅳ号培养基普通琼脂斜面上，在32～35 ℃培养24 h，用灭菌水将菌苔洗下至含有灭菌玻璃珠的试管中，摇匀即得，置5 ℃冰箱保存，可用6 d。

4.标准品溶液的制备

精密称取供试品适量，用各药品含量测定项下的规定的溶剂溶解后，再按估计效价或标示量，稀释至与标准品相当的浓度。

5.双碟平板的制备

将双碟平铺排在水平台上，用大口吸管加入已融化、温度50～53 ℃的培养基上20 mL(留部分加热融化培养基在恒温水浴中留作菌层用)，在碟底均匀摊布，使其凝固(约30 min)作为底层。另取留在恒温水浴上的培养基放至48～50 ℃(芽孢可至60 ℃)，加入规定的试验菌悬液适量(能得到清晰孢菌圈为度)，混匀，在每一个双碟中分别注入5 mL，在底层上均匀摊布作为菌层，在水平台上凝固约40～60 ℃。

无底层培养基双碟平板制备　每个碟按需量加入含菌培养基迅速摇匀，摊布凝固，约30～40 min。

6.小钢管的放置

在每个双碟上是以等距离、均匀地用直落式钢管放置器(四孔)放置不锈钢小钢4个。

7.滴碟、培养与测量

用上述制备的双碟，每份供试品用6只双碟(不得少于4个)，在每1双碟中对角的2个小钢管中分别滴装高浓度及低浓度的标准品溶液，其余2个小钢管分别滴装相应的高低两种浓度的供试品溶液(操作时注意排除毛细滴管中的空气，溶液不能滴在管外)，滴完后，将双碟水平地移至托盘中，盖好陶瓦盖，在规定条件下培养后，取出双碟，取下陶瓦盖，取小钢管，测量各个抑菌圈的直径(或面积)，按照药典规定的生物检定统计法进行可靠性测验、效价计算及可信限计算。

五、注意事项

1. 检查结果的技术要求按要求计算所得成分，如低于估计效价的90%或高于估计效价的110%，则应调整其估计效价，予以重试。

2. 可靠性测验如不符合规定，则不能计算效价，应重试。

实训六　头孢拉定的无菌检查

一、实训目的

1. 掌握抗生素药品无菌的定义。

2. 熟练头孢拉定无菌检查操作。

二、实训材料与准备

(一)实训材料

(1)设备　无菌室、超净工作台、无菌衣裤、口罩、帽子、消毒鞋、酒精灯、恒温培养箱、高压蒸汽灭菌锅、冰箱。

(2)仪器　生物学显微镜、恒温培养箱、除菌滤器、抽滤瓶、移液管、双碟、烧杯、镊子、剪刀、筒、管、量管、漏斗、接种环、牛皮纸、绳、热套、pH 精密试纸、记号笔、砂轮、吸耳球、火柴。

(3)试剂　0.9%无菌氯化钠溶液、75%乙醇溶液、硫乙醇酸盐流体培养基、改良马丁培养基的制备。

(4)验证用菌　金黄色葡萄球菌[CMCC(B)26003]、绿假单胞菌[CMCC(B)10104]、草芽孢杆菌[CMCC(B)63501]、孢梭菌[CMCC(B)64941]、色念球菌[CMCC(F)98001]、曲霉[CMCC(F)98003]。

(5)供试品　规格为0.5 g的注射用头孢拉定(市售品)。

(二)实训准备

1. 试液

碘酒溶液(取碘片20 g、碘化钾8 g、乙醇500 mL，加蒸馏水至1 000 mL)、75%乙醇溶液、1.0 mol/L 氢氧化钠溶液、1.0 mol/L 盐酸、0.9%无菌氯化钠溶液。

2. 培养基的制备

(1)硫乙醇酸盐流体培养基的制备　每两组制备500 mL，取培养基适量，按照说明的方法制备，分装于24支试管中，每支装20 mL，包扎灭菌。

(2)改良马丁培养基的制备　每两组制备500 mL,取培养基适量,按照说明的方法制备,分装于22支试管中,每支装量20 mL,包扎灭菌。

3. 仪器包扎

每组包扎2 mL吸量管3支。培养基和包扎好的物品应贴标签,并统一灭菌备用。

三、方法验证

验证时按"供试品的无菌检查"规定及下列要求进行操作。对每一试验菌应逐一进行验证。

1. 菌种及菌液制备

(1)薄膜过滤法　将规定量的供试品按薄膜过滤法过滤,冲洗,在最后一次的冲洗液中加入小于100 cfu的试验菌,过滤。取出滤膜接种至硫乙醇酸盐流体培养基或改良马丁培养基中,或将培养基加至滤筒内。另取一装有同体积培养基的容器,加入等量的试验菌,作为对照。按规定温度培养3～5 d,各试验菌同法操作。

(2)直接接种法　取符合直接接种法培养基用量要求硫乙醇酸盐流体培养基8管,分别接入小于100 cfu的金黄色葡萄球菌、铜绿假单胞菌、生孢梭菌、枯草芽孢杆菌各2管;取符合直接接种法培养基用量要求的改良马丁培养基4管,分别接入小于100 cfu的白色念珠菌、黑曲霉各2管,其中一管接入规定量的供试品,另一管作为对照,按规定的温度培养3～5 d。

2. 结果判断

与对照管比较,如含供试品各容器中的试验菌均生长良好,则供试品的该检验量在检验条件下无抑菌作用或其抑菌作用可以忽略不计,按照此检查法和检验条件进行供试品的无菌检查。如含供试品的任一容器中微生物生长微弱、缓慢或不生长,则供试品的该检验量,在该检验条件下有抑菌作用,可采用增加冲洗量,或增加培养基的用量,或使用中和剂,或更换滤膜品种等方法,消除供试品的抑菌作用,并重新进行方法验证。方法验证试验也可与供试品的无菌检查同时进行。

四、结果判定

若供试品管均澄清,或虽显浑浊但经确认无菌生长,判供试品符合规定;若供试品管中任何一管显浑浊并确证有菌生长,判供试品不符合规定,除非能充分证明试验结果无效,即生长的微生物非供试品所含。当符合下列至少一个条件时,方可判试验结果无效。

①无菌检查试验所用的设备及环境的微生物监控结果不符合无菌检查法的

要求；

②回顾无菌试验过程，发现有可能引起微生物污染的因素；

③阴性对照管有菌生长；

④供试品管中生长微生物经鉴定后，确证是因无菌试验中所使用的物品和(或)无菌操作技术不当引起的。

试验若经确认无效，应重试。重试时，重新取同量供试品，依法重试，若无菌生长，判供试品符合规定；若有菌生长，判供试品不符合规定。

思考题与习题

1. 为什么要检定药品中的细菌和真菌的总数？
2. 热原检查时如何正确选用家兔？
3. 为什么要进行药物的降压物质检查？
4. 热原是如何产生的？

第五章　药品包装材料的质量检测

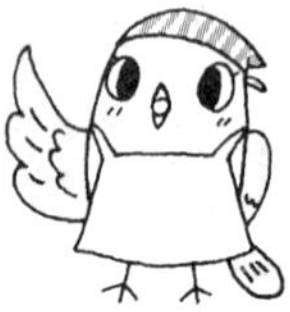

知识目标

- 掌握复合膜及复合软管、铝箔包装材料、塑料检测方法；
- 熟悉药用玻璃及容器、橡胶材料检测方法；
- 了解其他金属包装材料检测方法。

能力目标

- 会进行铝箔、聚氯乙烯的检测；
- 会药品标签、药品说明书的检查。

根据国家食品药品监督管理局令第 13 号的规定,《直接接触药品的包装材料和容器管理办法》是药品包装国家级法规,明确规定药品是一种特殊的商品,在流通过程中由于受到光照、潮湿、微生物等环境因素的影响容易分解变质,故在药品加工成型后,必须选用合适的包装才能保持药品的疗效,提高药品的稳定性,延缓药品变质,保障广大群众的用药安全。药品包装的质量,一方面取决于包装材料的性能,另一方面取决于药用包装是否具备密封、稳定、轻便、美观、规格适宜以及包装标志规范、合理、清晰等特点。

药品包装基本需要满足如下几点要求:①药品包装要确保药品在保质期内不会发生任何形式的化学成分改变、流失和被污染等现象。药品包装材料必须具有安全、无毒、无污染等特性,必须具有良好的物理化学稳定性,材质不能发生迁移或化学反应,不改变药物性质。②药品包装要与流通环境相适应,既要有一定的耐热性、耐寒性、阻隔性等物理性能,以满足流通区域中的温度、湿度变化的要求,又要有一定的耐撕裂、耐压、防跌落等机械性能,以防止装卸、运输、堆码过程中的各种形式的破坏和损伤。③药品包装要符合国家相关的法规,具有一定的防劣性能,患者通过包装材料可以方便地辨别药品的真假。药品包装材料还要有较好的印刷和装饰性能。④药品包装成本要低廉，临床使用方便并且不影响环境。

药品包装的分类如下：①按包材分为玻璃容器、金属容器、塑料容器、纸容器、复合材料容器。②按装量分为单剂量包装、多剂量包装。③按位置分为内包装、外包装。

药品包装材料必须获得国家食品药品监督管理局的批准文号，经检验合格后方能进入药品生产企业。

第一节　药用玻璃及容器的质量检测

药用包装的玻璃容器作为药品包装的一种包材，因其具有良好的化学稳定性、耐热性以及易清洗消毒、密封性，被广泛地用于制药行业各类药品不同剂型的包装及运输。

一、硼硅玻璃

硼硅玻璃质量检测方法适用于盛装注射用药液的硼硅玻璃输液瓶。

1. 外观

取本品适量，在自然光线明亮处，正视目测。应无色透明，表面应光洁、平整，不应有明显的玻璃缺陷，任何部位不得有裂纹。

2. 鉴别

(1)线热膨胀系数　取玻璃料适量，照《平均线热膨胀系数测定法》(YBB 00202003)规定进行测定。

(2)三氧化二硼的含量　取本品适量，照《三氧化二硼测定法》(YBB 00232003)测定三氧化二硼的含量，中性玻璃中 B_2O_3 的含量应为 8%～12%(g/g)；硼硅玻璃中 B_2O_3 的含量应为 12%～13%(g/g)。

3. 合缝线

取本品适量，用精度为 0.02 mm 的游标卡尺进行测定，瓶口合缝线按凸出测量不得超过 0.3 mm，其他部位合缝线按凸出测量不得超过 0.5 mm。

4. 刻度线、字、标记

取本品适量，在自然光线明亮处，正视目测，刻度线、字、标记应清晰可见，刻线度与外凸用精度为 0.02 mm 的游标尺进行检测。A 型瓶的刻线度宽不得超过 0.6 mm，外凸不得超过 0.03 mm；B 型瓶刻度宽不得超过 0.8 mm，外凸不得超过 0.4 mm。瓶底应标明玻璃类型。

5. 颗粒法耐水性

取本品适量，照《玻璃颗粒在 121 ℃耐水性测定方法和分级》(YBB 00252003)标准进行测定，应符合Ⅰ级要求。

6. 内表面耐水性

取本品适量，照《121 ℃内表面耐水性测定方法和分级》(YBB 00242003)进行测定，应符合 HC 1 级要求。

7. 热稳定性

取本品适量，往输液瓶瓶内灌装清水至公称容量标线处，塞上胶塞，用铝盖压紧，置高压灭菌器内，在 15～20 min 内由室温均匀升温至 121 ℃，保温 30 min，放气至常压，微开盖，自然冷却，至灭菌器内的温度低于 60 ℃与室温之和时，开盖冷却取出，不得有破裂。

8. 耐热冲击

取本品适量，按照《热冲击和热冲击强度测定法》(YBB 00182003)的第一法进行测定，输液瓶经受 60 ℃温差的热震试验不得破裂。

9. 耐内压力

取本品适量，按照《耐内压力测定法》(YBB 00172003)进行测试，输液瓶经受 0.6 MPa 的内压力试验后不得破裂。

10. 内应力

取本品适量，按照《内应力测定法》(YBB 00162003)进行测定，退火后的最大永久应力造成的光程差不得超过 40 nm/mm。

11. 砷、锑、铅浸出量

取本品适量，按照《砷、锑、铅浸出量测定法》(YBB 00222003)的规定进行检测。

12. 垂直轴偏差

取本品适量，按照《垂直轴偏差测定法》(YBB 00192003)的规定进行检测，应符合表 5-1 规定。

表 5-1 垂直轴偏差允许的最大值

规格/mL	50	100	250	500	1 000
垂直轴偏差/mm	≤1.8	≤2.0	≤2.0	≤2.5	≤3.0

注：垂直轴偏差指瓶口中心到通过瓶底中心垂直线的水平偏差。

二、中性玻璃

中性玻璃质量检测方法适用于盛装大体积注射液的中性硼硅玻璃输液瓶，也适用于盛装注射用药液的硼硅玻璃输液瓶。

中性玻璃中外观、鉴别、合缝线，刻度线、字、标记，颗粒法耐水性、内表面耐水性、热稳定性、耐热冲击、内压力，砷、锑、铅浸出量，垂直轴偏差等项目的检测方法与硼硅玻璃相同。中性硼硅玻璃检测中还要进行以下项目检测：

1. 耐酸性

取本品适量，按照《玻璃耐沸腾盐酸浸蚀测定法》(YBB 00342004)第一法测定，应符合Ⅰ级要求；或按照《玻璃耐沸腾盐酸浸蚀测定法》(YBB 00342004)第二法测定，碱性氧化物的浸出量应小于或等于100。

2. 耐碱性

取本品适量，按照《玻璃耐沸腾混合碱水溶液浸蚀性测定法》(YBB 00352004)测定，应符合Ⅱ级的要求。

3. 标线容量

取干燥、清洁的输液瓶适量，将被测样品置于天平称量，记录质量 m_1(g)。然后，将试样置于水平工作台上注入自来水至标线处(先注入水至标线近处，再用吸管吸出或注入水使液面与试样标线一致)，注意应保持试样外壁干燥。再将以上注有水的试样置于天平称量，记录质量 m_2(g)。被测试样的标线容量 V 按下式计算：

$$V=(m_1-m_2)/1 \tag{5-1}$$

式中：1为水的密度(g/mL)。

三、钠钙玻璃

钠钙玻璃质量检测方法适用于盛装注射用药液的钠钙玻璃输液瓶。

1. 外观

取输液瓶适量，在自然光线明亮处，正视目测，输液瓶应无色透明，瓶口应呈光滑圆角，瓶口封合面及瓶口内壁应光滑、平整；瓶身应光洁、饱满，不得有皱纹、橘皮、剪刀印、冷斑等缺陷；输液瓶内、外不得有玻璃搭丝、飞翅尖刺；不得有贯穿瓶身或宽度较大、触摸时有手感的条纹；任何部位不得有裂纹。

2. 线热膨胀系数

取输液瓶适量，按照《玻璃平均线热膨胀系数的测定方法》(GB/T 16920—1999)进行测定，应为 $7.6\times10^{-6}\sim9.0\times10^{-6}\,K^{-1}$(20～300 ℃)。

3. 气泡

取输液瓶适量，在自然光线明亮处，正视目测，输液瓶不得有表面气泡和破气泡。用精度为0.02 mm的游标卡尺进行检测，瓶口封合面不得有直径≥1 mm的气泡；其他部位不得有直径≥3 mm 的气泡；直径>1 mm 且<3 mm 的气泡，每瓶不得多于 2 个(大于 500 mL 的输液瓶，每瓶不得多于 3 个)；直径<1 mm 能目测的气泡，其密集程度不得超过 4 个/cm^2。

4. 结石

取输液瓶适量，在自然光线明亮处，正视目测，输液瓶口封合面上不得有结石。其他部位用精度为 0.02 mm 的游标卡尺进行检测，不得有直径≥1 mm 的结石，直径<1 mm、周围无裂纹的结石，每瓶不得多于 1 个(大于 500 mL 的输液瓶，每瓶不得多于 2 个)。

合缝线　取输液瓶适量，用精度为 0.02 mm 的游标卡尺进行检测。输液瓶口合缝线按凸出测量不得过 0.3 mm；其他部位合缝线按凸出测量不得过 0.5 mm。

5. 刻度线、字、标记

与硼硅玻璃检测方法相同。

6. 输液瓶内表面耐水性

取输液瓶适量，按照《药用玻璃容器的耐水性试验方法和分级》(GB/T 12416.1—1990)标准测定，应符合 HC 2 级的要求。

7. 热稳定性

取输液瓶适量，往输液瓶瓶内灌装清水至公称容量标线处，塞上胶塞，用铝盖压紧，置高压灭菌器内，在 15～20 min 内由室温均匀升温至 121 ℃，保温 30 min。放气至常压，微开盖，自然冷却至灭菌器内的温度低于 42 ℃与室温之和时，开盖冷却取出，不得有破裂。

抗热震性　取输液瓶适量，按照《玻璃瓶罐耐热急变试验方法》(GB/T 4547—1991)测定，输液瓶经受 42 ℃温差的热震试验后不得破裂。

8. 耐内压力

取输液瓶适量，按照《玻璃瓶罐耐内压力试验方法》(GB/T 4546—1996)测定，输液瓶经受 0.6 MPa 的内压力试验后不得破裂。

退火质量　取输液瓶适量，按照药用玻璃容器内应力检验方法(GB/T 12415—1990)测定，退火后的最大永久应力造成的光程差不得超过 40 nm/mm。

9. 垂直轴偏差

取输液瓶适量，按照《玻璃瓶垂直轴偏差测试方法》(GB/T 8452—1987)的规定测试，应符合表 5-1 规定。

10. 标线容量

取干燥、清洁的输液瓶适量，用水注入至容量瓶的标线处，再将容量瓶中的水注入被测试样中，得 V_0(mL)。置在水平台上观察液面线与标线是否一致，不一致时用分度吸管吸出或注入水，至试样中的水液面与标线一致，记下吸出或注入的水量 V_1(mL)。注入为正值[$+V_1$(mL)]，吸出为负值[$-V_1$(mL)]。被测试样的容量 V 按下式计算：

$$V=V_0\pm V_1 \tag{5-2}$$

第二节　复合膜及复合软管的质量检测

一、普通复合膜

复合膜是一种新型的药包材，以其新颖和携带方便而得到广泛应用。

复合膜系指各种塑料与纸、金属或其他塑料通过黏合剂组合而形成的膜。其厚度一般不大于 0.25 mm。复合袋系将复合膜通过热合的方法而制成的袋，按制袋形式可分为三边封袋、中封袋、风琴袋、自立袋、拉链袋等。

普通复合膜质量检测方法适用于非注射剂用的药品包装用复合膜、袋。药品包装用复合膜按材料组合分类，如表 5-2 所示。

表 5-2　复合膜分类

种类	材　质	典 型 示 例
Ⅰ	纸塑料	纸或 PT/黏合层/PE 或 EVA、CPP
Ⅱ	塑料	BOPET 或 BOPP、BOPA/黏合层/PE 或 EVA、CPP
Ⅲ	塑料 镀铝膜	BOPET 或 BOPP/黏合层/镀铝 CPP BOPET 或 BOPP/黏合层/镀铝 BOPET/黏合层/PE 或 EVA、CPP、EMA、EAA、离子型聚合物
Ⅳ	纸 铝箔 塑料	纸或 PT/黏合层/铝箔/黏合层/PE 或 EVA、CPP、EMA、EAA 离子型聚合物 涂层/铝箔/黏合层/PE 或 CPP、EVA、EMA、EAA 离子型聚合物
Ⅴ	塑料(非单层) 铝箔	BOPET 或 BOPP、BOPA/黏合层/铝箔/黏合层/PE 或 CPP、EVA、EMA、EAA、离子型聚合物

注 1：玻璃纸简称 PT；聚乙烯简称 PE；流延聚丙烯简称 CPP；乙烯与醋酸乙烯酯共聚物简称 EVA；乙烯与丙烯酸共聚物简称 EAA；乙烯与甲基丙烯酸共聚物简称 EMA；双向拉伸聚丙烯简称 BOPP；双向拉伸聚酯简称 BOPET；双向拉伸尼龙简称 BOPA。

注 2：复合时可用干法复合或无溶剂复合，这时黏合层为一般的黏合剂；也可用挤出复合，这时黏合层为 PE 或 EVA、EMA、EAA 等树脂。

1. 红外光谱鉴别

选取适宜方法，取每层材料，按照分光光度法(《中国药典》附录Ⅳ C)测定，应符合规定（铝、纸成分可不做)。

2. 外观

取本品适量，在自然光线明亮处，正视目测，不得有穿孔、异物、异味、粘连、复合层间分离及明显损伤、气泡、皱纹、脏污等缺陷。复合袋的热封部位应平整、无虚封。

3. 阻隔性能

水蒸气透过量　按照《塑料薄膜和片材透水蒸气性试验方法》(GB 1037-88)中杯式法的规定进行。试验时热封面向湿度低的一侧，试验温度(38±2)℃，相对湿度90%±5%。

氧气透过量　除另有规定外，按《塑料薄膜和薄片气体透过性试验方法》(GB/T 1038—2000)中压差法的规定进行。试验时热封面向氧气低压侧，试验温度(23±2)℃。

二者均应符合表 5-3 规定。

表 5-3　阻隔性能

种类	水蒸气透过量/[g/(m^2·24 h)]	氧气透过量/[cm^3/(m^2·24 h·0.1 MPa)]
Ⅰ	≤15	≤4 000
Ⅱ	≤5.5	≤1 500
Ⅲ	≤2.0	≤10
Ⅳ	≤1.5	≤3.0
Ⅴ	≤0.5	≤0.5

4. 机械性能

内层与次内层剥离强度　取膜适量，将样品宽度方向两端除去 50 mm，沿宽度方向均匀裁取纵、横向 15 mm 宽的试样各 5 条(复合方向为纵向)。沿试样长度方向，将复合层与基材预先剥开 50 mm，被剥开部分不得有明显损伤。若试样不易剥开，可将试样一端约 20 mm 浸入适当的溶剂(常用醋酸乙酯)，待溶剂完全挥发，再进行剥离。试样应在(23±2)℃，相对湿度 50%±5%的环境中放置 4 h 以上，并在上述条件下进行试验。将试样剥开部分的两端分别夹在试验机上、下夹具内，使试样剥开部的纵轴与上、下夹具中心连线重合，松紧适宜，试验速度为(300±50)mm/min，拉伸方向与未剥开部分呈 T 形，记录各剥离力值；纵、横向剥离强度平均值应符合表 5-4 规定。

表 5-4　机械性能　　N/15 mm

项	目	指标
内层与次内层剥离强度	Ⅰ、Ⅱ、Ⅲ类(双层复合)	≥1.0
	Ⅲ(多层复合)、Ⅳ、Ⅴ类	≥2.5
热合强度	Ⅰ、Ⅱ、Ⅲ类(双层复合)	≥7.0
	Ⅲ(多层复合)、Ⅳ、Ⅴ类	≥12

5. 复合袋的热合强度

取复合袋数个，从每个热合部位裁取 15 mm 宽的试样 10 条，至少从 3 个复合袋上裁取。按照《塑料薄膜包装袋热合强度试验方法》(QB/T 2358—1998)的规定进行。测得结果应符合表 5-5 规定。

表 5-5　袋的耐压性能

袋与内装物总质量/g	负荷/N	
	三边封袋	其他袋
<30	100	80
31～100	200	120
101～400	400	200
401～1 000	600	300

6. 溶剂残留量

取样品适量，裁取内表面积 0.2 m^2，将其迅速裁成 10 mm×30 mm 碎片，放入洁净的已在约 80 ℃条件下预热过的 500 mL 玻璃瓶中，用橡胶塞密封好后，与进样器一起送入(80±2)℃烘箱中，加热 30 min 后迅速地用预热好的进样器取 1 mL 瓶中气体注入色谱仪中，按照溶剂残留量法(《中国药典》附录 Ⅷ P)测定，计算。试验结果以 mg/m^2 表示。溶剂残留总量不得过 10 mg/m^2，其中苯类溶剂残留量不得过 3.0 mg/m^2。(残留的溶剂主要有甲苯、二甲苯、乙酸乙酯、丁酯、丁酮、异丙醇等)

7. 袋的耐压性能

取 5 个袋，袋内填充约 1/2 袋容量的水，并热合封口。将试样逐个放在上、下板之间，试验中上、下板应保持水平，不变形，与袋的接触面必须光滑，上、下板的面积应大于试验袋。根据表 5-5 规定加砝码保持 1 min(负荷为上加压板与砝码重量之和)，目视检查，不得破裂或泄漏。

8. 袋的跌落性能

取 5 个袋，袋内填充约 1/2 袋容量的水，并热合封口(参照生产工艺采用的热合条件)。将试样按表 5-6 高度逐个自由落于光滑、坚硬的水平面(如水泥地面)。目视检查，不得破裂。

表 5-6　跌落性能

袋与内装物总质量/g	跌落高度/mm
<100	800
101～400	500
401～1 000	300

9. 溶出物试验

除另有规定外，取样品适量，分别取本品内表面积 600 cm^2（分割成长 3 cm、宽 0.3 cm 的小片）3 份，置于具塞锥形瓶中，加水[（70±2）℃]、65%乙醇[（70±2）℃]、正己烷[（58±2）℃]200 mL 浸泡 2 h 后取出，放冷至室温，用同批试验用溶剂补充至原体积作为供试液，以同批水、65%乙醇、正己烷为空白液，备用。

10. 重金属

精密量取水浸液 20 mL，加醋酸盐缓冲液（pH 值为 3.5）2 mL，依法检查（《中国药典》附录Ⅷ H 第一法），含重金属不得过 1/1 000 000。

11. 易氧化物

精密量取水浸液 20 mL，精密加入高锰酸钾滴定液（0.002 mol/L）20 mL 与稀硫酸 1 mL，煮沸 3 min，迅速冷却，加入碘化钾 0.1 g，在暗处放置 5 min，用硫代硫酸钠滴定液（0.01 mol/L）滴定，滴定至近终点时，加入淀粉指示液 0.25 mL，继续滴定至无色，另取水空白液同法操作，二者消耗滴定液之差不得过 1.5 mL。

12. 不挥发物

分别取水、65%乙醇、正己烷浸出液与空白液各 100 mL 置于已恒重的蒸发皿中，水浴蒸干，105 ℃干燥 2 h，冷却后精密称定，水不挥发物残渣与其空白残渣之差应不得超过 30.0 mg；65%乙醇不挥发物残渣与其空白残渣之差不得过 30.0 mg；正己烷不挥发物残渣与其空白残渣之差不得过 30.0 mg。

13. 微生物限度

取试样，用开孔面积为 20 cm^2 的消毒过的金属模板压在内层面上，将无菌棉签用氯化钠注射液稍沾湿，在板孔范围内擦抹 5 次，换一支棉签再擦抹 5 次，每个位置用 2 支棉签共擦抹 10 次，共擦抹 5 个位置 100 cm^2。每支棉签抹完后立即剪断（或烧断），投入盛有 30 mL 无菌生理盐水的锥形瓶（或大试管）中。全部擦抹棉签投入瓶中后，迅速摇晃 1 min，即得供试液。取提取液按照微生物限度法（《中国药典》附录Ⅺ J）测定，应符合表 5-7 的规定。

表 5-7 微生物限度指标

项目	一般复合膜、袋	外用药复合膜、袋	栓剂用复合膜、袋
细菌数/（个/100 cm^2）	1 000	100	100
霉菌、酵母菌数/（个/100 cm^2）	100	100	10
大肠杆菌	—		
金黄色葡萄球菌		—	—
铜绿假单胞菌			—

注："—"为每 100 cm^2 中不得检出。

14.异常毒性

取试样 500 cm^2，剪碎，加入氯化钠注射液 50 mL，110 ℃湿热灭菌 30 min 后取出，冷却备用，静脉注射，依法测定(《中国药典》附录 Ⅺ C)，应符合规定。

二、药用条状易撕包装材料

本品系指双向拉伸聚丙烯(BOPP)与低密度聚乙烯(LDPE)通过黏合剂复合而成的膜。本品的包装袋系将上述膜通过热合的方法制成。其检测方法适用于固体药品包装用的复合膜、袋。

1.外观

取本品适量，按照《药品包装用复合膜、袋通则(试行)》(YBB 00132002)外观项下的方法检查，应符合规定。

2.红外光谱鉴别

取本品适量，采用内表面反射方法，按照分光光度法(《中国药典》附录Ⅳ C)测定，BOPP 及 LDPE 层应分别与对照图谱基本一致。

3.阻隔性能

水蒸气透过量　按照《塑料薄膜和片材透水蒸气性试验方法》(GB 1037—88)中杯式法的规定进行。试验时 LDPE 层向湿度低的一侧，试验温度(38±2)℃，相对湿度 90%±5%，结果不得超过 5.5 g/(m^2·24 h)。

氧气透过量　按照《塑料薄膜和薄片气体透过性试验方法》(GB/T 1038—2000)中压差法的规定进行。试验时 LDPE 层向氧气低压侧，试验温度为(23±2)℃，不得超过 1 500 cm^3/(m^2·24 h·0.1 MPa)。

4.机械性能

(1)BOPP 层与 LDPE 层剥离强度　按照《药品包装用复合膜、袋通则(试行)》(YBB 00132002)内层与次内层剥离强度项下的方法检查，纵、横向剥离强度平均值均不得低于 1.0 N/15 mm。

(2)热合强度

①膜　除另有规定外，裁取 100 mm×100 mm 试片 4 片，将任意 2 个试片 LDPE 面叠合，置于热封仪上进行热合，热合温度 145～160 ℃，压力 0.2～0.3 MPa，时间 1 s。从热合的中间部位各裁取 3 条 15 mm 宽的试样进行试验。试样应在温度(23±2)℃、相对湿度 50%±5%的环境中放置 4 h 以上，并在上述条件下进行试验。以热合部位为中心线，打开呈 180°，把试样的两端夹在试验机的两个夹具上，试样轴线与上下夹具中心线相重合，并松紧适宜，夹具间距离为 50 mm，试验速度为(300±30) mm/min，读取试样断裂时的最大载荷，平均值不得低于 7.0 N/15 mm。

②袋　按照《药品包装用复合膜、袋通则(试行)》(YBB 00132002)复合袋的热合强度项下的方法检查,平均值不得低于 7.0 N/15 mm。

5. 其他性能

溶剂残留量、袋的耐压性能、袋的跌落性能、溶出物试验、微生物限度、异常毒性按照《药品包装用复合膜、袋通则(试行)》(YBB 00132002)标准项下的方法检查,均应符合规定。

6. 贮藏

内包装用低密度聚乙烯固体药用袋密封,置于清洁、通风处。

三、复合成型材料

本品系指聚酯(PET)与铝箔(Al)及聚乙烯(PE)通过黏合剂复合而成的膜。本品的袋系将上述膜通过热合的方法制成。

复合成型材料质量检则方法适用于固体药品包装用的复合膜、袋。

其外观、鉴别、阻隔性能(水蒸气透过量、氧气透过量)、机械性能、热合强度(膜、袋)、溶剂残留量、袋的耐压性能、袋的跌落性能、溶出物试验、微生物限度、异常毒性、贮藏等项检查按照《药品包装用复合膜、袋通则(试行)》(YBB 00132002)标准项下的方法检查,均应符合规定。

第三节　金属包装材料的质量检测

金属由于其特有的优良气密性能和易于回收,并且不会对环境造成污染,应用广泛,发展前景良好。以铝箔为例介绍。

铝箔质量检测方法适用于与聚氯乙烯(PVC)、聚偏二氯乙烯(PVDC)等硬片黏合,用于固体药品(片剂、胶囊剂等)包装用的铝箔。本品涂有保护层和黏合层。

1. 外观

取本品适量,在自然光线明亮处,正视目测。表面应洁净、平整、涂层均匀。文字、图案印刷应正确、清晰、牢固。

2. 针孔度

取长 400 mm、宽 250 mm(当宽小于 250 mm 时,取卷幅宽)试样 10 片,逐张置于针孔检查台(800 mm×600 mm×300 mm 或适当体积的木箱,木箱内安装 30 W 日光灯,木箱上面放一块玻璃板,玻璃板衬黑纸并留有 400 mm×250 mm 空间以检查试样的针孔)上,在暗处检查针孔,不应有密集的、连续性的、周期性的针孔;每 1 mm^2 中,不允许存在直径大于 0.3 mm 的针孔;直径为 0.1～0.3 mm 的针孔数不得过1个。

3. 阻隔性能

水蒸气透过量照塑料薄膜和片材透水蒸气性试验方法规定进行检测。

4. 黏合层热合强度

除另有规定外，取100 mm×100 mm的本品2片，另取100 mm×l00 mm的标准聚氯乙烯固体药用硬片2片。将试样的黏合层面向PVC面进行叠合，置于热封仪进行热合，热合条件为：温度(155±5)℃，压力0.2 MPa，时间1 s。热合后取出放至室温，用标准裁切器切成15 mm宽的试样，取中间3条试验，试样应在温度(23±2)℃、相对湿度50%±5%的环境中放置4 h以上，并在上述条件下进行试验。调整好拉力试验机并使记录器指针为零点。设定拉伸速度(200±20)mm/min。将PVC片夹在试验机的上夹，铝箔夹在试验机的下夹。开动拉力试验机进行180°方向剥离，PVC不得低于7.0 N/15 mm；PVDC不得低于6.0 N/15 mm。

5. 保护层黏合性

取一张纵向长90 mm、宽为全幅的试样(注意试样不应有皱折)。将试样平放在玻璃板上，保护层向上，取聚酯胶粘带(与铝箔的剥离力不小于2.94 N/20 mm)1片，横向均匀地贴压试样表面，以160°～180°方向迅速地剥离，保护层表面应无明显脱落。

6. 保护层耐热性

取100 mm×100 mm试样3片，分别将试样的保护层面与铝箔原材叠合，置于热封仪中热封(热封条件：温度200 ℃，压力0.2 MPa，时间1 s)，取出放至室温，将试样与铝箔原材分开，观察保护层的耐热情况，保护层表面应无明显粘落。

7. 黏合剂涂布量差异

取100 mm×100 mm试样5片，分别精密称定(质量m_1)，用乙酸乙酯或其他溶剂擦去黏合剂，再精密称定(质量m_2)。m_1与m_2之差即为黏合剂的涂布量，同时计算5片涂布量的平均值，各片涂布量与平均值之间的差异均应在±10.0%以内。

8. 开卷性能

取100 mm×100 mm试样4片，将试样黏合层与保护层叠合，置于一块大小适宜的平板上，依次在试样上放置20 mm×20 mm的小平板与1.0 kg砝码，而后于40 ℃烘箱中保温2 h，取出观察，黏合层面与保护层面不得黏合。

9. 破裂强度

取40 mm×40 mm试样3片，分置破裂强度仪上，测定，结果均不得低于98 kPa。

10. 荧光物质

取 100 mm×100 mm 试样 5 片，分别置于紫外灯下，在 254 nm 和 365 nm 波长处观察，其保护层及黏合层的荧光均不得呈片状。

11. 挥发物

取 100 mm×100 mm 试样 2 片，精密称定（质量 m_a），130 ℃干燥 20 min 后，置干燥器中，放置 30 min，再精密称定（质量 m_b），干燥前后试样质量之差（m_a-m_b）不得过 4 mg。

12. 溶出物试验

取本品内表面积 300 cm^2，切成 3 cm×0.3 cm 的小片，水洗，室温干燥后，置于 500 mL 的锥形瓶中，加水 200 mL，以适当的方法封口后，置高压蒸汽灭菌器内，(110±2) ℃30 min，放冷至室温，作为供试液；另取水，同法操作，作为空白液，对照试验。

13. 易氧化物

精密量取水浸液 20 mL，精密加入高锰酸钾液（0.002 mol/L）20 mL 与稀硫酸 1 mL，煮沸 3 min，迅速冷却，加入碘化钾 0.1 g，在暗处放置 5 min，用硫代硫酸钠液（0.01 mol/L）滴定，滴定至近终点时，加入淀粉指示液 0.25 mL，继续滴定至无色，另取水空白液同法操作，二者消耗滴定液之差不得过 1.5 mL。

14. 重金属

依法检查（《中国药典》附录Ⅷ H 第一法），重金属不得过 0.25/1 000 000。

15. 微生物限度

按照微生物限度法（《中国药典》附录Ⅺ J）测定。细菌数不得过 1 000 个/100 cm^2，霉菌、酵母菌数不得过 100 个/100 cm^2，大肠杆菌不得检出。

16. 异常毒性

依法测定（《中国药典》附录 Ⅺ C），应符合规定。

17. 贮藏

内包装用低密度聚乙烯固体药用袋密封，保持于清洁、通风处。

第四节 塑料的质量检测

塑料容器以无毒的高分子聚合物为原料，具有质量轻、清洁、美观、不易碎等特点，并且耐化学性好，密封性能好，耐水蒸气渗透，广泛应用于药品的包装。以聚乙烯（PE）为例进行检测。

聚乙烯质量检测方法适用于 50 mL 及 50 mL 以上输液用低密度聚乙烯瓶。

1. 外观

取输液瓶适量，在自然光线明亮处目测，应透明、光洁，内外应无肉眼可见的异物。

2. 鉴别

(1)红外光谱　取样品适量敷于微热的溴化钾晶片上，按照分光光度法(《中国药典》附录Ⅳ C)测定，应与对照图谱基本一致。

(2)密度　取输液瓶 2 g，加水 100 mL，回流 2 h，冷却，80 ℃干燥 2 h，精密称定(W_a)。再置适宜的溶剂(密度为 ρ)中，精密称定(W_s)。按下式计算：

$$\frac{W_a}{W_a - W_s} \times \rho$$

低密度聚乙烯密度应为 0.910～0.935 g/cm^3。

3. 适应性试验

取输液瓶数个，用经 0.45 μm 孔径滤膜过滤的注射用水灌装并封口，另有规定的除外。采用湿热灭菌法灭菌后(标准灭菌 F_0 值≥8，如湿热灭菌 115 ℃ 30 min)，进行温度适应性、抗跌落、透明度、不溶性微粒试验，应符合规定。

4. 穿刺力

除另有规定外取输液瓶数个，用符合《一次性使用输液器》(GB 8368—1998)的穿刺器，在(200±50) mm/min 的穿刺速度下穿刺输液瓶上的穿刺部位，塑料穿刺器穿刺力不得超过 100 N，金属穿刺器穿刺力不得超过 80 N。

5. 穿刺部位不渗透性

除另有规定外，取装液输液瓶数个，先用符合《一次性使用输液器》(GB 8368—1998)的穿刺器穿刺输液瓶上的穿刺部位，然后将容器与穿刺器置于两个平行平板之间，施加 20 kPa 内压，维持 15 s，穿刺部位不得有液体泄漏。压力试验完成后，从穿刺部位以(200±50) mm/min 的速度拔下穿刺器，塑料穿刺器分离力不得低于 5.0 N，金属穿刺器分离力不得低于 1.0 N。拔出穿刺器后，再将容器置于两个平行平板之间，施加 20 kPa 内压，维持 15 s，穿刺部位不得有液体泄漏。

6. 悬挂力

除另有规定外，取输液瓶数个，对吊环施加拉力，60 min 内不得断裂。

7. 水蒸气渗透

除另有规定外，取装液输液瓶数个，置于恒温湿箱，在温度(20±5)℃、相对湿度 65%±5%的条件下，放置 14 d，每个输液瓶减少的质量不得过 0.2%。

8. 透光率

取输液瓶平整部位，切成 5 个 0.9 cm×4 cm 的切片，分别沿与入射光垂直的方向放入比色池中，加满水，并以水作为空白，按照分光光度法(《中国药典》附录Ⅳ

A)，在 450 nm 波长处测定透光率，透光率均不得低于 55.0%。

9. 炽灼残渣

取输液瓶 5.0 g，剪碎，置于已恒重的坩埚中，先在 100 ℃干燥 1 h，再在 550 ℃灼烧至恒重，残渣含量不得超过 0.05%。

10. 添加剂

取本品加氯仿制成每 1 mL 中含 400 mg 的溶液，作为供试品溶液；取二十八基二硫化物和 3,3-二(3-叔丁基-4-羟苯基)丁酯 20 mg 溶解于 10 mL 氯仿中，作为对照溶液。按照薄层色谱法(《中国药典》附录Ⅴ B)试验，吸取上述两种溶液各10 μL，分别点于同一硅胶 G 板上，以正己烷为展开剂，展开至 13 cm，空气中晾干。再用甲醇-二氯甲烷(5∶95)为展开剂，展开后晾干，喷显色剂(4%的磷钼酸乙醇液)，120 ℃加热至显色，供试品溶液不得显现杂质斑点，对照品溶液应显现 2 个斑点。

11. 金属元素

除另有规定外，取炽灼残渣项下的残渣，加盐酸(1→2)25 mL 溶解后，按照原子吸收分光光度法(《中国药典》附录Ⅳ D)测定，检测铜、镉、铬、铅、锡、钡应符合规定。

12. 溶出物试验

取输液瓶平整部分内表面积 600 cm^2，切成 5 cm×0.5 cm 的小块，水洗，室温干燥后放于 300 mL 的玻璃瓶中，加水 200 mL，密塞，置于高压蒸气灭菌器中，(121±2)℃ 维持 30 min(若加热至 121 ℃会导致材料被破坏，故采用 100 ℃±2 ℃维持 2 h)，放至室温，作为供试液；另取水同法操作，作为空白液，进行澄清度、颜色、pH 值、紫外吸收度、不挥发物、易氧化物、铵离子、铜离子、镉离子、铬离子、铅离子、锡离子、钡离子、铝离子、重金属等项检测试验，应符合规定。

13. 细菌内毒素

依法(《中国药典》附录Ⅺ E)检查，本品含细菌内毒素的量不得超过 0.25 EU/ mL。

14. 细胞毒性

按照《医用输液、输血、注射器具检验方法　第二部分　生物试验方法》(GB/T 14233.2—93)测定，应符合规定。

第五节　橡胶材料的质量检测

以氯化丁基橡胶质量检测为例进行介绍。

本检测方法适用于直接与注射剂接触的氯化丁基橡胶塞。

1. 外观

取本品数个，目视检测，表面色泽应均匀，不得有污点、杂质、气泡、裂纹、缺胶、粗糙、胶丝、胶屑、海绵状、毛边；不得有除边造成的残缺或锯齿现象；不得有模具造成的明显痕迹。

2. 鉴别

(1)方法　称取本品 5～20 g，置于干燥的试管中，将长约 4 mm 的钠片 1 片置于倾斜并固定的试管中，使其恰好位于试样之上，用火焰的尖端加热试管，将钠融化在试样上，继续加热 2 min，呈现深红色，冷却后加入乙醇，将过剩的钠醇化，加水约 10 mL 溶解，过滤，滤液备用。

①取滤液 1.5 mL，置于试管中，加硝酸酸化，煮沸 1～2 min，加入硝酸银 1 滴，应产生白色沉淀。

②取滤液 0.2 mL，置于微量试管中，加氯仿 1 滴，加稀硫酸 1 滴，加新配制的氨水 1 滴(或 3% H_2O_2 溶液 2～3 滴)，经振荡混匀后，静止 5 min，氯仿层应不显色。

(2)红外光谱　依法检查，应与对照图谱基本一致。

3. 穿刺落屑

(1)输液瓶用胶塞　取 10 只被测胶塞和 10 只已知穿刺落屑数的胶塞分别装在与其相配的输液瓶上，每只瓶中注入半瓶水。加上铝盖，用手动封盖机封口，打开铝盖穿刺部位。按先被测胶塞再已知穿刺落屑数胶塞的顺序交替穿刺胶塞。穿刺时，胶塞保持直立，握持金属穿刺器垂直向胶塞标记区域穿刺，晃动数秒后拔出穿刺器。每次穿刺前用丙酮或甲基-异丁基酮擦拭穿刺器。

穿刺器不得有损坏，并保持锋利(如穿刺器损坏，须换用新的)，直至所有胶塞被穿刺一次。取下被测胶塞，将瓶中水全部通过快速滤纸过滤，确保瓶中不残留落屑。在一般条件下，眼与滤纸距离为 25 cm，用肉眼观察快速滤纸上的穿刺落屑数。对已知穿刺落屑数的胶塞同法操作。被测胶塞落屑总数不得过 20 粒(注：如果已知穿刺落屑数胶塞的结果与先前测得的结果具有一致性，则应判被测胶塞测得的结果有效。反之，则无效)。

(2)抗生素瓶用胶塞　胶塞预处理，取适量胶塞加 2 倍胶塞总表面积(A，cm^2)的水(2 A，mL)沸腾 5 min，水冲洗 5 次，将胶塞放入三角烧瓶中，加 2 A(mL)水，用铝箔或 1 只硅硼酸盐烧杯将烧杯瓶口盖住，放入高压蒸汽消毒器中加热，在 30 min 内升温至(121±2)℃，保持 30 min，20～30 min 内冷却至室温，取出，在 60 ℃ 条件下烘 60 min，贮存于密封的玻璃容器中备用。

选择 50 只与被测胶塞相配的注射剂瓶，每只瓶中注入半瓶水。将被测胶塞装在 25 只瓶上，将 25 只已知穿刺落屑数的胶塞装在另外 25 只瓶上，胶塞均预处理过。加上铝盖，用手动封盖机封口，打开铝盖穿刺部位。按先被测胶塞再已知穿刺落屑数胶塞的顺序交替穿刺胶塞。穿刺时，胶塞保持直立，将注射器充水并除去注射针头(外径 0.8 mm)上的水，垂直向胶塞标记区域内穿刺，再重复 3 次，最后一次拔出针头前，将 1 mL 水注入瓶内。每次穿刺前用丙酮或甲基-异丁基酮擦拭注射针。每针刺 20 次后，更换一只注射针，直至所有胶塞被穿刺 4 次。取下被测胶塞，将瓶中水全部通过快速滤纸过滤，确保瓶中不残留落屑。在一般条件下，眼与滤纸距离为 25 cm，快速用肉眼观察滤纸上的落屑数。对已知穿刺落屑数的胶塞同法操作。被测胶塞落屑总数不得超过 5 粒。

4. 穿刺力

(1)输液瓶用胶塞　取 10 只被测胶塞和 10 只已知穿刺力的胶塞分别装在与其相配的输液瓶上，每只瓶中注入半瓶水。盖上铝盖，用手动封盖机封口，放入高压蒸汽消毒器中在(121±2)℃下保持 20 min，降至室温，取出。用丙酮擦拭穿刺器，不能破坏针尖锋利度，将穿刺器装在穿刺装置上，将瓶放入穿刺装置中，使胶塞中心能受到垂直穿刺，用符合规定的穿刺器以(200±50) mm/min 的速度，按先被测胶塞再已知穿刺力胶塞的顺序交替穿刺胶塞。记录刺透胶塞所施加的力。穿刺器刺 10 次后，更换一只穿刺器。直至所有胶塞被穿刺一次。穿刺被测胶塞所需的力最大不得过 80 N，平均值不得过 75 N，穿刺过程中不应有胶塞被推入瓶内。

(2)抗生素瓶用胶塞　将 10 只被测胶塞(胶塞均照穿刺落屑项下预处理方法预处理过)装在与其相配的注射剂瓶上。加上铝盖，用手动封盖机封口，打开铝盖穿刺部位，将瓶放入穿刺装置中，使胶塞中心能受到垂直穿刺，用注射针(外径 0.8 mm)以(200±50)mm/min 的速度进行穿刺。记录刺透胶塞所施加的力，重复穿刺步骤，直至所有胶塞被穿刺一次。穿刺被测胶塞所需的力不得过 10 N。

5. 密封性与穿刺器保持性

输液瓶用胶塞　取 10 只胶塞在不浸水条件下放入高压蒸汽消毒器中于(121±2)℃下保持 20 min，降至室温后取出。取 10 只输液瓶加水至标示容量，用被测胶塞盖上，加上铝盖，用手动封盖机封口，打开铝盖穿刺部位。手握一只符合规定的穿刺器垂直于瓶上方，对准胶塞穿刺部位对穿刺器垂直用力，直至刺到底或刺不动为止。将刺穿胶塞的瓶子，瓶底向上固定。在穿刺器挂钩上施加 0.5 kg 重物，保持 4 h，观察。用穿刺铝穿刺胶塞时，穿刺器应能刺到底；穿刺器在 0.5 kg 重物作用下，能保持 4 h 不被拔出，且胶塞穿刺部位应无水泄漏。

6. 自密封性

抗生素瓶用胶塞　试验前 2 h 内对被测胶塞进行预处理：将 10 只被测胶塞放入水中煮沸 5 min 后取出，在 70 ℃恒温干燥箱中干燥 1 h。在 10 只瓶中，每只加半瓶水，将胶塞和铝盖用手动封盖机封口后，放入高压蒸汽消毒器中，(121±2)℃，保持30 min,取出后冷却,放置24 h。打开铝盖穿刺部位,将瓶放入穿刺装置中,用注射针(外径0.8 mm)以(200±50)mm/min的速度在胶塞标记区域内不同位置穿刺3次。重复穿刺步骤,直至所有胶塞被穿刺3次。每穿刺10次后换一只新注射针。将穿刺过的胶塞放进装有10 g/L亚甲基蓝溶液的烧杯中,使其完全浸没。将烧杯放入真空箱中,抽真空至真空度为75 kPa,维持30 min,真空箱恢复至常压,再维持30 min。取出,用水冲洗瓶外,以目力观察。亚甲基蓝溶液不得渗入瓶内。

7.胶塞与容器密合性

抗生素瓶用胶塞 方法同密封性检查。

8.炽灼残渣

取本品2.0 g,依法(《中国药典》附录 Ⅷ N)检查,遗留残渣不得超过45.0%。

9.挥发性硫化物

取被测胶塞表面积20 cm^2(必要时可切割)放入加有2.0%枸橼酸液50 mL的100 mL锥形瓶中,将一张醋酸铅试纸[将白色滤纸(80 g/m^2)裁成15 mm×40 mm的纸条,浸入0.25 mol/L醋酸铅溶液中,1 h后取出,置于空气中晾干,装入密封容器备用。也可采用市售乙酸铅试纸]放在锥形瓶口上,用烧杯反扣其上。另取一个100 mL的锥形瓶,加入标准硫化钠溶液(1.0×10^{-3} g/mL)5 mL,枸橼酸液(8.0%)12.5 mL和水32.5 mL。将一张醋酸铅试纸放在锥形瓶口上,用烧杯反扣其上。将上述两个锥形瓶放入高压灭菌器内,(121±2)℃,保持30 min。供试液的醋酸铅试纸不得显色。如显色,不得比标准醋酸铅试纸的颜色更深(50 μg/20 cm^2)。

10.不溶性微粒

取被测胶塞表面积100 cm^2,置于锥形瓶中,加入50 mL注射用水至振荡器中(振荡频率300~350次/min)振荡20 s。取上述溶液,按照不溶性微粒检查法(《中国药典》附录 Ⅸ C)测定,应符合规定。

11.化学性能

试验液制备 取被测胶塞200 cm^2,放在烧杯中,加入400 mL水浸没,煮沸5 min,然后每次用400 mL水冲洗,共冲洗5次。再置于锥形瓶中,加水400 mL,在高压灭菌器中,在30 min内升温至(121±2)℃,保持30 min,于20~30 min内冷却至室温,即得试验液,备用,并同时制备空白液。

分别依法检查澄清度与颜色、pH值变化、紫外吸收度、不挥发物、易氧化物、重金属、锌离子、电导率等,应符合规定。

12.生物试验

按照《医用输液、输血、注射器具检验方法 第二部分 生物试验方法》(GB/T 14233.2—93)进行热原、溶血、急性毒性试验,应符合规定。

第六节 药品外包装的质量检查

药品外包装检查主要是指药品标签、药品说明书、药品包装盒及包装箱等检查。该检查可及时避免和纠正印刷品出现的内容和文字及图案错误、规格的不符合要求之处。

一、标签样的检验

药品标签的管理应严格按照《药品说明书和标签管理规定》(国家食品药品监督管理局令第24号)中的有关规定执行。药品标签进入生产企业必须进行检验,药品标签的检验项目主要包括纸张材质、外观、文字图案、印刷质量、规格尺寸等。具体检验步骤如下。

1. 取样

按企业内部《物料取样标准操作规程SOP》中规定的方法取样检验。取样必须做到随机、均匀、公正、客观,取样数量通常为20张。

2. 纸质

由供应商提供材质说明和相关材质检验报告。

3. 外观

取本品20张,用目测法观察,表面无脏污、无破损、无缺角,切割线整齐,不得有不符合规定纸张。

4. 文字及图案

取20张,用目测法观察,文字内容、色泽、排布方式均与标准相同,无漏字、错字。20张标签中不得有1张有错字、漏字和图案的错误,否则判为不符合规定。

5. 印刷质量

文字、商标清晰、端正,排版适中,无明显色差,版面无错位,无重影,无花斑、套印误差主要部位不应大于或等于0.2 mm,次要部位不应大于或等于0.5 mm。

6. 规格尺寸

取20张纸用精度为0.5 mm直尺测定。对照标准中的规定,任何纸张不得超出规定。

7. 记录

随意抽取一张样品作为样张附于批检验记录后面。

二、使用说明书样的检验

药品作用说明书的管理必须严格按照《药品说明书和标签管理规定》(国家食品药品监督管理局令第24号)中的有关规定执行。药品说明书的检验项目主要包括纸张材质、外观、文字及图案、印刷质量、规格尺寸等。具体检验步骤如下。

1. 取样

取样方法及相关规定与标签相同。

2. 纸质质量

取说明书20张,称量,用直尺测定长、宽,计算出20张说明书的总面积。首次进货和更换供应商时必须检查该项目,以后作不定期抽查。判定标准,如*****片说明书为55 g单面书写纸,允许偏差±5 g。

3. 外观

抽取20张说明书检查,表面无污染,无破损,无缺角,任何一张不得不符合规定。

4. 文字及图案

取20张说明书检查,用目测法观察色泽、内容、排布都应与标准相同。若无错字、漏字和图案的错误,则判为符合规定;否则,判为不符合规定。

①中药说明书包括的项目有[药品名称]、[成分]、[性状]、[功能主治]、[规格]、[用法用量]、[不良反应]、[禁忌]、[注意事项]、[药物相互作用]、[贮藏]、[包装]、[有效期]、[执行标准]、[批准文号]、[说明书修订日期]、[生产企业]。

②化学药品说明书包括的项目有[药品名称]、[成分]、[性状]、[作用类别]、[适应症]、[规格]、[用法用量]、[不良反应]、[禁忌]、[注意事项]、[药物相互作用]、[贮藏]、[包装]、[有效期]、[执行标准]、[批准文号]、[说明书修订日期]、[生产企业]。

③对于非处方药品、外用药品、特殊药品等还应印有专用标志,在说明书首页右上角标注。[禁忌]与[注意事项]内容应采用加重字体印刷。在药品说明书的最后必须印上“如有问题可与生产企业联系”,并采用加重字体印刷在[生产企业]后面。

5. 印刷质量

抽取20张说明书检查,用目测法对照标准样张观察,文字、商标清晰、端正、排版适中,无明显色差,版面无错位,无重影,无花斑、无倒印现象,字迹清晰，无明显色差。若不合格者未超出2张，则判符合规定，否则，判不符合规定。

6. 规格尺寸

用直尺测定，抽取20张说明书检查，不得有1张不符合规定。如＊＊＊＊片说明书，长度为122～124 mm，宽度为85～87 mm。

7. 记录

随意抽出一张样品作为样张附于批检验记录后面。

三、包装箱或包装盒的检验

药品包装箱或包装盒必须严格按照《药品说明书和标签管理规定》（国家食品药品监督管理局令第24号）中的有关规定执行。执行的检验如下。

1. 取样

抽样方法及判定标准参照表5-8。

表5-8 抽样方法及判定标准

批量	抽样数	不合格判定数	批量	抽样数	不合格判定数
＜280	5	3	1 201～3 200	8	3
281～500	5	3	3 201～10 000	13	5
501～1 200	8	3	10 000以上	13	5

注：适用于3（外观）、5（印刷质量）、6（规格尺寸）项检查及判定，其余项目按各项目下规定检查及判定。

2. 包装材质

由包装材质供应商提供材质检验合格报告书。

3. 外观

现场抽取纸箱逐个检查。应箱体方正，箱面整洁、无污染，表面不允许有明显的损坏，切断表面裂损宽度不超过8 mm，钉合处内外四处接缝严密，箱角无裂痕。扁丝无锈斑或其他使用上的缺陷。

4. 文字及图案

现场抽取纸箱10个逐个检查。纸箱正面、背面、侧面图案、内容、字体、字号与标准样一致，不得有错字、漏字。

5. 印刷质量

现场抽取纸箱逐个检查，箱面印刷图文清晰正确，深浅一致，位置准确，无重影，无色斑，在箱盖内有印刷纸箱厂名和代号。

6. 压痕际线

现场抽取纸箱逐个检查，纸箱压痕线宽度为 17 mm±2 mm，折线居中，不得过破断线，箱壁不允许有多余的压痕线。

7. 纸箱盖

现场抽取纸箱 8 个，逐个检查。纸箱盖经开、合 180°往复 6 次以上，箱面层和里层都不得有裂缝。

8. 现场抽取纸箱逐个检查

如＊＊＊＊＊片纸箱长度为 500～510 mm，宽度为 380～382 mm，高度为 120～122 mm。

实训七　药品标签的质量检查

一、实训目的

1. 掌握药品标签的定义。
2. 熟练掌握药品标签检查方法。

二、实训材料

药品标签标准样、药品标签、卡尺、板尺、记录笔、记录纸、天平。

三、实训内容

1. 分组，4 个同学一组。
2. 取标签 20 张，分别发到每个同学手中，检查外观。
3. 分别称重量，记录下来。
4. 用板尺测量规格，记录下来。
5. 用药品标签标准样对比药品文字说明内容是否与给的标准一样。
6. 商标文字及图案是否与标准一样。
7. 颜色是否与标准一样。
8. 汇总结果。

四、结果判定

1. 检验标签数量。
2. 写出检验报告。

3.签名取样人，检验员，核对人。

4.取一张样品作为样张附于批检验记录后面。

思考题与习题

1.药品包装的定义及分类如何？

2.药品标签及说明书检查注意什么？

第二模块　剂型单项检测能力

药物在供临床使用时，必须制成适合于应用的形式，即药物制剂。《中国药典》附录“制剂通则”中已收载有药物制剂31种，如片剂、注射剂、颗粒剂、胶囊剂等，因此药物制剂的质量检测是药品质量检测的一个重要组成部分。

制剂和原料药不同，除含主药外，往往还含有附加剂，附加剂有时会影响主药的测定。当附加剂对主药的测定有干扰时，对样品需进行一些预处理，如过滤、萃取、色谱分离等，以消除其影响；或者选择一些专属性更强的方法进行测定。制剂中药物含量的差异也很大，如片剂，有的每片含几百毫克的药物，有的则只含零点几毫克，对于药物含量低的制剂，应选择更灵敏的方法来测定。制剂质量检测方法是根据药物制剂的特点，采用适当的理化法、光谱法、色谱法及生物学法等，对药物制剂的质量进行全面的测定，以检验制剂是否符合质量标准的规定。与原料药相比，制剂分析检测具有以下特点：①制剂质量检测方法比原料药复杂；②检测项目不同；③含量测定结果表示方法不同；④检测方法的侧重不同。

本模块以片剂、注射剂、颗粒剂、胶囊剂、软膏剂、酊剂、丸剂、栓剂、口服制剂、膜剂、复方制剂、中药制剂等剂型中典型代表药物的一个或几个检测项目为典型工作任务，进行药物的质量检测。

第六章　片剂的质量检测

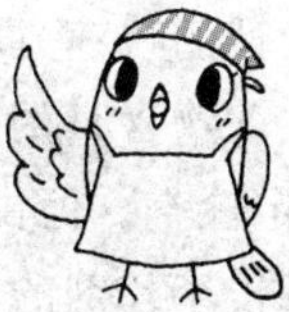

知识目标

- 了解片剂的定义与分类；
- 熟悉片剂的检测步骤；
- 熟悉片剂中常用辅料的干扰及其排除方法；
- 掌握片剂常规检查及含量测定方法；
- 掌握常见片剂的质量检测方法。

技能目标

- 能对阿司匹林片、对乙酰氨基酚片、异烟肼片、硫酸阿托品片等的质量进行检测。

第一节　片剂的质量检测

片剂系药物是与适宜辅料混匀压制而成的圆片状或异形片状的固体制剂。

一、片剂分类

片剂以口服普通片为主，另有含片、舌下片、口腔贴片、咀嚼片、分散片、可溶片、泡腾片、阴道片、阴道泡腾片、缓释片、控释及肠溶片等。

二、检测步骤

片剂的分析步骤包括：外观及性状（如色泽、臭味等）检查、鉴别，常规检查及杂质检查、含量测定。片剂中的附加剂如对测定产生干扰，则需选择适当方法排除。

三、片剂的常规检查

《中国药典》附录中规定，片剂的常规检查包括：重量差异，崩解时限，溶出度检查，含量均匀度及微生物限度检查。另外，部分片剂还要进行发泡量（如阴道泡腾片）、分散均匀性等项检查。

1. 重量差异检查

重量差异是指按规定称量方法测得片剂每片的重量与平均片重之间的差异程度。在片剂的生产过程中，颗粒的均匀度、流动性以及生产设备等，都会引起片剂重量的差异，片剂片重的差异又会引起各片间主药含量的差异，因此重量差异检查是片剂均匀性的快速、简便的检查方法，为各国药典所收载。当然，片重的差异不能完全反映药物含量的均匀程度，检查药物含量的均匀程度还要按照“含量均匀度检查法”规定检查。但由于含量均匀度的检查工作量较大，所需时间较长，因此主要用于含量较小片剂的检查，对一般的片剂，还是通过重量差异检查来控制。

检查方法为：取供试品 20 片，精密称定总重量，求得平均片重后，再分别精密称定每片的重量，每片重量与平均片重相比较（凡无含量测定的片剂，每片重量应与标示片重比较），按表 6-1 中的规定，超出重量差异限度的不得多于 2 片，并不得有 1 片超出限度 1 倍。

表 6-1 片剂重量差异限度要求

平均片重或标示片重	重量差异限度/%
0.30 g 以下	±7.5
0.30 g 及 0.30 g 以上	±5

糖衣片的片心应检查重量差异是否符合规定，包糖衣后不再检查重量差异。薄膜衣片应在包薄膜衣后检查重量差异是否符合规定。

2. 崩解时限检查

崩解时限是指口服固体制剂在规定条件下全部崩解溶散或成碎粒，除不溶性的包衣材料或破碎的胶囊壳外，应全部通过筛网所需时间的限度。

如片剂经口服后在胃肠道中首先要经过崩解，药物才能被释放、吸收。如果片剂不能崩解，药物就无法被吸收，也就起不到治疗作用，因此各国药典都把“崩解时限”作为片剂的常规检查项目之一。不仅片剂，胶囊剂亦需进行崩解时限检查，丸剂需检查溶散时限，除另有规定外，其方法同崩解时限检查法中滴丸剂检查方法。

（1）仪器装置　采用升降式崩解仪，主要结构为一能升降的金属支架与下端镶有筛网的吊篮，并附有挡板（见《中国药典》附录ⅫA）。

（2）检查方法　将吊篮通过上端的不锈钢轴悬挂于金属支架上，浸入1 000 mL烧杯中，并调节吊篮的位置使其下降时筛网距烧杯底部 25 mm，烧杯内盛有温度为

(37±1)℃的水，调节水位高度使吊篮上升时筛网在水面下 15 mm 处。

除另有规定外，取供试品 6 片，分别置于上述吊篮的玻璃管中，启动崩解仪进行检查，各片均应在 15 min 内全部崩解。如有 1 片不能完全崩解，应另取 6 片复试，均应符合规定。

薄膜衣片：按上述装置与方法检查，并要改在盐酸溶液(9→1 000)中进行检查，应在 30 min 内全部崩解。如有 1 片不能完全崩解，应另取 6 片复试，均应符合规定。

糖衣片：按上述装置与方法检查，应在 1 h 内全部崩解，如有 1 片不能完全崩解，应另取 6 片复试，均应符合规定。

肠溶衣片：按上述装置与方法检查，先在盐酸溶液(9→1 000)中检查 2 h，每片均不得有裂缝、崩解或软化现象；然后将吊管取出，用少量水洗涤后，每管各加入挡板一块，按上述方法在磷酸盐缓冲液(pH 值为 6.8)进行检查，1 h 内应全部崩解，如有 1 片不能完全崩解，应另取 6 片复试，均应符合规定。

含片：除另有规定外，按上述装置与方法检查，各片均应在 30 min 内全部崩解或溶化，如有 1 片不能完全崩解，应另取 6 片复试，均应符合规定。

舌下片：除另有规定外，按上述装置与方法检查，各片均应在 5 min 内全部崩解并溶化，如有 1 片不能完全崩解，应另取 6 片复试，均应符合规定。

可溶片：除另有规定外，水温为 15～25 ℃，按上述装置与方法检查，各片均应在 3 min 内全部崩解并溶化，如有 1 片不能完全崩解，应另取 6 片复试，均应符合规定。

结肠定位肠溶片：除另有规定外，按上述装置照各品种项下规定检查，各片在盐酸溶液(9→1 000)及 pH 6.8 以下的磷酸盐缓冲液中均应不释放或不崩解，而在 pH 值为 7.8～8.0 的磷酸盐缓冲液中 1 h 内应全部释放或崩解，片心亦应崩解，如有 1 片不能完全崩解，应另取 6 片复试，均应符合规定。

泡腾片：取 1 片，置 250 mL 烧杯，烧杯内装 200 mL 水，水温 15～25 ℃，有许多气泡放出，当片剂或碎片周围的气体停止逸出时，片剂应溶解或分散在水中，无聚集的颗粒剩余。除另有规定外，同法检查 6 片，各片均应在 5 min 内崩解，如有 1 片不能完全崩解，应另取 6 片复试，均应符合规定。

阴道片：照融变时限检查法(《中国药典》附录 Ⅹ B)检查，应符合规定。

咀嚼片不进行崩解时限检查。

凡规定检查溶出度、释放度的片剂，不再进行崩解时限检查。

3.含量均匀度检查

含量均匀度系指小剂量或单剂量的固体制剂、半固体制剂和非均相液体制剂的每片(个)含量符合标示量的程度。除另有规定外，片剂、胶囊剂或注射用无菌粉末，每片(个)标示量不大于 10 mg 或主药含量小于每个重量 2% 者；以及透皮贴剂，均应检查含量均匀度。对于药物的有效浓度与毒副反应浓度比较接近的品种或混匀工艺较困难的品种，每片(个)标示量不大于 25 mg 者，也应检查含量均匀度。复方制剂仅检查符合上述条件的组分。

凡检查含量均匀度的制剂，一般不再检查重(装)量差异。

检查方法为：取供试品 10 片(个)，照各药品项下规定的方法，分别测定每片(个)以标示量为 100 的相对含量 X，求其均值和标准差 $S\left(S=\sqrt{\dfrac{\sum(X-\overline{X})^2}{n-1}}\right)$ 以及标示量与均值之差的绝对值 $A(A=|100-\overline{X}|)$。如 $A+1.80S\leqslant 15.0$，即供试品的含量均匀度符合规定；若 $A+S>15.0$，则不符合规定；$A+1.80S>15.0$，且 $A+S\leqslant 15.0$，则应另取 20 片(个)复试。根据初、复试结果，计算 30 片(个)的均值 $\overline{X}$、标准差 S 和标示量与均值之差的绝对值 A；如 $A+1.45S\leqslant 15.0$，即供试品的含量均匀度符合规定；若 $A+1.45S>15.0$，则不符合规定。

4.溶出度检查

溶出度系指药物在规定条件下从片剂、胶囊剂或颗粒剂等固体制剂中溶出的速度和程度。凡检查溶出度的制剂，不再进行崩解时限检查。

《中国药典》收载的溶出度检查方法有 3 种：转篮法、桨法、小杯法，现以转篮法为例进行介绍。

(1)检查方法　测定时将某种固体制剂的一定量置于溶出仪的吊篮(或烧杯)中，在(37±0.5)℃恒温下，在规定的转速、介质中依法检查，在规定的时间内测定其溶出的量。具体装置与操作法参见《中国药典》附录ⅩC。

(2)测定方法　测定前，应对仪器装置进行必要的调试，使转篮底部距溶出杯的内底部(25±2)mm。除另有规定外，分别量取经脱气处理的溶出介质 900 mL，置各溶出杯中，加温，待溶出介质温度恒定在(37±0.5)℃时，取供试品 6 片(粒、袋)，分别投入 6 个干燥的转篮内，按各品种项下规定调节电动机转速，待其平稳后，将转篮降入溶出杯中，自供试品接触溶出介质起，立即计时，至规定的取样时间，吸取溶出液适量(取样位置应在转篮顶端至液面的中点，距溶出杯内壁 10 mm 处)，立即用适当的微孔滤膜(滤孔应不大于 0.8 μm，并使用惰性材料制成的滤器)滤过，自取样至滤过应在 30 s 内完成，取澄清滤液，照该品种项下规定的方法测定，计算每片(粒、袋)的溶出量。

溶解度小于 0.1%～1%的药物，在体内吸收一般均受溶解速度的影响，因而目前片剂溶出度的测定主要用于一些难溶性的药物，它是观察生物利用度的一种简易的体外试验方法。溶出度试验不一定和体内的生物利用度结果都有相关性，但对控制处方和生产过程中各因素的变化是一种有效的方法，同时，它与药物在体内药效的真实情况仍有一定的平行关系。

5. 微生物限度检查

进行微生物限度检查的片剂有口腔贴片、阴道片、阴道泡腾片和外用可溶片等局部用片剂，在依照《中国药典》附录Ⅸ J进行，并应符合规定。

微生物限度检查法系检查非规定灭菌制剂及其原料、辅料受微生物污染程度的方法。检查项目包括细菌数、霉菌数、酵母菌数及控制检查。

微生物限度检查应在环境洁净度 10 000 级下的局部洁净度 100 级的单向流空气区域内进行。检验全过程必须严格遵守无菌操作，防止再污染。

除另有规定外，本检查法中细菌培养温度为 30～35 ℃，霉菌、酵母菌培养温度为 23～28 ℃，控制菌培养温度为 35～37 ℃。

四、片剂中辅料的干扰及其排除

片剂除主药外，还含有多种辅料，如淀粉、糖类、碳酸钙以及少量的硬脂酸镁、滑石粉等。当辅料对测定有干扰时，应根据主药、辅料的理化性质，采用适当的方法排除辅料干扰。常见辅料的干扰及排除方法分述如下。

（一）糖类的干扰及其排除

1. 糖类的干扰

片剂中常含有淀粉、糊精、蔗糖、乳糖等，它们的水解产物最终均为葡萄糖。如淀粉水解后依次产生糊精、麦芽糖及葡萄糖，蔗糖水解为果糖和葡萄糖等。因为葡萄糖是醛糖，具有还原性，可被氧化成葡萄糖酸，所以用氧化还原法测定主药的含量时，会对测定产生干扰。

2. 干扰的排除

糖类的干扰可考虑以下方法排除。

（1）采用提取分离法除去　糖类可溶于水，为水溶性，若主药为脂溶性，可用有机溶剂提取主药后测定。

（2）改变氧化还原试验条件消除其影响　例如《中国药典》中硫酸亚铁原料药采用高锰酸钾滴定法，而硫酸亚铁片的含量测定则采用铈量法（Ce^{4+}）。这是由于高锰酸钾是强氧化剂，它可以在氧化亚铁离子存在的条件下，也把醛糖氧化成酸，所以硫酸亚铁片的含量测定不采用高锰酸钾法，而采用氧化势能稍低的硫酸铈作滴定剂，在此条件下，糖类不干扰测定结果。

(二)硬脂酸镁的干扰及其排除

1. 硬脂酸镁的干扰

①硬脂酸镁为片剂的润滑剂时,镁离子(Mg^{2+})会与常用滴定剂乙二铵四乙酸二钠(EDTA)发生配位反应,故用配位滴定法测定主药含量时 Mg^{2+} 会有干扰。

②硬脂酸镁也要消耗高氯酸滴定液,当采用非水滴定法测定制剂中主药的含量,且主药含量少而硬脂酸镁含量较大时,对测定的干扰不容忽视。研究表明,25 mL 经硬脂酸镁饱和的冰醋酸要消耗高氯酸液(0.1 mol/L)0.2 mL。

2. 干扰的排除

硬脂酸镁干扰可考虑采用以下方法排除。

①调节反应的 pH 条件,使 Mg^{2+} 不与乙二胺四醋酸钠反应。Mg^{2+} 与乙二胺四乙酸二钠配位时的最低 pH 值为 9.7,故可用缓冲盐调节酸碱度,选择适当的 pH 条件,借助指示剂使主药与乙二胺四乙酸二钠能形成络合物,而 Mg^{2+} 不能干扰结果,通常为了消除滴定误差,滴定结果一般用空白试验校正。

②采用非水滴定法测定时,可经提取分离除去硬脂酸镁。若主药为脂溶性,可考虑用有机溶剂(如氯仿、丙酮或乙醇等)提取主药,硬脂酸镁不溶于有机溶剂而与主药分离。水溶性药物可经酸化或碱化后,再用有机溶剂提取。

③加入无水草酸、酒石酸的醋酐溶液,使其与镁离子(Mg^{2+})作用生成难溶性的沉淀(亦称掩蔽),再用高氯酸液进行滴定,硬脂酸镁的干扰即可消除,本法适用于叔胺类药物或含氮杂环类药物片剂的测定。

(三)滑石粉的干扰及其排除

片剂中常含滑石粉、硫酸钙等辅料,因其不溶于水和有机溶剂而使溶液发生浑浊,所以当采用比色法、紫外法及旋光法测定主药的含量时,由于不溶性颗粒对光的散射与反射作用,使测定结果产生误差。

排除这类辅料可利用它们不溶于水及有机溶剂的特性,过滤除去后,再进行测定。

总之,对于片剂的检测,应考虑附加成分的理化性质及附加成分与主药的配比关系。一般主药量大、辅料量小时,干扰影响较少,甚至可以忽略不计。在测定方法的选择上,应选择能够消除干扰的专属性强的测定方法,如比色法、分光光度法及色谱法等。

五、片剂的含量测定

片剂经鉴别检查符合要求后,最后对主药进行含量测定。含量测定的步骤一般包括取样、溶液制备、测定三步。

(一)取样

取样应具代表性，由于每片重量不完全一致，为了解决这一问题，在检测时一般取片剂 20 片或按规定取样(糖衣取 10 片，除去糖衣)，计算出平均片重后，将 20 片研细，精密称取适量后，按该品种含量测定项下规定方法测定。

(二)溶液制备

在供试品溶液的制备过程中，要注意片剂生产过程中原料经过制粒、加压、成片等加工过程后物理性状有所变化，因此应采取适当的方法如振摇、超声等物理手段，使待测成分溶解完全。若供试品溶液需过滤，初滤液含有少量来自滤纸及容器壁的杂质，一般应弃去，取续滤液测定。

(三)测定

片剂的含量测定结果通常以标示量的百分含量表示，如下式所示：

$$\text{标示量百分含量}=\frac{\text{每片含量}}{\text{标示量}}\times 100\% \tag{6-1}$$

片剂含量的测定方法有许多，常用方法有容量分析法、紫外-可见分光光度法、高效液相色谱法、电位法、荧光法、抗生素微生物检定法等方法。本节以容量分析法与紫外分光光度法为例，介绍片剂含量测定结果的计算方法。

1. 容量分析法

容量分析法即采用标准滴定液，对待测成分进行滴定，并用适当的方法指示滴定终点，根据所消耗标准滴定液体积，计算供试品含量。容量分析法通常可采用直接滴定法与剩余滴定法。

(1)直接滴定法　直接滴定法即用标准滴定液直接滴定供试品溶液，根据消耗滴定液体积计算供试品含量。现以《中国药典》中硫酸亚铁片含量测定方法为例说明。

①测定方法：取本品(规格 0.3 g/片)10 片，置 200 mL 量瓶中，加稀硫酸 60 mL 与新沸过的冷水适量，振摇使硫酸亚铁溶解，用新沸过的冷水稀释至刻度，摇匀，用干燥滤纸滤过，精密量取续滤液 30 mL，加邻二氮菲指示液数滴，立即用硫酸铈滴定液(0.1 mol/L)滴定。每 1 mL 硫酸铈滴定液(0.1 mol/L)相当于 27.80 mg 的 $FeSO_4 \cdot 7H_2O$。

②分析与计算：1 mL 硫酸铈滴定液(0.1 mol/L)相当的 $FeSO_4 \cdot 7H_2O$(相对分子质量为 278.01)为：

$$滴定度\ T=\frac{1}{1}\times 0.1\times 278.01=27.80$$

根据上法试验，若供试品定容总体积为 V(mL)，消耗硫酸铈体积为 V_1(mL)，供试品取样体积为 V_2(mL)，f 为浓度校正系数，取样片数为 n，则采用下式计算片剂标示量百分含量：

$$标示量百分含量=\frac{T\cdot V_1\cdot f}{\frac{n\times 标示量(g)}{V}\times V_2\times 1\,000}\times 100\% \qquad (6\text{-}2)$$

(2)剩余滴定法　剩余滴定法是由于一些待测物与滴定剂之间作用较慢或与滴定剂作用时不易选择指示剂，可采用先加入过量滴定剂，待作用完全后，再选用另一种滴定剂滴定的方法。如阿司匹林片的含量测定即采用该种方法。

在剩余滴定法中，定量加入过量的滴定剂的总量由空白试验校正，供试品溶液中待测组分的量，与空白试验消耗滴定剂总量中减去供试品溶液消耗滴定剂的量相当。若空白溶液消耗滴定液的体积为 V_0(mL)，供试品溶液消耗滴定液的体积为 V(mL)，F 为浓度校正系数，W 为称取供试品的量(g)，则供试品标示量百分含量按下式计算：

$$标示量百分含量=\frac{T(V_0-V)\times F}{W\times 1\,000}\times\frac{平均片重}{标示量}\times 100\% \qquad (6\text{-}3)$$

2. 紫外分光光度法

采用紫外分光光度法测定制剂含量，就是在特定波长处测定供试液吸收度，根据朗伯-比尔定律计算结果。紫外分光光度法可分为吸收系数法与对照品法，现分述如下。

(1)吸收系数法　药物的吸收系数，药典常用百分吸收系数($E_{1\,cm}^{1\%}$)，是物质的物理常数，它与溶液浓度和吸收度之间，符合 $A=E_{1\,cm}^{1\%}\cdot c\cdot L$ 的关系，据此计算供试品标示量百分含量。

例如《中国药典》中盐酸布桂嗪片含量的测定方法为：取本品 20 片(标示量 30 mg)，精密称定，研细，精密称取片粉适量(约相当盐酸布桂嗪 30 mg)，置 100 mL 量瓶中，加 0.1 mol/L 盐酸溶液，振摇使盐酸布桂嗪溶解，用 0.1 mol/L 盐酸溶液稀释至刻度，摇匀，滤过，精密取续滤液 2 mL，置 100 mL 量瓶中，用 0.1 mol/L 盐酸溶液稀释至刻度，摇匀，在 252 nm 的波长处测得吸收度，按 $C_{12}H_{24}N_2O$ 的吸收系数为 671 计算。

若根据上法试验，测得吸收度为 A，称取供试品的量为 W(g)，供试品初始溶解体积为 V_0(mL)，则：

$$\text{标示量百分含量}=\frac{\dfrac{A}{E_{1\,cm}^{1\%}}\times\dfrac{V_0}{100}\times\text{稀释倍数}\times\text{平均片重(g)}}{W\times\text{标示量}}\times100\% \qquad (6\text{-}4)$$

(2)对照品法　对照品法系在同样条件下分别配制对照溶液与样品溶液，在选定波长处，分别测定吸收度，根据朗伯-比尔定律，有如下关系式：

$$A_r=Ec_rL$$

$$A_x=Ec_xL$$

所以

$$c_x=c_r(A_x/A_r) \qquad (6\text{-}5)$$

式中：c_x 为供试液浓度；c_r 为对照液浓度；A_r 为对照液吸收度；A_x 为供试液吸收度。

根据供试液浓度，以下式计算含量：

$$\text{标示量百分含量}=\frac{c_x\times V_0\times\dfrac{1}{W}\times\text{稀释倍数}\times\text{平均片重(g)}}{\text{标示量(g)}}\times100\%$$

$$=\frac{c_r\cdot\dfrac{A_x}{A_r}\times V_0\times\dfrac{1}{W}\times\text{稀释倍数}\times\text{平均片量(g)}}{\text{标示量(g)}}\times100\% \qquad (6\text{-}6)$$

式中：W 为称取供试品的量(g)；V_0 为供试品初始溶解体积(mL)。

现以《中国药典》中炔雌醇片测定方法为例说明如下。

①对照品溶液制备：精密称取炔雌醇对照品适量，加无水乙醇制成每 1 mL 含炔雌醇 10 μg 的溶液，即得。

②供试品溶液制备：取供试品 10 片(标示量 500 μg)，置具塞试管中，加水 10 mL，振摇使崩解，置水浴中加热至半透明状，冷却，精密加氯仿 10 mL，密塞，振摇 20 min，静置分层后，吸取上层水溶液，加无水硫酸钠 0.5 g，振摇脱水后，经干燥滤纸过滤，精密取续滤液 2 mL，置水浴蒸干，低温干燥，冷却至室温，精密加无水乙醇溶解并转移至 100 mL 量瓶中，加无水乙醇稀释至刻度，制成每 1 mL 约含炔雌醇 10 μg 的溶液，即得。

③测定方法：精密量取对照品溶液与供试品溶液各 1 mL，分别置试管中，在水浴内冷却，各精密滴加硫酸-乙醇(4∶1)4 mL，摇匀，显色后，在 530 nm 波长处分别

测定吸收度。

④分析与计算：将实验结果代入下式，则供试品标示量百分含量按下式计算：

$$标示量百分含量=\frac{A_x \cdot c_r}{A_r}\times\frac{100}{2}\times\frac{1}{500}\times100\%$$

式中：c_r 为供试液浓度（μg/mL）；A_r 为对照液吸收度；A_x 为供试液吸收度；100/2 为供试液稀释倍数；500（μg）为标示量。

第二节　常见片剂的质量检测

一、阿司匹林片的质量检测

《中国药典》中规定，阿司匹林片中含阿司匹林（$C_9H_8O_4$）应为标示量的95.0%～105.0%。

（一）性状

本品为白色片，遇湿气易变质，贮藏条件应密封，在干燥处保存。

（二）鉴别试验

其鉴别的方法有显色、水解等反应，方法简便易行，现象明显，但专属性较差，常需与其他方法相结合，才能做出判断。

1.与铁盐的呈色反应

在中性或弱酸性条件下，与三氯化铁试剂反应，生成紫堇色配位化合物。反应适宜的 pH 值为 4～6，在强酸性溶液中配位化合物分解。本反应极为灵敏，只需取稀溶液进行试验，如取样量大，产生颜色过深时，可加水稀释后观察。

2.水解反应

阿司匹林片与碳酸钠试液加热水解，得水杨酸钠及醋酸钠，加过量稀硫酸酸化后，则生成白色水杨酸沉淀，并发出醋酸的臭气。

（三）杂质检查

1.游离水杨酸检查

生产过程中乙酰化不完全或贮藏过程中水解产生的水杨酸不仅对人体有毒性，而且分子中酚羟基在空气中被逐渐氧化成一系列醌型有色物质，如淡黄、红棕甚至深棕色，使阿司匹林成品变色。

(1)检查原理 是利用阿司匹林结构中无酚羟基，不能与高铁盐作用，而水杨酸则可与高铁盐反应呈紫堇色，与一定量水杨酸对照液生成的色泽比较，从而确定游离水杨酸的量。

(2)检查方法 取供试品细粉适量(约相当于阿司匹林 0.1 g)，加无水氯仿 3 mL，不断搅拌 2 min，用三氯甲烷湿润的滤纸滤过，滤渣用无水氯仿洗涤 2 次，每次 1 mL，合并滤液与洗液，室温通风挥发干，残渣用无水乙醇 4 mL 溶解后，移至 100 mL 量瓶中，用少量 5%乙醇洗涤容器，洗液并入量瓶中，加 5%乙醇稀释至刻度，摇匀，分取 50 mL，立即加新制的稀硫酸铁铵溶液[取盐酸溶液(9→1 000)1 mL，加硫酸铁铵指示液 2 mL，再加水适量使成 100 mL]1 mL，摇匀，30 s 内如显色，与对照液[精密称取水杨酸 0.1 g，置 1 000 mL 量瓶中，加水溶解后，加冰醋酸 1 mL，摇匀，再加水适量至刻度，摇匀；精密量取 1.5 mL，加无水乙醇 2 mL 与 5%的乙醇使成 50 mL，再加上述新制的稀硫酸铁铵溶液 1 mL，摇匀]比较，不得更深。其限量为 0.3%。

一般情况下，阿司匹林肠溶片也按上述比色法原理和类同的方法控制杂质水杨酸的限量，限量为 1.5%。

2. 溶出度

取本品，按照溶出度测定法(《中国药典》附录Ⅸ C 第一法)，以稀盐酸 24 mL 加水至 1 000 mL 为溶剂，转速 100 r/min，依法操作，经 30 min 时，取溶液 10 mL 滤过；精密量取续滤液 3 mL 置 50 mL 量瓶中，加 0.4%氢氧化钠溶液 5 mL，置水浴中煮沸 5 min，放冷，加稀硫酸 2.5 mL，并加水稀释至刻度，摇匀。按照分光光度法(《中国药典》附录Ⅳ A)，在 303 nm 的波长处测定吸收度，按 $C_7H_6O_3$ 的吸收系数($E_{1\,cm}^{1\%}$)为 265 计算，再乘以 1.304，计算出每片的溶出量，限度为标示量的 80%。

3. 其他

应符合片剂项下有关的各项规定(《中国药典》附录Ⅰ A)。

(四)含量测定

阿司匹林片含量测定适用两步滴定法。片剂中除了加入少量酒石酸(约 1%)或枸橼酸稳定剂外，制剂生产过程中又可能有水解产物(水杨酸、醋酸)产生，这些酸都消耗氢氧化钠，导致测定结果偏高。因此不能采用直接滴定法，而采用先中和供试品共存的酸，再将阿司匹林在碱性条件下水解后测定的两步滴定法。

第一步加碱，中和溶液中存在的游离酸，阿司匹林也同时成为钠盐。消耗氢氧化钠体积可以不计，其反应为：

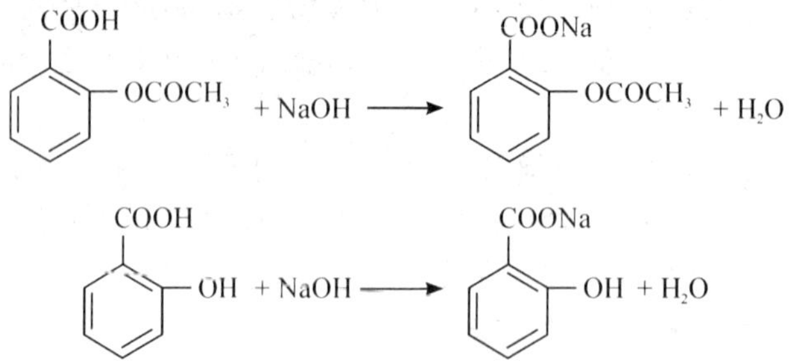

第二步加碱，水解。将溶液中的酯键进行水解，根据消耗氢氧化钠的量计算阿司匹林含量。

阿司匹林肠溶片的含量测定亦采用两步滴定法。

二、对乙酰氨基酚片的质量检测

《中国药典》中规定，对乙酰氨基酚片中含对乙酰氨基酚（$C_8H_9NO_2$）应为标示量的95.0%～105.0%。

（一）性状

本品为白色片或薄膜衣片，贮藏条件应密封保存。

（二）鉴别试验

取本品的细粉适量（约相当于对乙酰氨基酚0.5 g），用乙醇20 mL分次研磨使对乙酰氨基酚溶解，滤过，合并滤液，蒸干，残渣按照对乙酰氨基酚项下的鉴别1、2项试验，显相同的反应。

1. 三氯化铁反应

对乙酰氨基酚分子结构中具有酚羟基，可直接与三氯化铁试液反应显蓝紫色。

2. 重氮化-偶合反应

对乙酰氨基酚分子结构中具有潜在芳伯氨基的药物，经适当方法处理后，可发生重氮化-偶合反应。如对乙酰氨基酚具酰胺结构，在酸性溶液中受热水解，生成对氨基酚。

方法：取上述处理的残渣约0.1 g，加稀盐酸5 mL，置水浴中加热40 min使水解，放冷，取0.5 mL，滴加亚硝酸钠试液5滴，摇匀，加水3 mL稀释后，加碱性β-萘酚试液2 mL，振摇，即显红色。

(三)杂质检查

1.溶出度检查

取本品，按照溶出度测定法(《中国药典》附录Ⅸ C 第一法)，以稀盐酸 24 mL 加水至 1 000 mL 为溶剂，转速 100 r/min，依法操作，经 30 min 时，取溶液 5 mL，滤过，精密量取续滤液 1 mL，加 0.04%氢氧化钠溶液稀释至 50 mL，摇匀，按照分光光度法(《中国药典》附录Ⅳ A)，在 257 nm 的波长处测定吸收度，按 $C_8H_9NO_2$ 的吸收系数($E_{1\,cm}^{1\%}$)为 715 计算出每片的溶出量。限度为标示量的 80%。

2.其他

应符合片剂项下有关的各项规定(《中国药典》附录Ⅰ A)。

(四)含量测定

对乙酰氨基酚在 0.4%氢氧化钠溶液中，于 257 nm 波长处有最大吸收。《中国药典》利用百分吸收系数($E_{1\,cm}^{1\%}$)法，测定对乙酰氨基酚片剂的含量。

1.方法

取供试品 10 片，精密称定，研细，精密称取细粉适量(约相当于对乙酰氨基酚 40 mg)，置 250 mL 量瓶中，加 0.4%氢氧化钠溶液 50 mL 与水 50 mL，振摇 15 min，加水稀释至刻度，摇匀，用干燥滤纸滤过，精密量取续滤液 5 mL，置 100 mL 量瓶中，加 0.4%氢氧化钠溶液 10 mL，加水稀释至刻度，摇匀，在 257 nm 的波长处测定吸收度，按 $C_8H_9NO_2$ 的吸收系数($E_{1\,cm}^{1\%}$)为 715 计算。

2.计算公式

$$\text{标示量百分含量}=\frac{\dfrac{A}{E_{1\,cm}^{1\%}\times 100}\times\dfrac{100}{5}\times 250\times\overline{W}}{m_s\times m_{\text{标示量}}}\times 100\% \tag{6-7}$$

式中：A 为供试品溶液的吸收度；m_s 为供试品的取样量(g)；$\overline{W}$ 为平均片重(g)；$m_{\text{标示量}}$ 为标示量(g/片)。

三、异烟肼片的质量检测

《中国药典》中规定，异烟肼片中含异烟肼($C_6H_7N_3O$)应为标示量的 95.0%～105.0%。

(一)性状

本品为白色片，贮藏条件应遮光，密封，在干燥处保存。

(二)鉴别试验

异烟肼的吡啶环 γ 位上被酰肼基取代，酰肼基还原性较强，当与氨制硝酸银试液作用时，即被氧化生成溶于稀硝酸的白色异烟酸银沉淀，并生成氮气和单质银，在试管壁上产生银镜。

(三)杂质检查

1. 溶出度检查

取本品，按照溶出度测定法(《中国药典》附录 Ⅹ C 第一法)，以水 1 000 mL 为溶剂，转速 100 r/min，依法操作，经 30 min 时，取溶液 5 mL，滤过，精密量取续滤液适量，用水定量稀释制成每 1 mL 中含 10～20 μg 的溶液，按照分光光度法(《中国药典》附录Ⅳ A)，在 263 nm 的波长处测定吸收度，按 $C_6H_7N_3O$ 的吸收系数($E_{1\,cm}^{1\%}$)为 307 计算出每片的溶出量。限度为标示量的 60%。应符合规定。

2. 其他

应符合片剂项下有关的各项规定(《中国药典》附录Ⅰ A)。

(四)含量测定

《中国药典》采用溴酸钾法，在强酸介质中用溴酸钾直接滴定，操作简便、准确。

1. 原理

异烟肼分子中的酰肼基具有还原性，可采用氧化还原反应滴定法测定含量。

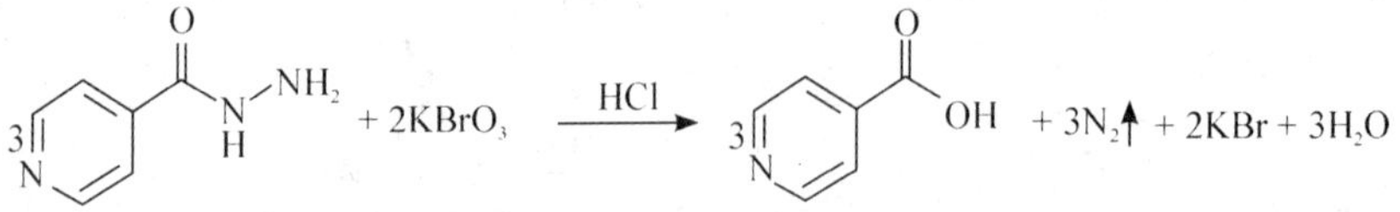

当滴定恰到终点，溶液中微量过剩的 BrO_3^- 便与反应生成的 Br^- 作用产生 Br_2，反应如下：

$$KBrO_3 + 5KBr + 6HCl \longrightarrow 3Br_2 + 6KCl + 3H_2O$$

因为反应生成溴，故可使溶液显黄色而指示终点，但不够灵敏，一般多采用不可逆指示剂指示终点，如甲基橙和甲基红，它们在酸性条件下显红色，当滴定至终点时，由于 Cl_2 的生成，可使红色迅速消退，此外，溴本身亦可使指示剂氧化而褪色。

2. 测定方法

取本品 20 片，精密称定，研细，精密称取适量(约相当于异烟肼 0.2 g)，置 100 mL 量瓶中，加水适量，振摇使异烟肼溶解并稀释至刻度，摇匀，过滤，精密量取续滤液 25 mL，加水 50 mL、盐酸 20 mL 与甲基橙指示液 1 滴，用溴酸钾滴定液(0.016 67 mol/L)缓缓滴定(温度保持在 18～25 ℃)至粉红色消失。每 1 mL 溴酸钾滴定液(0.016 67 mol/L)

相当于 3.429 mg 的 $C_6H_7N_3O$。

四、硫酸阿托品片的质量检测

《中国药典》中规定，硫酸阿托品片中含硫酸阿托品$[(C_{17}H_{23}NO_3)_2 \cdot H_2SO_4 \cdot H_2O]$应为标示量的 90.0%～110.0%。

(一)性状

本品为白色片，应密封保存。

(二)鉴别试验

1. 托烷类生物碱反应

硫酸阿托品片系托烷类药物，有莨菪酸结构，具托烷生物碱的特征反应，《中国药典》将其收载于附录的"一般鉴别试验"中。反应步骤为：供试品与发烟硝酸共热，生成黄色的三硝基(或二硝基)衍生物，将该衍生物冷却至室温，加醇制氢氧化钾少许，即显深紫色。

方法：取本品的细粉适量(约相当于硫酸阿托品 1 mg)，置分液漏斗中，加氨试液约 5 mL，混匀，用乙醚 10 mL 振摇提取后，分取乙醚层，置白瓷皿中，挥尽乙醚后，残渣加发烟硝酸 5 滴，置水浴上蒸干，得黄色的残渣，放冷，加乙醇 2～3 滴润湿，加固体氢氧化钾一小粒，即显深紫色。

2. 硫酸盐反应

硫酸阿托品为硫酸盐，水溶液显硫酸盐的鉴别反应。

①取供试品溶液，加氯化钡试液，即生成白色沉淀，分离，沉淀在盐酸或硝酸中均不溶解。

②取供试品溶液，加醋酸铅试液，即生成白色沉淀，分离，沉淀在醋酸铵试液或氢氧化钠试液中溶解。

③取供试品溶液，加盐酸，不生成白色沉淀(与硫代硫酸盐区别)。

(三)杂质检查

1. 含量均匀度

取本品 1 片，置具塞试管中，精密加水 6.0 mL，密塞，充分振摇 30 min，使硫酸阿托品溶解，离心，取上清液作为供试品溶液，按照含量测定项下的方法测定含量，应符合规定(《中国药典》附录Ⅹ E)。

2. 其他

应符合片剂项下有关的各项规定(《中国药典》附录Ⅰ A)。

(四)含量测定

硫酸阿托品片一般采用酸性染料比色法进行含量测定。本法是利用一些酸性染料，在一定 pH 条件下，可与生物碱类化合物定量结合显色，然后可采用比色法测定生物碱类药物的含量。基于本法中使用的阴离子系酸性染料，因此该方法称为酸性染料比色法。该法具有一定的专属性和准确度，灵敏度高，需要样品量少，适用于少量供试品、小剂量药品及制剂，以及生物体内生物碱类药物的定量分析。

1. 基本原理

在 pH 值为 5.6 的缓冲溶液中，阿托品(B)与氢离子结合成盐(BH^+)，酸性染料溴甲酚绿在此 pH 值下解离为阴离子(In^-)，与上述阳离子定量地结合成黄色配位化合物($BH^+ \cdot In^-$)，并被氯仿定量地提取，于 420 nm 处测定氯仿提取液的吸收度，与对照品比较，求得硫酸阿托品的含量。其反应平衡简式如下：

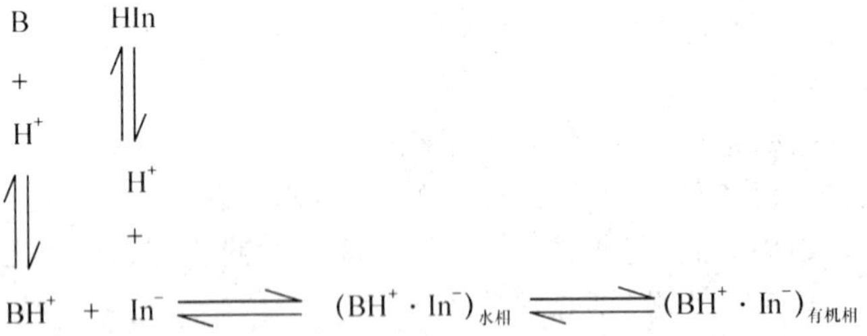

2. 方法

(1)对照品溶液的制备　精密称取在 120 ℃干燥至恒重的硫酸阿托品对照品 25 mg，置 25 mL 量瓶中，加水溶解并稀释至刻度，摇匀，精密量取 5 mL，置 100 mL 量瓶中，加水稀释至刻度，摇匀，即得。

(2)供试品溶液的制备　取本品 20 片，精密称定，研细，精密称取适量(约相当于硫酸阿托品 2.5 mg)，置 50 mL 量瓶中，加水振摇使硫酸阿托品溶解并稀释至刻度，用干燥滤纸滤过，收集续滤液，即得。

(3)测定方法　精密量取对照品溶液与供试品溶液各 2 mL，分别置预先精密加入氯仿 10 mL 的分液漏斗中，各加溴甲酚绿溶液[取溴甲酚绿 50 mg 与邻苯二甲酸氢钾 1.021 g，加 0.2 mol/L 氢氧化钠溶液 6.0 mL 使溶解，再加水稀释至 100 mL，摇匀，必要时应滤过]2.0 mL，振摇提取 2 min 后，静置使分层，分取澄清的氯仿液，置于 1 cm 吸收池中，在 420 nm 的波长处分别测定吸收度，将计算结果与 1.027 相乘，即得供试品中含有的$(C_{17}H_{23}NO_3)_2 \cdot H_2SO_4 \cdot H_2O$的重量。

实训八　阿司匹林片的质量检测

一、实训目的

1.掌握阿司匹林片的鉴别方法，含量测定的原理及方法。

2.熟悉含量测定时标示含量的计算方法。

3.了解称量、空白试验、滴定操作的要点。

二、实训原理

阿司匹林片的鉴别试验1是利用阿司匹林在中性或弱酸性条件下水解成游离水杨酸后，游离水杨酸可与 $FeCl_3$ 生成紫堇色配位化合物；鉴别试验2是利用阿司匹林分子结构中具有酯键，与碳酸钠试液共热，水解生成水杨酸钠和醋酸钠，放冷后用稀硫酸酸化，析出白色的水杨酸沉淀，并产生醋酸的臭气。

阿司匹林片用两步滴定法测定含量。原理如下：

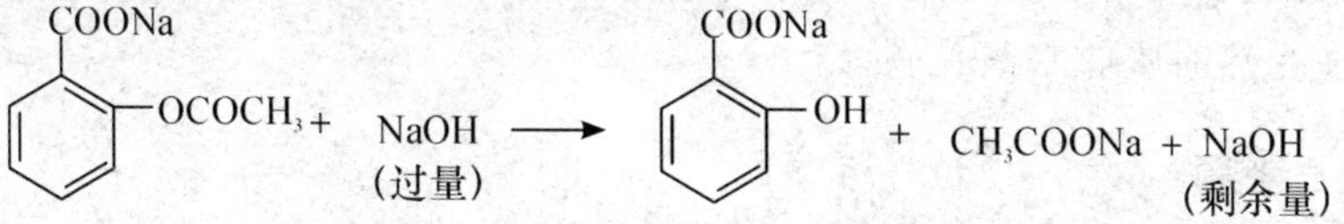

$$2NaOH\ (\text{剩余量}) + H_2SO_4 \longrightarrow Na_2SO_4 + 2H_2O$$

三、实训内容

(一)鉴别

①取本品的细粉适量(约相当于阿司匹林0.1 g)，加水10 mL，煮沸，放冷，加三氯化铁试液1滴，即显紫堇色。

②取本品的细粉适量(约相当于阿司匹林0.5 g)，加碳酸钠试液10 mL，振摇后，放置5 min，过滤，滤液煮沸2 min，放冷，加过量的稀硫酸，即析出白色沉淀，并发生醋酸的臭气。

(二)含量测定

1.测定方法

取阿司匹林片20片，精密称定；研细，精密称取适量(约相当于阿司匹林0.3 g)，置200 mL的锥形瓶中，加中性乙醇20 mL，振摇使阿司匹林溶解，加酚酞指示液3滴，滴加氢氧化钠滴定液(0.1 mol/L)至溶液显粉红色，再精密加氢氧化钠滴定液

40 mL，置于水浴上加热 15 mm，并振摇，迅速冷却至室温，用硫酸滴定液(0.05 mol/L)滴定至红色消失；每 1 mL 的氢氧化钠滴定液(0.1 mol/L)相当于 18.02 mg 的 $C_9H_8O_4$，并将滴定的结果用空白试验加以校正，即得。

2. 计算

硫酸标准溶液(0.05 mol/L)与阿司匹林的摩尔比为 0.5∶1，有

$$T=0.05\times(1/0.5)\times180.16=18.02(\text{mg/mL})$$

$$\text{标示量百分含量}=\frac{(V_0-V)\times F\times T\times\overline{W}}{m_s\times1\,000\times m_{\text{标示量}}}\times100\%$$

式中：V_0 为空白试验消耗硫酸滴定液体积(mL)；V 为样品测定试验消耗硫酸滴定液体积 (mL)；F 为硫酸滴定液浓度校正系数；T 为滴定度(mg/mL)；m_s 为供试品片粉取样量(g)；$\overline{W}$ 为平均片重(g)。

四、注意事项

①第一步加碱中和操作要快，避免阿司匹林在碱中水解，否则会使结果偏低。

②加碱、加热水解阿司匹林应不时振摇，保证水解完全，然后迅速冷却，尽量避免碱液在受热时吸收二氧化碳。

五、思考题

1. 测定阿司匹林片的含量时加入乙醇的目的是什么？
2. 测定阿司匹林片的含量时，为什么要做空白试验？

实训九　对乙酰氨基酚片溶出度的检查

一、实训目的

1. 掌握用转篮法测定溶出度方法。
2. 会溶出仪的使用。

二、实训原理

溶出度系指药物从片剂或胶囊剂等固体制剂在规定溶剂中溶出的速度和程度。凡检查溶出度的制剂，不再进行崩解时限检查。药物只有固体制剂中的活性成分溶解之后，才能为机体吸收。溶出度试验能有效地区分同一药物生物利用率的差异，是

控制固体制剂的重要指标之一。对乙酰氨基酚溶出度检查采用转篮法，对乙酰氨基酚的溶解度大小、辅料的亲水性程度和制片工艺都会影响制剂的溶出度。

三、实训内容

《中国药典》溶出度测定法（附录Ⅹ C）的第一种方法是转篮法，其仪器和操作方法如下。

1. 仪器装置

如图 6-1 所示。

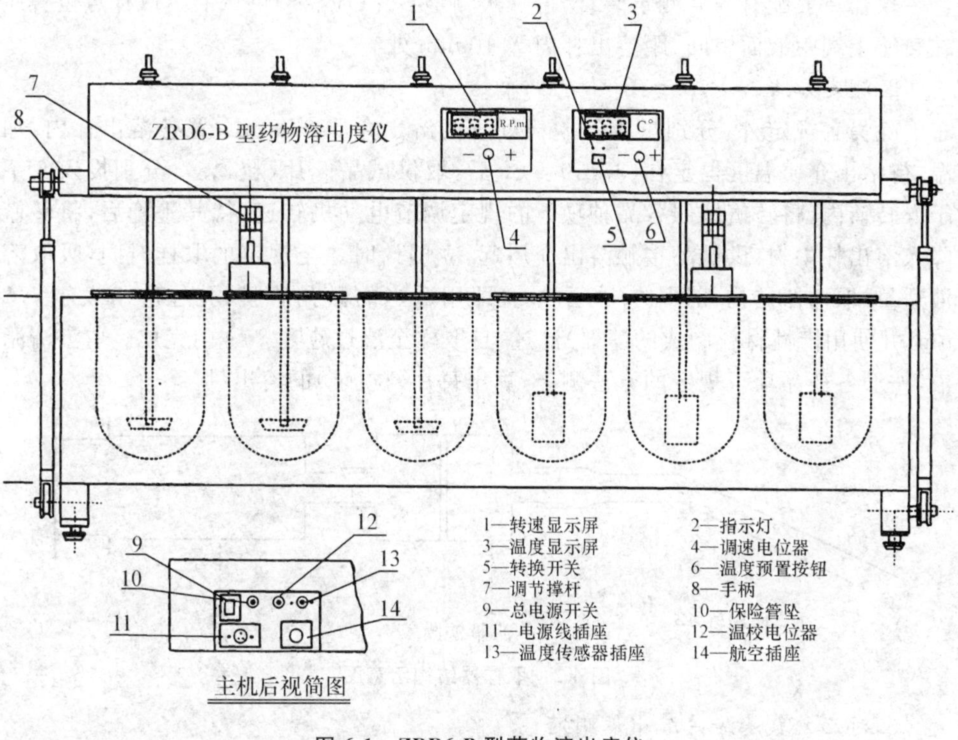

图 6-1　ZRD6-B 型药物溶出度仪

（1）转篮　分篮体与篮轴两部分，均为不锈钢金属材料制成。篮体 A 由不锈钢丝网编织的方孔筛网（丝径为 0.25 mm，网孔 0.40 mm）焊接而成，呈圆柱形，转篮内径为（20.2±1.0）mm，上、下两端都有金属边缘。篮轴 B 的直径为（9.75±0.35）mm，轴的末端连一金属片，作为转篮的盖，盖上有通气孔（孔径 2.0 mm），盖边为两层，上层直径与转篮外径相同，下层直径与转篮内径相同，盖上的三个弹簧片与中心呈 120°角。转篮旋转时摆动幅度不得超过±1.0 mm。

(2)溶出杯　由硬质玻璃或其他惰性材料制成的透明或棕色的，底部为半球形的 1 000 mL 的杯状容器，内径为(98±4)mm，高为(168±8)mm，溶出杯配有一有机玻璃盖子，防止溶液蒸发。盖上有适当的孔，中心孔为篮轴的位置，另一孔供取样或测温度用。为使操作容器保持恒温，应外套水浴，水浴的温度应能使容器内溶剂的温度保持在(37±0.5)℃。转篮底部距溶出杯的内底部的距离为(25±2)mm。

(3)篮轴　与电动机相连，转速在 50～200 r/min 可任意调节，稳速误差不超过±4%。运转时整套装置应保持平稳，均不能产生明显晃动或振动。转篮旋转时与溶出杯的垂直轴在任一点的偏离均不大于 2 mm，且摆动幅度不得偏离轴心 1.0 mm。

仪器一般配有 6 套测定装置，可一次测定 6 片(粒、袋)供试品。取样点位置应在转篮上端距液面中间，距溶出杯内壁 10 mm 处。

2. 测定方法

除另有规定外，分别量取经脱气处理的溶出介质 900 mL，置各溶出杯内，加温，待溶出介质温度恒定在(37±0.5)℃后，取供试品 6 片(粒、袋)，分别投入 6 个干燥转篮内，将转篮按照各品种项下的规定调节电动机转速，待其平稳后，将转篮降入溶出杯中，自供试品接触溶出介质起，立即计时。至规定的取样时间，吸取溶液适量(取样器结构如图 6-2 所示)，立即用适当的微孔滤膜(孔径应不大于 0.8 μm，并使用惰性材料制成的滤器)滤过，自取样至滤过应在 30 s 内完成。取澄清滤液，按照各药品项下规定的方法测定，算出每片(粒、袋)的溶出量。

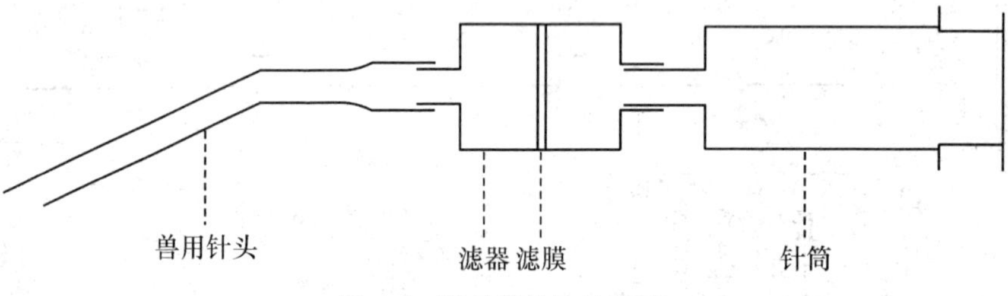

图 6-2　取样器结构示意图

3. 对乙酰氨基酚片溶出度测定

取本品，按照溶出度测定法(《中国药典》附录 Ⅹ C 第一法)，以稀盐酸 24 mL 加水至 1 000 mL 为溶剂，转速 100 r/min，经 30 min 时，取溶液 5 mL，滤过，精密量取续滤液 1 mL，加 0.04%氢氧化钠溶液稀释至 50 mL，摇匀，按照分光光度法(《中国药典》附录Ⅳ A)，在 257 nm 的波长处测定吸收度，按 $C_8H_9NO_2$ 的吸收系数($E_{1\,cm}^{1\%}$)为 715 计算出每片的溶出量。限度为标示量的 80%，应符合规定。

$$溶出质量(g)=\frac{A\times 500}{E_{1\,cm}^{1\%}} \tag{6-8}$$

$$溶出量=\frac{溶出质量}{标示量}\times 100\% \quad (6\text{-}9)$$

4.结果判定

符合下述条件之一者，可判为符合规定：

①6片(粒、袋)中，每片(粒、袋)的溶出量，按标示含量计算，均应不低于规定限度(Q)；

②6片(粒、袋)中，如有1～2片(粒、袋)低于Q，但不低于Q－10%，且其平均溶出量不低于Q；

③6片(粒、袋)中，有1～2片(粒、袋)低于Q，其中仅有1片(粒、袋)低于Q－10%，但不低于Q－20%，且其平均溶出量不低于Q时，应另取6片(粒、袋)复试；初、复试的12片(粒、袋)中1～3片(粒、袋)低于Q，其中仅有1片(粒、袋)低于Q－10%，但不低于Q－20%，且其平均溶出量不低于Q。

以上结果判断中所示的10%、20%是指相对于标示量的百分率(%)。

四、说明

①溶剂的脱气方法有煮沸脱气、真空脱气或超声脱气。

②滤过时可将滤膜预先装在圆形滤器中，将滤器旋紧，一端接注射器，另一端接取样针头或通向滤液接受器。取样时，将针头插至取样点抽取溶液的同时，使溶液经滤膜滤过。

五、思考题

1.哪些药品应测定溶出度？测定溶出度时必须严格控制哪些实验条件？

2.本实训中溶出量的计算公式中为何乘以500？

实训十　异烟肼片的质量检测

一、实训目的

1.熟悉异烟肼片鉴别方法。

2.掌握溴酸钾法的原理和操作方法。

二、实训原理

利用酰肼基的还原性，在强酸性溶液中，可用溴酸钾直接滴定异烟肼。化学计量点后，稍过量的BrO_3^-与反应生成的Br^-作用产生Br_2，使溶液呈浅黄色而自身指示终点。但灵敏度不高，通常加入甲基橙或甲基红为指示剂，终点前指示剂在酸性溶液中呈红色，化学计量点后，微量的 Br_2 氧化破坏指示剂使红色骤然褪去，指示终点。

三、实训内容

(一)鉴别

取本品的细粉适量(约相当于异烟肼 0.1 g)，加水 10 mL，振摇，滤过，滤液置试管中，加氨制硝酸银试液 1 mL，即发生气泡，产生黑色浑浊，并在试管壁上生成银镜。

(二)含量测定

1. 测定方法

含量测定方法见本章第二节。

2. 计算公式

$$C_6H_7N_3O\text{标示百分含量}=\frac{V\cdot T\cdot F}{W\cdot\frac{25}{100}}\times\frac{\overline{W}}{m_{\text{标示量}}}\times100\%$$

式中：V 为消耗的溴酸钾滴定液的体积(mL)；T 为滴定度(mg/mL)；F 为溴酸钾滴定液的浓度校正系数；$\overline{W}$ 为平均片重(g)；W 为供试品的取样量(g)。

四、注意事项

①甲基橙的褪色反应不可逆，因此滴定过程中应充分搅拌、缓缓滴定，以免溶液中溴酸钾局部过浓而破坏指示剂，使终点提前。

②使用本法时滴定液中含适量的盐酸是获得定量反应的基本条件，稀释度对指示剂反应速度有影响。盐酸用量为 20 mL 时，加水 25 mL，指示剂的颜色经 5 min未褪，加水 30 mL，褪色时间约为 45 s，当加水 70 mL 以上时，褪色时间在 2 s 以内。在测定中加水 75 mL，则可获得理想的终点指示。

五、思考题

溴酸钾滴定异烟肼时，滴定速度过快有哪些影响？

实训十一　硫酸阿托品片的质量检测

一、实训目的

1. 掌握托烷生物碱类及硫酸盐的鉴别反应。

2. 掌握酸性染料比色法的基本原理及操作要点。

3. 正确使用紫外-可见分光光度计。

二、基本原理

硫酸阿托品是莨菪醇和消旋莨菪酸的酯，水解后生成莨菪醇和消旋莨菪酸。莨菪酸与发烟硝酸共热，生成黄色的三硝基衍生物，冷后加醇制氢氧化钾，形成醌式结构而显深紫色。

硫酸盐与氯化钡反应，生成硫酸钡白色沉淀，该沉淀不溶于盐酸或硝酸，硫酸盐不与盐酸生成白色沉淀(与硫代硫酸盐相区别)。硫酸盐与醋酸铅反应，生成硫酸铅白色沉淀，硫酸铅与醋酸铵作用，生成醋酸铅而溶解。

在 pH 值为 5.6 的缓冲溶液中，阿托品(B)与氢离子结合成盐(BH^+)，酸性染料溴甲酚绿在此 pH 值下解离为阴离子(In^-)，与上述阳离子定量地结合成黄色配位化合物($BH^+ \cdot In^-$)，并被氯仿定量地提取，于 420 nm 处测定氯仿提取液的吸收度，与对照品比较，求得硫酸阿托品的含量。

三、实训操作

(一)鉴别

取本品的细粉适量(约相当于硫酸阿托品 1 mg)，置分液漏斗中，加氨试液 5 mL，混匀，用乙醚 10 mL 振摇提取后，分取乙醚层，置白瓷皿中，挥尽乙醚后，残渣显托烷生物碱类的鉴别反应。

(二)含量测定

1. 测定方法

测定方法见本章第二节。

2. 计算

(1)换算因数　测定法中换算因数 1.027，系 1 g 无水硫酸阿托品相当于含水硫酸阿托品的量(g)，可由下式求得：

$$\frac{(C_{17}H_{23}NO_3)_2 \cdot H_2SO_4 \cdot H_2O\text{的相对分子质量}}{(C_{17}H_{23}NO_3)_2 \cdot H_2SO_4\text{的相对分子质量}}=\frac{694.84}{676.84}=1.027$$

(2)标示百分含量公式

$$\text{标示量百分含量}=\frac{A_x}{A_r}\times c_r\times V\times 1.027\times\frac{\text{平均片重}}{\text{标示量}}\times 100\%$$

式中：A_x 为供试品溶液的吸收度；A_r 为对照品溶液的吸收度；c_r 为对照品溶

液的浓度（mg/mL）；V 为样品稀释体积（mL）。

四、注意事项

①酸性染料比色法中所用的试液、指示液、溶剂等均应用吸量管精密量取。

②对照品与供试品应平行操作，包括振摇的方法、次数、速度、力度以及放置的时间等均应一致。

③分液漏斗应干燥无水。分取澄清的氯仿提取液时，应弃去初滤液。

④所用比色杯应检查是否配对，比色杯装液后严格要求内外清洁透明，若有气泡或颗粒应重装。

⑤接触过氯仿提取液的容器，使用完毕均应先以醇洗，然后水洗，再以温热的清洁液处理，洗净备用。

五、思考题

1. 酸性染料比色法测定生物碱含量的基本原理是什么？

2. 酸性染料比色法成败的关键是什么？影响实训操作的主要因素有哪些？

思考题与习题

1. 检查阿司匹林中游离水杨酸利用的是什么原理？原料药已控制水杨酸含量，片剂仍进行水杨酸检查，且限量不同，为什么？

2. 阿司匹林片剂的含量测定为什么采用两步滴定法，该滴定反应滴定度如何计算？

3. 取标示量为 0.5 g 阿司匹林供试品 10 片，称出总重为 5.076 80 g，研细后，精密称取 0.357 6 g，按药典规定用两次加碱剩余碱量法测定。消耗硫酸滴定液（0.050 20 mol/L）22.92 mL，空白试验消耗该硫酸滴定液 39.84 mL，求阿司匹林的含量为标示量的多少？

4. 取标示量为 0.25 g 的丙磺舒片 10 片，总重为 7.961 0 g，研细，精密称出 191.1 mg，按药典规定加含盐酸的乙醇准确配成 200 mL，滤过，取续滤液 5 mL，用含盐酸的乙醇稀释为 100 mL。按分光光度法在 249 nm 波长处测得吸收度为 0.492。按 $C_{13}H_{19}NO_4S$ 的吸收系数（$E_{1\,cm}^{1\%}$）为 338，计算丙磺舒的含量，按标示量表示为多少？

5. 简述片剂的常规检查内容，各检查内容的基本要求是什么？

6. 简述片剂中常见辅料有哪些，各辅料对分析的干扰及其排除方法是什么？

7. 异烟肼片含量测定方法如下：取本品 20 片，精密称定，研细，精密称取适量（约相当于异烟肼 0.2 g）置 100 mL 量瓶中，加水适量，振摇使溶解并稀释至刻度，摇匀，滤过，精密量取续滤液 25 mL，加水 50 mL，盐酸（含 HCl 9.5%～10.5%）20 mL 以与甲基橙指示液 1 滴，用溴酸钾滴定液（0.016 67 mol/L）滴定至粉红色消失，计算供试品标示量百分含量[每 1 mL 的溴酸钾滴定液（0.016 67 mol/L）相当于 3.429 mg 的 $N_6H_7N_3O$]。

8. 酸性染料比色法操作中的关键问题是什么？为什么？

9. 用酸性染料比色法测定生物碱类药物，有机溶剂萃取测定的有色物是(　　)。

A. 生物碱盐　　B. 指示剂

C. 离子对　　D. 游离生物碱

E. 离子对和指示剂的混合物

第七章　注射剂的质量检测

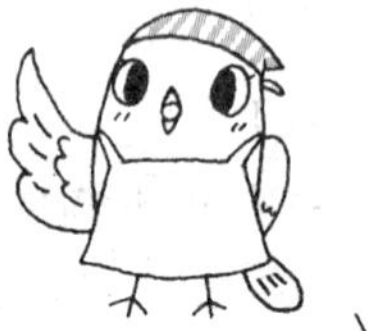

知识目标

- 熟悉注射剂的定义、类型及组成；
- 掌握注射剂质量检测的步骤及常规的检查方法；
- 掌握注射剂中常见附加剂对含量测定的干扰及其排除方法；
- 掌握注射剂含量计算的表示方法。

技能目标

- 会维生素C注射液、盐酸普鲁卡因注射液和甲硝唑注射液的质量检测。

第一节　注射剂的质量检测

一、注射剂的定义

注射剂系指药物与适宜的溶剂或分散介质制成的供注入体内的溶液、乳状液或混悬液及供临用前配成或稀释成溶液或混悬液的粉末或浓溶液的无菌制剂。

二、注射剂的分类

注射剂可分为注射液、注射用无菌粉末和注射用浓溶液。根据医疗上的需要，注射剂的给药途径主要有静脉注射、脊椎腔注射、肌内注射、皮下注射和皮内注射五种。注射剂的特殊给药途径决定了其质量必须严格控制。

1. 注射液

为药物制成的供注射入体内用的无菌溶液型注射液、乳状液注射液或混悬注射液，可用于肌内注射、静脉注射、静脉滴注等。其中，供静脉滴注的大体积（一般不小于 100 mL）注射液也称为静脉输液。

注射液一般是由原料药溶解或分散于适宜的溶剂中，配成一定的浓度，经滤过、灌封、灭菌而制成。其组成主要包括两个部分：主药和溶剂。另外还需要适当添加一些附加剂。

注射剂的溶剂包括水性溶剂、注射用油和其他非水性溶剂等。最常用的水性溶剂是注射用水、0.9%氯化钠溶液、5%葡萄糖溶液或其他适宜的水溶液；常有的油溶剂是注射用大豆油；非水溶剂主要有乙醇、甘油、丙二醇、聚乙二醇和二甲基乙酰胺等。

2. 注射用无菌粉末

注射用无菌粉末简称粉针，是指药物制成的供临用前用适宜的无菌溶液配制成澄清溶液或均匀混悬液的无菌粉末或无菌块状物。可用适宜的注射用溶剂配制后注射，也可用静脉输液配制后静脉滴注。

注射用无菌粉末可分为两种，一种是将原料精制成无菌粉末，并在无菌条件下直接进行分装；另一种是将药物制成灭菌水溶液，进行无菌分装，然后进行冷冻干燥，在无菌条件下密封制成注射用粉末，也称冻干品。

根据生产工艺条件和药物性质的不同，将冷冻干燥法制得的粉末称为注射用冷冻干燥制品，而用其他方法如无菌溶剂结晶法或喷雾干燥法制得的粉末称为注射用无菌分装产品。

3. 注射用浓溶液

注射用浓溶液是指药物制成的、临用前需稀释的、供静脉滴注用的无菌浓溶液，也是由药物和溶剂组成。

三、注射剂的检测步骤

在注射剂分析之前，首先要观察注射液的色泽和可见异物，依据《中国药典》的规定，检测一般按照以下步骤进行：

性状→鉴别→杂质检查→pH 值及常规检查（包括生物学检查）→含量测定

四、注射剂的常规检查

《中国药典》规定注射剂的常规检查包括注射液的 pH 值测定，注射液的装量或最低装量、无菌粉末的装量差异、可见异物、不溶性微粒检查，热原或细菌内毒素检查和无菌检查等。

(一)pH值

注射剂应具有与血液(血液的pH值是7.4)相等或相近的pH值,一般控制在4～9的范围内。pH值测定是注射剂检查的重要指标之一。

除另有规定外,水溶液的pH值应该用以玻璃电极为指示电极、饱和甘汞电极为参比电极的酸度计进行测定。酸度计应定期进行计量检定,并符合国家有关规定。测定前,应采用下列标准缓冲液校正仪器,也可用国家标准物质管理部门发放的标示pH值准确调至0.01 pH单位的各种标准缓冲液校正仪器。

1.仪器校正用的标准缓冲液

(1)草酸盐标准缓冲液　精密称取在(54±3)℃干燥4～5 h的草酸三氢钾12.71 g,加水使溶解并稀释至1 000 mL。

(2)苯二甲酸盐标准缓冲液　精密称取在(115±5)℃干燥2～3 h的邻苯二甲酸氢钾10.21 g,加水使溶解并稀释至1 000 mL。

(3)磷酸盐标准缓冲液　精密称取在(115±5)℃干燥2～3 h的无水磷酸氢二钠3.55 g与磷酸二氢钾3.40 g,加水使溶解并稀释至1 000 mL。

(4)硼砂标准缓冲液　精密称取硼砂3.81 g(注意避免风化),加水使溶解并稀释至1 000 mL,置聚乙烯塑料瓶中,密塞,避免空气中二氧化碳进入。

(5)氢氧化钙标准缓冲液　于25 ℃,用无二氧化碳的水制备氢氧化钙的饱和溶液,取上清液使用。存放时应防止空气中二氧化碳进入,一旦出现浑浊,应弃去重配。

上述标准缓冲溶液必须用pH值基准试剂配制。不同温度时各种标准缓冲液的pH值见表7-1。

表7-1　酸度计校正用标准缓冲液及其pH值

温度/℃	草酸盐标准缓冲液	苯二甲酸盐标准缓冲液	磷酸盐标准缓冲液	硼砂标准缓冲液	氢氧化钙标准缓冲液
0	1.67	4.01	6.98	9.64	13.43
5	1.67	4.00	6.95	9.40	13.21
10	1.67	4.00	6.92	9.33	13.00
15	1.67	4.00	6.90	9.28	12.81
20	1.68	4.00	6.88	9.23	12.63
25	1.68	4.01	6.86	9.18	12.45
30	1.68	4.02	6.85	9.14	12.29
35	1.69	4.02	6.84	9.10	12.13
40	1.69	4.04	6.84	9.07	11.98
45	1.70	4.05	6.83	9.04	11.84
50	1.71	4.06	6.83	9.01	11.71
55	1.72	4.08	6.83	8.99	11.57
60	1.72	4.09	6.84	8.96	11.45

2. 注意事项

测定 pH 值时，应严格按仪器的使用说明书操作，并注意下列事项：

①测定前，按各品种项下的规定，选择两种 pH 值约相差 3 个 pH 单位的标准缓冲液，并使供试液的 pH 值处于二者之间。

②取与供试液 pH 值较接近的第一种标准缓冲液对仪器进行校正(定位)，使仪器示值与表列数值一致。

③仪器定位后，再用第二种标准缓冲液核对仪器示值，误差应不大于±0.02 pH 单位。若大于此偏差，则应小心调节斜率，使示值与第二种标准缓冲液的表列数值相符。重复上述定位与斜率调节操作，至仪器示值与标准缓冲液的规定数值相差不大于 0.02 pH 单位。否则，需检查仪器或更换电极后，再行校正至符合要求。

④每次更换标准缓冲液或供试液前，应用纯化水充分洗涤电极，然后将水吸尽，也可用所换的标准缓冲液或供试液洗涤。

⑤在测定高 pH 值的供试品和标准缓冲液时，应注意碱误差的问题，必要时选用适当的玻璃电极测定。

⑥对弱缓冲液(如水)的 pH 值测定，先用苯二甲酸盐标准缓冲液校正仪器后测定供试液，并重新取供试液再测，直至 pH 值的读数在 1 min 内改变不超过±0.05 为止，然后再用硼砂标准缓冲液校正仪器，再如上法测定；两次 pH 值的读数相差应不超过 0.1，取两次读数的平均值为其 pH 值。

⑦配制标准缓冲液与溶解供试品的水，应是新沸过并放冷至室温的纯化水，其 pH 值应为 5.5～7.0。

⑧标准缓冲液一般可保存 2～3 个月，但发现有浑浊、发霉或沉淀等现象时，不能继续使用。

(二)装量

注射液及注射用浓溶液按照下述方法检查，应符合规定。

《中国药典》规定注射液的标示装量为不大于 2 mL 者取供试品 5 支，2 mL 以上至 50 mL 者取供试品 3 支。开启时应注意避免损失，将内容物分别用相应体积的干燥注射器及注射针头抽尽，然后注入经标化的量具内(量具的大小应使待测体积至少占其额定体积的 40%)，在室温下目视检查。测定油溶液和混悬液的装量时，应先加温摇匀，再用干燥注射器及注射针头抽尽，同前法操作，放冷，检视。每支装量均不得少于其标示量。

为保证注射用量不少于标示量，应适当增加装量。除另有规定外，供多次用量的注射液，每一容器的装量不得超过10次注射量，增加的装量应能保证每次注射用量。

（三）最低装量

标示装量为50 mL以上的注射液及注射用浓溶液按照最低装量检查法检查，应符合表7-2中规定。检查方法如下：

取供试品5个（50 mL以上者3个），开启时应注意避免损失，将内容物分别用相应体积的干燥并预经标化的注射器（包括注射针头）抽尽（50 mL以上者可倾入预经标化的干燥量筒中），黏稠液体倾出后，将容器倒置15 min，尽量倾净。读出每个容器内容物的装量，并求其平均装量，均应符合规定。如有1个容器装量不符合规定，则另取5个（或3个）复试，应全部符合规定。

表7-2　注射剂最低装量限度

标示装量	普通液体		黏稠液体	
	平均装量	每个容器的装量	平均装量	每个容器的装量
50 mL	不少于标示装量	不少于标示装量95%	不少于标示装量95%	不少于标示装量90%
50 mL以上	不少于标示装量	不少于标示装量97%	不少于标示装量95%	不少于标示装量93%

（四）装量差异

注射用无菌粉末照下述方法检查，应符合表7-3中规定。

取供试品5瓶（支），除去标签、铝盖，容器外壁用乙醇洗净，干燥，开启时注意避免玻璃屑等异物落入容器中，分别迅速精密称定，倾出内容物，容器可用水或乙醇洗净，在适宜条件下干燥后，再分别称定每一容器的重量，求出每瓶（支）的装量与平均装量。每瓶（支）中的装量与平均装量相比较，应符合规定。如有1瓶（支）不符合规定，应另取10瓶（支）复试，应符合规定。

表7-3　注射用无菌粉末装量差异限度

平均装量	装量差异限度/%	平均装量	装量差异限度/%
0.05 g及0.05 g以下	±15	0.15 g以上至0.50 g	±7
0.05 g以上至0.15 g	±10	0.50 g以上	±5

凡规定检查含量均匀度的注射用无菌粉末，可不再进行装量差异检查。

（五）可见异物

可见异物是指存在于注射剂中，在规定条件下目视可以观测到的不溶性物质，其粒径或长度通常大于 50 μm。注射剂应在符合药品生产质量管理规范(GMP)的条件下生产,产品在出厂前应采用适宜的方法逐一检查并同时剔除不合格产品。

检查分为自检和抽检两种。自检是在生产过程中的检查,应逐支(瓶)进行。抽检是药检部门进行的检查。实验室检测时应避免引入可见异物。当供试品溶液的容器不适于检测(如不透明、不规则形状容器等),需转移至专用玻璃容器中时,均应在 100 级的洁净环境(如层流净化台)中进行。

可见异物检查法有两种:灯检法和光散射法。一般常用灯检法,灯检法不适用的品种(如用有色透明容器包装或液体色泽较深的品种)应选用光散射法。

1. 灯检法

灯检法应在暗室中进行。

(1)检查的装置　如图 7-1 所示,为装有日光灯的伞棚式装置。

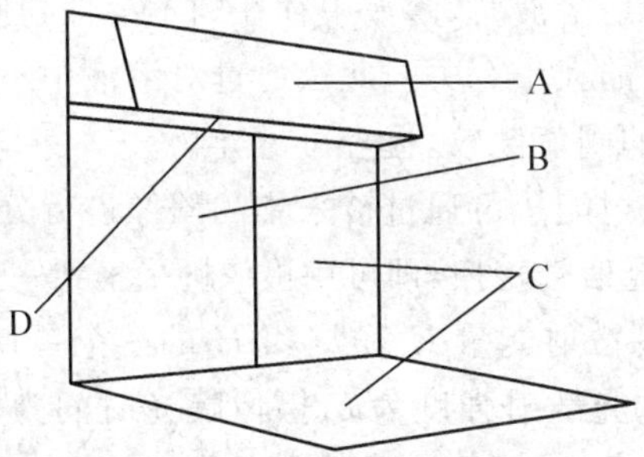

A 为带有遮光板的日光灯光源,照度可在 1 000～4 000 lx 范围内调节;
B 为不反光的黑色背景;
C 为不反光的白色背景和底部(供检查有色异物);
D 为反光的白色背景(指遮光板内侧)。

图 7-1　装有日光灯的伞棚式装置

(2)检查人员条件　要求远距离和近距离视力测验,均应为 4.9 或 4.9 以上(矫正后视力应为 5.0 或 5.0 以上);应无色盲。

(3)检查方法　除另有规定外,取供试品 20 支(瓶),除去容器标签,擦净容器外壁,轻轻旋转和翻转容器使药液中存在的可见异物悬浮(注意不能使药液产生气泡),必要时将药液转移至洁净透明的专用玻璃容器内,置供试品于遮光板边缘处,在明视距离(指供试品至人眼的距离,通常为 25 cm),分别在黑色和白色背景下,手持供试品颈部使药液轻轻翻转,目视检查。

无色注射液的检查,光照度应为 1 000～1 500 lx;透明塑料容器有色注射液的检查,光照度应为 2 000～3 000 lx;混悬型注射液光照度应为 4 000 lx,仅检查色块、纤毛等可见异物。

(4)结果判定

①溶液型静脉用注射液、注射用浓溶液　20支(瓶)供试品中,均不得检出可见异物。如检出可见异物的供试品不超过1支(瓶),应另取20支(瓶)同法检查,均不得检出,否则为不合格。

②混悬型注射液　20支(瓶)供试品中,均不得检出色块、纤毛等可见异物。

③溶液型非静脉用注射液、注射用无菌粉末和供注射用无菌原料药　按国务院药品监督管理部门的有关规定执行。

不得发现有肉眼能见到的白块、纤维等异物,抽检的不合格率不得超过5%。如检查超过规定,则加倍抽样复检,复检结果不超过规定,仍按合格判断。贮存期的不合格率不得超过7.5%。

2.光散射法

当一束单色激光照射溶液时,溶液中存在的不溶性物质使入射光发生散射,散射的能量与不溶性物质的大小有关。此法通过对溶液中不溶性物质引起的光散射能量的测量,并与规定的阈值比较,检查可见异物。

不溶性物质的光散射能量可通过被采集的图像进行分析。设不溶性物质的光散射能量为E,通过光电信号转换,即可用摄像机采集到一个锥体高度为H、直径为D的相应立体图像,得到散射能量E为D和H的一个单调函数,即$E=f(D,H)$。同时,假设不溶性物质的光散射强度为q,摄像曝光时间为T,则又有$E=g(q,T)$。由此可以得出图像中的D与g、T之间的关系为$D=\omega(q,T)$,也为一个单调函数。在测定图像中的D值后,即可根据函数曲线计算出不溶性物质的光散射能量。

(1)仪器装置和检测原理　仪器由旋瓶装置、激光光源、图像采集器、数据处理系统和终端显示系统组成,并配有自动上瓶和下瓶装置。

供试品通过上瓶装置被送至旋瓶装置,旋瓶装置应能使供试品沿垂直中轴线高速旋转一定时间后迅速停止,同时激光光源发出的均匀激光束照射在供试品上。当药液涡流基本消失,瓶内药液因惯性继续旋转,图像采集器在特定角度对旋转药液中悬浮的不溶性物质引起的散射光能量进行连续摄像,采集图像不少于75幅,数据处理系统对采集的序列图像进行处理,然后根据预先设定的阈值自动判定超过一定大小的不溶性物质的有无,或在终端显示器上显示图像供人工判定,同时记录检测结果,指令下瓶装置自动分捡合格与不合格供试品。

(2)仪器校准　仪器应具备自动校准功能,在检测供试品前可采用标准粒子进行校准。

除另有规定外,分别用粒径为40 μm和60 μm的标准粒子对仪器进行标定。根据标定结果得到曲线方程并计算出与粒径50 μm相对应的检测像素值。当把检测像素参数设定为与粒径 50 μm 相对应的数值时，对 60 μm 的标准粒子溶液测定 3 次，应均能检出。

(3)检查方法　除另有规定外，从仪器提供的菜单中选择与供试品规格相应的测定参数，并根据供试品瓶体大小对参数进行适当调整后，将供试品检测 3 次。凡仪器判定有 1 次不合格者，用灯检法确认。本法适用于有色透明容器包装或液体色泽较深等灯检法检查困难的品种。

一般情况下，取样视窗的左右边线和底线应与瓶体重合，上边线与液面的弯月面成切线。旋转时间的设置应能使液面漩涡到底，以能带动固体物质悬浮并消除气泡。静置时间的设置应尽可能短，但不能短于液面漩涡平复的时间，以避免气泡干扰，同时也保证摄像启动时固体物质仍在转动。嵌瓶松紧度参数与瓶底直径(mm)基本相同，可根据安瓿质量调整，如瓶体不平正，转动时瓶体摇动幅度较大，气泡易产生，则应将嵌瓶松紧度调大以减小摇动，但同时应延长旋转时间，使漩涡仍能到底。

(4)结果判定　除另有规定外，取供试品 20 支(瓶)，除去不透明标签，擦净污渍，置仪器上瓶装置上，启动仪器并记录检测结果，应不得检出可见异物。如经确认检出可见异物不超过 1 支(瓶)，则另取 20 支(瓶)同法复试，均不得检出。

(六)不溶性微粒

本法系在可见异物检查符合规定后，用以检查溶液型静脉用注射剂中不溶性微粒的大小及数量。可见异物检查由于采用目视检查的方法只能检出 50 μm 以上的微粒，较小的则难以检出。《中国药典》规定供静脉滴注用注射液(装量为 100 mL以上者)，需检查不溶性微粒。

检查不溶性微粒有两种方法：光阻法和显微计数法。除另有规定外，不溶性微粒检查一般先采用光阻法(一法)，当光阻法测定结果不符合规定或供试品不适于用光阻法测定时，应采用显微计数法(二法)进行复验或测定，并以显微计数法的测定结果作为判定依据。光阻法不适用于黏度过高和易析出结晶的制剂，也不适用于进入传感器时容易产生气泡的注射剂。对于黏度过高，采用两种方法都无法测定的注射液，可用适宜的溶剂经适量稀释后再测定。

本检查法不适用于乳液型、混悬型等注射液。

不溶性微粒检查的试验操作环境要求应不得引入微粒，测定前的操作应在层流净化台中进行。玻璃仪器和其他所需的用品均应洁净、无微粒。本法所用微粒检查用(水或其他适宜溶)剂，使用前须经不大于 1.0 μm 的微孔滤膜滤过。

取微粒检查用水(或其他适宜溶剂)50 mL，按相应检查法项下规定的方法测定。光阻法要求每 10 mL 中含 10 μm 以上的不溶性微粒应在 10 粒以下，含 25 μm 以上的不溶性微粒应在 2 粒以下；显微计数法要求每 50 mL 中含 10 μm 以上的不溶性微粒应在 20 粒以下；含 25 μm 以上的不溶性微粒应在 5 粒以下，否则表明微粒检查用水（或其他适宜溶剂）、玻璃仪器或试验环境不适于进行微粒检查，应重新处理，检测符合规定后方可进行供试品检查。

1. 光阻法

当液体中的微粒通过一窄小的检测区时，与液体流向垂直的入射光，由于被微粒阻挡而减弱，因此由传感器输出的信号降低，这种信号变化与微粒的截面积成正比，光阻法检查注射剂中不溶性微粒即依据此原理。

（1）仪器装置　仪器通常包括取样器、传感器和数据处理器 3 部分。测量粒度范围应为 2～50 μm，检测微粒浓度为 0～5 000 个/mL。所用仪器每 6 个月应至少校正一次。

（2）检查方法

①标示量为 25 mL 或 25 mL 以上的静脉用注射液　除另有规定外，取供试品（不少于 3 个容器），用水将容器外壁洗净，小心翻转 20 次，使溶液混合均匀，小心开启容器，先倒出部分供试品溶液冲洗开启口及取样杯，再将供试品溶液倒入取样杯中，超声处理（80～120 W）30 s 脱气或静置适当时间脱气后，置于取样器上。开启搅拌或手动缓缓转动，使溶液均匀（避免气泡产生），依法测定至少 3 次，每次取样应不少于 5 mL，记录数据；另取至少 2 个供试品，同法测定。每个供试品第一次数据不计，取后续测定结果的平均值计算。

②标示量为 25 mL 以下的静脉用注射液　除另有规定外，取适当数量的供试品（折合总量不少于 20 mL），用水将容器外壁洗净，小心翻转 20 次，使溶液混合均匀，超声处理（80～120 W）30 s 脱气或静置适当时间脱气后，小心开启容器，直接将容器置于取样器上，不加搅拌，依次由仪器直接抽取每个容器中的全部溶液，分别依法测定，弃去第一个容器的读数，取后续测定结果的平均值，即得。

也可采用适宜的方法，在净化台上小心合并数个容器的内容物（折合总量不少于 20 mL）置于取样杯中，超声处理（80～120 W）30 s 脱气或静置适当时间脱气后，开启搅拌或手动缓缓转动，依法测定 3 次，每次体积应该不少于 5 mL，第一次数据弃去，取后续测定结果的平均值，计算每个容器所含微粒数。

③供静脉注射用无菌粉末及注射用浓溶液　除另有规定外，取供试品（不少于 3 个容器），用水将容器外壁洗净，小心打开瓶盖，加入适量微粒检查用水或适宜的溶剂，小心盖上瓶盖，缓慢振摇使内容物溶解（注射用浓溶液直接操作），超声处理（80～120 W）30 s 脱气或静置适当时间脱气后，小心开启容器，直接将容器置于取样器上，不加搅拌，由仪器直接抽取每个容器中的全部溶液，分别依法测定，弃去第

一个容器的读数，取后续测定结果的平均值计算。

也可采用适宜的方法，在净化台上小心合并数个容器的内容物(折合总量不少于 25 mL)置于取样杯中，超声处理(80～120 W)30 s 脱气或静置适当时间脱气后，开启搅拌或手动缓缓转动，依法测定 3 次，每次体积应该不少于 5 mL，第一次数据弃去，取第二次、第三次测定结果的平均值，按每个容器所含微粒数计，即得。

(3)结果判定

①标示装量为 100 mL 或 100 mL 以上的静脉用注射液　除另有规定外，每 1 mL 中含 10 μm 以上的微粒不得超过 25 粒，含 25 μm 以上的微粒不得超过 3 粒。

②标示装量为 100 mL 以下的静脉用注射液、静脉注射用无菌粉末及注射用浓溶液　除另有规定外，每个供试品容器中含 10 μm 以上的微粒不得过 6 000 粒，含 25 μm 以上的微粒不得过 600 粒。

2. 显微镜计数法

(1)仪器装置　仪器通常包括层流净化台、显微镜、微孔滤膜及其滤器、平皿等。

层流净化台　高效空气过滤器孔径 0.45 μm，气流方向由里向外，应定期检查风速及净化台上空气中的微粒数。

显微镜　双筒大视野显微镜，目镜内附标定的测微尺(每格 0.05～0.1 mm)。坐标轴前后、左右移动范围均应大于 30 mm，显微镜装置内附有光线投射角度、光强度均可调节的照明装置。检测时放大 100 倍。

微孔滤膜　白色，孔径 0.45 μm、直径 25 mm 或 13 mm，一面印有间隔 3 mm 的格栅，膜上如有 10 μm 以上的不溶性微粒，应在 5 粒以下，并不得有 25 μm 以上的微粒，必要时可用微粒检查用水冲洗使其符合要求。

检查前的准备　试验环境检测符合规定后，在层流净化台上将滤器用微粒检查用水(或其他适宜溶剂)冲洗至洁净，用平头无齿镊子夹取测定用滤膜，用微粒检查用水(或其他适宜溶剂)冲洗后，置滤器托架上，固定滤器，倒置，反复用微粒检查用水(或其他适宜溶剂)冲洗滤器内壁，沥干后安装在抽滤瓶上，备用。

(2)检查方法

①标示装量为 25 mL 或 25 mL 以上的静脉用注射液　除另有规定外，取供试品，用水将容器外壁洗净，在净化台上小心翻转 20 次，使溶液混合均匀，立即小心开启容器，用适宜的方法抽取或量取供试品溶液25 mL，沿滤器内壁缓慢注入预处理好的滤过器中，静置 1 min，缓缓抽滤至滤膜近干，再用微粒检查用水 25 mL，沿滤器内壁缓缓注入，洗涤并抽滤至滤膜近干，然后用平头镊子将滤膜移置平皿上(必要时可涂抹极薄层的甘油使滤膜平整)，微启盖子使滤膜适当干燥后，将平皿闭合，置显微镜载物台上，调好入射光，放大 100 倍进行显微测量，调节显微镜至滤膜格栅清晰，

移动坐标轴，分别测定有效滤过面积上最长粒径大于 10 μm 和 25 μm 的微粒数。

②标示装量为 25 mL 以下的静脉用注射液　除另有规定外，取供试品，用水将容器外壁洗净，在净化台上小心翻转 20 次，使溶液混匀，立即小心开启容器，用适宜的方法直接抽取每个容器中的全部溶液，沿滤器内壁缓缓注入预处理好的滤器（滤膜直径为 13 mm）中，参照上述①操作测定。

③供静脉注射用无菌粉末及注射用浓溶液　除另有规定外，参照光阻法中的检查方法制备供试品溶液，之后操作同上述①。

（3）结果判定

①标示装量为 100 mL 或 100 mL 以上的静脉用注射液　除另有规定外，每 1 mL 中含 10 μm 以上的微粒不得超过 12 粒，含 25 μm 以上的微粒不得超过 2 粒。

②标示装量为 100 mL 以下的静脉用注射液、供静脉注射用无菌粉末及注射用浓溶液　除另有规定外，每个供试品容器中含 10 μm 以上的微粒不得超过 3 000 粒，含 25 μm 以上的微粒不得超过 300 粒。

（七）热原或细菌内毒素

热原检查系将一定剂量的供试品，静脉注入家兔体内，在规定时间内，观察家兔体温升高的情况，以判定供试品中所含热原的限度是否符合规定。

细菌内毒素检查法系利用鲎试剂来检测或量化由革兰氏阴性菌产生的细菌内毒素，以判断供试品中细菌内毒素的限量是否符合规定的一种方法。

热原是指药品中含有的能引起体温升高的杂质。《中国药典》规定，供静脉滴注用的注射剂以及容易感染热原的品种，按各品种项下的规定，照热原检查法或细菌内毒素检查法进行检查，应符合规定。

热原和细菌内毒素检查均为控制引起体温升高的杂质，检查时选其中一种即可。

（八）无菌检查

无菌检查是检查注射剂以及其他要求无菌的品种是否无菌的一种方法，应在洁净度 100 级单向流空气区域内进行，其全过程应严格遵守无菌操作，防止微生物感染。检查中应取相应溶剂和稀释剂同法操作，作为阴性对照。《中国药典》中规定的无菌检查法有两种：①直接接种法，适用于非抗菌作用的供试品；②薄膜过滤法，适用于有抗菌作用的供试品。

此外，《中国药典》还规定，注射剂应按各品种项下的规定，按照无菌检查法进行检查，也应符合规定。

五、注射剂中常见附加剂的干扰及其排除

（一）常见的附加剂

注射剂中的附加剂种类较多，其主要作用是保持药液稳定，减少对人体组织的刺激。常用的附加剂有酸度调节剂、渗透压调节剂、助溶剂、抗氧剂（如亚硫酸钠、亚硫酸氢钠、焦亚硫酸钠和硫代硫酸钠）、抑菌剂（如三氯叔丁醇、苯酚等）、止痛剂（如苯甲醇）、冻干制剂中的赋形剂（如甘露醇或山梨醇）等。

（二）附加剂的干扰和排除

1. 抗氧剂的干扰与排除

注射剂中常用的抗氧剂有亚硫酸钠、亚硫酸氢钠、焦亚硫酸钠、硫代硫酸钠和维生素C等。抗氧剂均为还原性物质，这些物质的存在，对氧化还原滴定结果会产生干扰，对亚硝酸钠滴定法测定注射液含量的结果也有干扰，另外对维生素C还具有紫外吸收能力，对紫外分光光度法测定结果亦可能产生干扰。

注射剂中抗氧剂的干扰，常用下述方法排除。

（1）加入掩蔽剂法　常用的掩蔽剂有甲醛或丙酮。注射剂中加入亚硫酸钠、焦亚硫酸钠或亚硫酸氢钠作抗氧剂时，主药测定采用碘量法、银量法、铈量法或重氮化法时，使用上述掩蔽剂可与抗氧剂发生加成反应从而排除其干扰。

例如，当采用碘量法测定维生素C注射液含量时，其中的抗氧剂亚硫酸氢钠也会消耗碘液而产生干扰，使用丙酮作掩蔽剂可消除其干扰。又如，采用碘量法测定安乃近注射液含量时，由于焦亚硫酸钠抗氧剂的存在会对测定产生干扰，使用甲醛作掩蔽剂可消除其干扰。

（2）加酸加热使抗氧剂分解　注射剂中如有亚硫酸钠、亚硫酸氢钠、焦亚硫酸钠、硫代硫酸钠等抗氧剂存在时，可加入酸并加热，使之分解为二氧化硫逸出。如亚硝酸钠测定盐酸普鲁卡因胺注射液的含量时，其中的抗氧剂亚硫酸氢钠或焦亚硫酸钠也能消耗亚硝酸钠滴定液而产生干扰，采用加入盐酸并迅速加热煮沸的办法可使抗氧剂分解从而消除其干扰。

（3）加弱氧化剂氧化法　注射剂中的亚硫酸盐、亚硫酸氢盐等抗氧剂可被一些弱氧化剂氧化，常用的弱氧化剂有过氧化氢或硝酸。但使用本法必须注意加入的弱氧化剂不能氧化待测组分，也不能消耗滴定液。

（4）选择适当测定波长法　注射液中如使用了维生素C做抗氧剂，其最大吸收波长为243 nm，若主药的测定波长也在此波长附近，就会产生干扰。通常采用选择其他波长作测定波长的方法使主药有吸收，而维生素C几乎没有吸收。如盐

酸氯丙嗪注射液中含有维生素C抗氧剂，而主药盐酸氯丙嗪在紫外区的254 nm和306 nm波长处有两个最大吸收峰，由于维生素C在254 nm处也有强吸收，但在306 nm波长处无吸收，故选择306 nm为测定波长。

2. 等渗溶液的干扰及排除

注射剂中常用氯化钠作为等渗调节剂，但氯化钠的存在对用银量法或离子交换法测定主药含量会产生干扰，应根据不同的情况采用不同的方法予以排除。例如，复方乳酸钠注射液中加有氯化钠作为等渗调节剂，当用离子交换法测定主药含量时，氯化钠会干扰测定。先用强酸性阳离子交换树脂处理时，氯化钠会参与交换生成盐酸。继续用氢氧化钠标准溶液滴定时，上述反应生成的盐酸也会消耗标准溶液，对测定结果产生干扰。解决的办法是先用银量法测得氯化钠消耗硝酸银的物质的量，再从离子交换法中所消耗的氢氧化钠总物质的量中减去由氯化钠所消耗部分的物质的量，即银量法测得的氯化钠所耗硝酸银的物质的量，从而求得供试品中主药的含量。

3. 助溶剂的干扰及排除

某些注射剂中可能添加帮助主药溶解的助溶剂，这些助溶剂的存在也常影响主药的含量测定。如葡萄糖酸钙注射液中加有氢氧化钙作助溶剂，当用配位滴定法测定含量时，就会使测定值偏高。为此，常在制备过程中控制钙盐的用量，《中国药典》中规定添加的钙盐按钙(Ca)计算，不得超过葡萄糖酸中含有钙量的5.0%。

4. 溶剂水的干扰及排除

注射液一般是以水作为溶剂的，当采用非水溶液滴定法测定主药时，溶剂的水存在对测定有干扰，必须先除水，再进行测定。除水的方法取决于主药的热稳定性。如果主药对热稳定，测定前，可在水浴上加热蒸发或在105 ℃下干燥，除去水分后，再按非水溶液滴定法测定，如乳酸钠注射液的含量测定。如果主药遇热易分解，则在适当pH条件下，用有机溶剂提取后，再按原料药的方法进行测定，如盐酸氯胺酮注射液的含量测定。

5. 溶剂油的干扰及排除

对于脂溶性的药物，一般将其注射液制成油溶液，因为油溶液进行肌肉注射时可延长作用时间。注射用植物油，我国多采用麻油、茶油或核桃油，植物油中往往含有甾醇及三萜类物质，它们有可能对主药测定产生干扰。排除干扰的办法常有下列几种。

①有机溶剂稀释法　对主药含量较高，而测定应运中时规定取样量较少的注射液，经有机溶剂稀释后，可使油溶液对测定结果影响减小。

②有机溶剂提取后再测定法　加入有机溶剂，将主药从油溶液中提取出来，再

按不同方法测定。如黄体酮注射液，先加乙醚溶解，再用甲醇分次提取黄体酮，然后采用高效液相色谱法测定含量。

六、注射剂含量测定及结果计算

（一）测定方法

注射剂一般是将原料药溶解于注射用水中，配成一定浓度，经过滤、灌封、灭菌而制成。为了保证药液稳定，减少对人体组织刺激等原因，往往需加入一些附加成分，例如有时需要用适当的酸碱来调节注射剂的酸度；用适当的盐来调节渗透压；有时加入一些助溶剂防止药物成结晶析出；必要时加入抗氧剂、抑菌剂及止痛剂等。这些附加成分的加入对含量测定有不同程度的影响，但并非对所有测定方法都有干扰，且注射剂的处方通常是较简单的，故各国药典对大多数注射剂均根据以下原则选择测定方法。

①注射剂含主药量大，附加成分不干扰测定者，可直接蒸干后，用重量法或与原料药相同的方法测定。如用酸碱滴定法测定碳酸氢钠注射液，用亚硝酸钠法测定盐酸普鲁卡因注射液。

②注射剂含主药量较小，若采用测定原料药的方法，所消耗的供试品量太多时，可选用微量、灵敏的方法。如马来酸氯苯那敏、盐酸利多卡因的原料药采用非水溶液滴定法测定，而马来酸氯苯那敏注射液、盐酸利多卡因注射液则分别采用紫外分光光度法和高效液相色谱法测定。

③若附加成分对主药的含量测定有干扰时，应排除干扰后再进行测定。

（二）含量测定的结果计算

注射剂的含量测定结果用实际含量占标示量的百分比来表示，计算公式为：

$$\text{注射剂的含量}=\frac{\text{实际含量}}{\text{标示量}}\times 100\% \tag{7-1}$$

在实际检测工作，通常有两种表达方式：

(1)用滴定分析法测定

$$\text{注射剂的含量}=\frac{V\times T\times F\times \text{每支装量}}{V_{\text{样}}}\times 100\% \tag{7-2}$$

式中：V 为供试品消耗滴定液的体积(mL)；T 为每 1 mL 滴定液相当于被测组分的质量，即滴定度(g/mL)；F 为滴定液浓度校正因子，即 $c_{\text{实}}/c_{\text{理}}$；$V_{\text{样}}$ 为量取供试品的体积(mL)。

【例 7-1】乳酸钠注射液的含量测定。

精密量取本品(标示量为 20 mL∶2.24 g)1 mL,置锥形瓶中,在 105 ℃干燥 1 h,加冰醋酸 15 mL 与醋酐 2 mL,加热使溶解,冷却,加结晶紫指示液 1 滴,用高氯酸滴定液(0.101 1 mol/L)滴定至溶液显蓝绿色,消耗 10.26 mL,并将滴定结果用空白试验校正,消耗 0.03 mL。每 1 mL 高氯酸滴定液(0.1 mol/L)相当于 11.21 mg 的乳酸钠($C_3H_5NaO_3$)。《中国药典》(2005 年版)二部规定本品含乳酸钠应为标示量的 95.0%～110.0%。试计算本品是否符合规定的含量限度。

解:
$$注射剂的含量=\frac{V\times T\times F}{V_{样}\times 每支装量}\times 100\%$$
$$=\frac{(10.26-0.03)\times 11.21\times 0.101\,1/0.1}{1\times 2.24/20\times 1\,000}\times 100\%$$
$$=103.5\%$$

答:本品含量为 103.5%,符合《中国药典》(2005 年版)二部的含量限度。

(2)用紫外-可见分光光度法测定

$$注射剂的含量=\frac{\frac{A}{E_{1\,cm}^{1\%}\times 100}\times V\times D\times 每支装量}{V_{样}}\times 100\% \tag{7-3}$$

式中:A 为供试品的吸收度;$E_{1\,cm}^{1\%}$为供试品的百分吸收系数;D 为稀释倍数。

【例 7-2】马来酸氯苯那敏注射液的含量测定。

精密量取本品(标示量为 1 mL∶10 mg)2 mL,置 100 mL 量瓶中,加盐酸溶液(稀盐酸 1→100 mL)稀释至刻度,摇匀。精密量取稀释液 5 mL,置 50 mL 量瓶中,用同一浓度盐酸溶液稀释至刻度,摇匀。取该溶液置 1 cm 厚的石英吸收池中,以相同盐酸溶液为空白对照,在 264 nm 波长处测得吸光度为 0.432,按 $C_{16}H_{19}ClN_2\cdot C_4H_4O_4$ 的吸收系数($E_{1\,cm}^{1\%}$)为 217 计算,《中国药典》(2005 年版)二部规定本品含马来酸氯苯那敏应为标示量的 95.0%～110.0%。试计算本品是否符合规定的含量限度。

解:
$$注射剂的含量=\frac{\frac{A}{E_{1\,cm}^{1\%}\times 100}\times V\times D}{V_{样}\times 每支装量}\times 100\%$$
$$=\frac{0.432/(217\times 100)\times 100\times \frac{50}{5}\times 1\times 1\,000}{2\times 10/1}\times 100\%$$
$$=99.5\%$$

答:本品含量为 99.5%,符合《中国药典》(2005 年版)二部的含量限度。

第二节　常用注射剂的质量检测

一、维生素 C 注射液的质量检测

（一）含量限度

《中国药典》中规定，本品含维生素 C（$C_6H_8O_6$）应为标示量的 90.0%～110.0%。

（二）检测方法

1. 性状

本品为无色或微黄的澄明液体。

2. 鉴别

取本品适量（约相当于维生素 C 0.2 g），置试管中，加水 10 mL，照下述方法试验：

①取溶液 5 mL，置试管中，加硝酸银试液 0.5 mL，即生成银的黑色沉淀。

②取溶液 5 mL，置试管中，加二氯靛酚钠试液 1～2 滴，试液的颜色即消失。

3. 检查

（1）pH 值　取供试品适量，依法（《中国药典》附录Ⅵ H）测定，pH 值应为5.0～7.0。

（2）颜色　取本品，加水稀释成每 1 mL 中含维生素 C 50 mg 的溶液，照分光光度法（《中国药典》附录Ⅳ A），在 420 nm 的波长处测定，吸收度不得过 0.06。

（3）装量　取供试品 5 支（2 mL 者）或 3 支（2 mL 以上者），依法（《中国药典》附录Ⅰ B）检查，应符合规定。

（4）可见异物　取本品 20 支，依法（《中国药典》附录Ⅸ H）检查，应符合规定。

（5）不溶性微粒　取本品适量，依法（《中国药典》附录Ⅸ C）检查，应符合规定。

（6）细菌内毒素　取本品，依法（《中国药典》附录Ⅺ E）检查，应符合规定。

（7）无菌　取本品，依法（《中国药典》附录Ⅺ H）检查，应符合规定。

4. 含量测定

（1）测定方法　精密量取维生素 C 注射液适量（约相当于维生素 C 0.2 g），加水 15 mL 与丙酮 2 mL，摇匀，放置 5 min，加稀醋酸 4 mL 与淀粉指示液 1 mL，用碘滴定液（0.1 mol/L）滴定，至溶液显蓝色并持续 30 s 不褪即为终点。每 1 mL 碘滴定液（0.1 mol/L）相当于 8.806 mg 的维生素 C（$C_6H_8O_6$）。

（2）结果计算

$$\text{标示量百分含量}=\frac{V\times T\times F}{V_{\text{样}}\times \text{标示量}}\times 100\% \qquad (7\text{-}4)$$

式中:V 为供试品消耗碘滴定液的体积(mL);T 为每 1 mL 碘滴定液(0.1 mol/L)相当于 8.806 mg 的 $C_6H_8O_6$;F 为碘滴定液的校正值($c_{实际}/c_{理论}$);$V_{样}$ 为供试品的取样体积(mL)。

二、盐酸普鲁卡因注射液的质量检测

(一)含量限度

《中国药典》中规定,本品含盐酸普鲁卡因($C_{13}H_{20}N_2O_2 \cdot HCl$)应为标示量的 95.0%~105.0%。

(二)检测方法

1. 性状

本品为无色的澄明液体。

2. 鉴别

(1)本品显芳香第一胺类的鉴别反应　取本品适量(约相当于盐酸普鲁卡因 50 mg),加稀盐酸 1 mL,必要时缓缓煮沸使之溶解,冷却,加 0.1 mol/L 亚硝酸钠溶液数滴,再加碱性 β-萘酚试液数滴,生成猩红色沉淀。

(2)本品的水溶液显氯化物的鉴别反应　①取供试品溶液少量,加氨试液使成碱性,将析出的沉淀滤过除去,取滤液加稀硝酸使成酸性后,滴加硝酸银试液,即生成白色凝乳状沉淀。分离后,沉淀加氨试液即溶解,再加稀硝酸酸化后,沉淀复生成。②取供试品少量,置试管中,加等量的二氧化锰,混匀,加硫酸湿润,缓缓加热,即发生氯气,能使用水润湿的碘化钾淀粉试纸显蓝色。

3. 检查

(1)pH 值　取供试品适量,依法(《中国药典》附录Ⅵ H)测定,pH 值应为 3.5~5.0。

(2)对氨基苯甲酸　精密量取本品,加乙醇稀释使成每 1 mL 中含盐酸普鲁卡因 2.5 mg 的溶液,作为供试品溶液。另取对氨基苯甲酸对照品,加乙醇制成每1 mL 中含 30 μg 的溶液,作为对照品溶液。按照薄层色谱法试验,吸取上述两种溶液各 10 μL,分别点于含有羧甲基纤维素钠为黏合剂的硅胶 H 薄层板上,用苯-冰醋酸-丙酮-甲醇(14∶1∶1∶4)为展开剂,展开后,取出晾干,用对二甲氨基苯甲醛溶液[2%对二甲氨基苯甲醛乙醇溶液 100 mL,加冰醋酸 5 mL 制成]喷雾显色。供试品溶液显出与对照品溶液相应的杂质斑点,其颜色与对照品溶液的主斑点比较,不得更深。

(3)装量　取供试品 5 支(2 mL 者)或 3 支(2 mL 以上者),依法(《中国药典》附录Ⅰ B),应符合规定。

(4)可见异物　取本品 20 支,依法(《中国药典》附录Ⅸ H)检查,应符合规定。

(5)不溶性微粒　取本品适量,依法(《中国药典》附录Ⅸ C)检查,应符合规定。

(6)热原　取本品,依法(《中国药典》附录Ⅺ D)检查,检查,应符合规定。

(7)无菌　取本品,依法(《中国药典》附录Ⅺ H)检查,应符合规定。

4. 含量测定

(1)测定方法　精密量取盐酸普鲁卡因注射液适量(约相当于盐酸普鲁卡因 0.1 g),加水 40 mL 与盐酸溶液(1→2)15 mL,按照永停滴定法,置电磁搅拌器上,搅拌均匀;再加入溴化钾 2g 溶解后,插入铂-铂电极,在 15～20 ℃条件下,用亚硝酸钠滴定液(0.05 mol/L)迅速滴定。滴定时将滴定管尖端插入液面下约 2/3 处,随滴随搅拌;至近终点时,将滴定管尖端提出液面,用少量水冲洗滴定管尖端,洗液并入溶液中,继续缓缓滴定,至电流计指针突然偏转,并不再回复,即为滴定终点。

(2)结果计算

$$标示量百分含量=\frac{V\times T\times F}{V_{样}\times 标示量}\times 100\%$$

式中:V 为供试品消耗亚硝酸钠滴定液的体积(mL);F 为亚硝酸钠滴定液的校正值,$c_{实际}/c_{理论}$;T 为每 1 mL 亚硝酸钠滴定液(0.05 mol/L)相当于 13.64 mg 的 $C_{13}H_{20}N_2O_2\cdot HCl$;$V_{样}$ 为供试品的取样体积(mL)。

三、甲硝唑注射液的质量检测

(一)含量限度

《中国药典》(2005 年版)二部规定,本品含甲硝唑($C_6H_9N_3O_3$)应为标示量的 93.0%～107.0%。

(二)检测方法

1. 性状

本品为无色或几乎无色的澄明液体。

2. 鉴别

(1)取本品适量(约相当于甲硝唑 10 mg),加氢氧化钠试液 2 mL,温热,即得紫红色溶液,滴加稀盐酸使成酸性后即变成黄色,再滴加过量氢氧化钠试液则变成橙红色。

(2)取本品适量(约相当于甲硝唑 0.1 g),置水浴上蒸干,残渣加硫酸溶液(3→100)4 mL,应能溶解,加三硝基苯酚试液 10 mL 放置后即生成黄色沉淀。

(3)取含量测定项下的溶液,按照分光光度法(《中国药典》附录Ⅳ A)测定,在 277 nm 的波长处有最大吸收,在 241 nm 的波长处有最小吸收。

(4)本品显钠盐与氯化物的鉴别反应。

①钠盐的鉴别　取铂丝,用盐酸湿润后,蘸取供试品,在无色火焰中燃烧,火焰即显鲜黄色。取供试品的中性溶液,加醋酸氧铀锌试液,即生成黄色沉淀。

②氯化物的鉴别　取供试品溶液,加氨试液使成碱性,将析出的沉淀过滤除去,取滤液加稀硝酸使成酸性后,滴加硝酸银试液,即生成白色凝乳状沉淀;分离后沉淀加氨试液即溶解,再加稀硝酸酸化后,沉淀复生成。取供试品少量,置试管中,加等量的二氧化锰,混匀,加硫酸湿润,缓缓加热,即发生氯气,能使润湿的碘化钾淀粉试纸显蓝色。

3. 检查

(1)pH 值　取供试品适量,依法(《中国药典》附录Ⅵ H)测定,pH 值应为 4.5～7.0。

(2)氯化物　精密量取本品适量(约相当于甲硝唑 50 mg),加水 50 mL,加 2% 糊精溶液 5 mL、碳酸钙 0.1 g 与荧光黄指示液 5～8 滴,摇匀后,用硝酸银滴定液(0.1 mol/L)滴定,至浑浊液由黄绿色变为微红色,消耗硝酸银滴定液(0.1 mol/L)应为 13.2～14.6 mL 或 35.1～38.8 mL(250 mL∶500 mg 规格)。

(3)装量　取供试品 5 支(2 mL 者)或 3 支(2 mL 以上者),依法(《中国药典》附录Ⅰ B)检查,应符合规定。

(4)可见异物　取本品 20 支(瓶),依法(《中国药典》附录Ⅸ H)检查,应符合规定。

(5)不溶性微粒　取装量为 100 mL 的本品 1 瓶,依法(《中国药典》附录Ⅸ C)检查,应符合规定。

(6)细菌内毒素　取本品,依法(《中国药典》附录Ⅺ E)检查,每 1 mL 中含内毒素量应小于 0.35 EU。

(7)无菌　取本品适量(不少于 10 mL),用薄膜过滤法处理后,增加生孢梭菌菌液作为阳性对照管,依法(《中国药典》附录Ⅺ H)检查,应符合规定。

4. 含量测定

(1)测定方法　精密量取本品适量,加盐酸溶液(9→1 000)定量稀释制成每 1 mL 中约含甲硝唑 12.5 μg 的溶液,按照分光光度法(《中国药典》附录Ⅳ A),在 277 nm 波长处测定吸收度,按 $C_6H_9N_3O_3$ 的吸收系数 $E_{1\,cm}^{1\%}$ 为 377 计算,即得。

(2)结果计算

$$标示量百分含量=\frac{A/(E_{1\,cm}^{1\%}\times 100\times l)\times V\times n}{V_{样}\times m_{标示值}}\times 100\%$$

式中：A 为供试品溶液测得的吸收度；$E_{1\,cm}^{1\%}$ 为甲硝唑的百分吸收系数；l 为供试品溶液液层的厚度(cm)；$V_{样}$ 为供试品的取样体积(mL)；$m_{标示值}$ 为甲硝唑注射液的标示值(g/mL)。

实训十二　维生素C注射液中可见异物检查与含量测定

一、实训目的

1. 掌握维生素C注射液可见异物与含量测定的方法。
2. 掌握碘量法测定含量的操作过程。

二、仪器与试剂

可见异物检测仪、移液管、量筒、锥形瓶、维生素C注射液(市售品)、纯化水、稀醋酸、丙酮、硫代硫酸钠滴定液(0.05 mol/L)、淀粉指示液。

三、实训内容

1. 可见异物

本品采用灯检法检查可见异物，检查在暗室中，伞棚式装置下，光照度为1 000～1 500 lx。

(1)检查方法　取维生素C注射液20支，擦净容器外壁，轻轻旋转和翻转容器使药液中存在的可见异物悬浮(注意不能使药液产生气泡)，必要时将药液转移至洁净透明的专用玻璃容器内，置供试品于遮光板边缘处，在明视距离(通常为25 cm)，分别在黑色和白色背景下，手持供试品颈部使药液轻轻翻转，目视检查。

(2)结果判定　20支供试品中，均不得检出可见异物。如检出可见异物的供试品不超过1支，应另取20支同法检查，均不得检出。

不得发现有肉眼能见到的白块、纤维等异物，抽检的不合格率不得超过5%。

如检查超过规定，则加倍抽样复检，复检结果不超过规定，仍按合格判断。

2. 含量测定

（1）测定方法　精密量取维生素C注射液适量（约相当于维生素C 0.2 g），加水15 mL与丙酮2 mL，摇匀，放置5 min，加稀醋酸4 mL与淀粉指示液1 mL，用碘滴定液（0.1 mol/L）滴定，至溶液显蓝色并持续30 s不褪色。每1 mL碘滴定液（0.1 mol/L）相当于8.806 mg的$C_6H_8O_6$。本品含维生素C（$C_6H_8O_6$）应为标示量的90.0%～110.0%。

（2）结果计算

$$\text{标示量百分含量}=\frac{V\times T\times F}{V_{\text{样}}\times \text{标示量}}\times 100\%$$

式中：V为供试品消耗碘滴定液的体积（mL）；T为每1 mL碘滴定液（0.1 mol/L）相当于8.806 mg的$C_6H_8O_6$；F为碘滴定液的校正值$c_{\text{实际}}/c_{\text{理论}}$；$V_{\text{样}}$供试品的取样体积（mL）。

允许误差：平行测定2份，相对偏差不得过0.3%。

四、注意事项

①维生素C注射液见光容易分解，颜色渐变微黄色，操作时需在避光的条件下进行。

②为了减少水中溶解氧对测定的影响，测定维生素C注射液含量时需加入的水为新沸过并冷却至室温的水。

五、思考题

1. 维生素C注射液测定含量时，为什么要加入丙酮和稀醋酸？
2. 维生素C注射液测定含量时需要注意哪些问题？

实训十三　盐酸普鲁卡因注射液中特殊杂质检查与含量测定

一、实训目的

1. 掌握盐酸普鲁卡因注射液特殊杂质检查的方法。
2. 掌握永停滴定法测定含量的操作过程。

3. 掌握永停滴定仪的使用方法。

二、仪器与试剂

(1)仪器　铺板器、移液管、量瓶、点样毛细管、量筒、层析缸、永停滴定仪、烧杯、滴定管。

(2)试剂　乙醇、对氨基苯甲酸对照品、玻璃板、羧甲基纤维素钠、硅胶 H、苯、冰醋酸、丙酮、甲醇、对二甲氨基苯甲醛溶液、纯化水、盐酸普鲁卡因注射液(市售品)。

三、实训内容

1. 对氨基苯甲酸的检查

(1)供试品溶液的制备　精密量取盐酸普鲁卡因注射液适量,加乙醇稀释使成每 1 mL 中含盐酸普鲁卡因 2.5 mg 的溶液。

(2)对照品溶液的制备　取对氨基苯甲酸对照品适量,加乙醇制成每 1 mL 中含 30 μg 的溶液。

(3)检查方法　按照薄层色谱法(《中国药典》附录Ⅴ B),吸取上述两种溶液各 10 μL,分别点于含有羧甲基纤维素钠为黏合剂的硅胶 H 薄层板上,用苯-冰醋酸-丙酮-甲醇(14∶1∶1∶4)为展开剂,展开后,取出晾干,用对二甲氨基苯甲醛溶液(2%对二甲氨基苯甲醛乙醇溶液 100 mL,加冰醋酸 5 mL 制成)喷雾显色。供试品溶液如显出与对照品溶液相应的杂质斑点,其颜色与对照品溶液的主斑点比较,不得更深。

2. 含量测定

测定方法见本章第二节。

允许误差:平行测定 2 份,相对偏差不得超过 0.3%。

四、注意事项

①重氮化-偶合反应为分子反应,反应速度较慢,滴定过程中应充分搅拌,近终点时,由于盐酸普鲁卡因的浓度极小,反应速率减慢,应缓缓滴定,并不断搅拌。

②铂电极极易钝化,每次用前应用新鲜配制的含少量三氯化铁-硝酸溶液(加1～2 滴三氯化铁试液)或重铬酸钾-硫酸清洁浸洗活化。

③滴定时电磁搅拌的速度不宜过快,以不产生漩涡为宜。

④滴定前应根据盐酸普鲁卡因注射液取样量与亚硝酸钠滴定液的浓度,大致

计算出消耗亚硝酸钠滴定液的理论体积，以便在滴定中掌握何时为近终点，及时将滴定管尖端提出液面，经过冲洗后，再缓慢滴定至准确的终点。

五、思考题

1. 永停滴定法与电位滴定法指示终点的原理有何不同？
2. 影响重氮化-偶合反应的因素有哪些？

实训十四　甲硝唑注射液的质量检测

一、实训目的

1. 掌握甲硝唑注射液的不溶性微粒、细菌内毒素的检查。
2. 掌握甲硝唑注射液的含量测定方法。

二、仪器与试剂

(1)仪器　不溶性微粒检测仪、水浴锅、漩涡混合器、移液管、量瓶、紫外-可见分光光度计、石英比色皿。

(2)试剂　盐酸溶液(9→1 000)、75%酒精棉、鲎试剂、细菌内毒素工作标准品、细菌内毒素检查用水、甲硝唑注射液(市售品)。

三、实训内容

1. 不溶性微粒

(1)检查方法　取本品3瓶，用水将容器外壁洗净，小心翻转20次，使溶液混合均匀，超声处理(80～120 W)30 s脱气或静置适当时间脱气后，小心开启容器，直接将容器置于取样器上，不加搅拌，依次由仪器直接抽取每个容器中的全部溶液，分别依法测定，弃去第一个容器的读数，取后续测定结果的平均值，即得。

(2)结果判定　除另有规定外，每1 mL中含10 μm以上的微粒不得超过25粒，含25 μm以上的微粒不得超过3粒。

2. 细菌内毒素

取本品，依法(《中国药典》附录Ⅺ E)检查，每1 mL中含内毒素量应小于0.35 EU。

3. 含量测定

测定方法见本章第二节。

允许误差：平行测定2份，相对偏差不得过3.0%。

四、注意事项

①测定甲硝唑注射液的含量时，仪器须经预热、各种开关调至工作处、调节测定所需波长。用与供试液相同的溶剂作空白测试，调节透光率为100%（吸收度为零）后才能测定供试液的吸收度。

②仪器在使用过程中，暂停测试时，应尽可能关闭光路闸门，以保护光电管，勿使其受光过久而遭到损坏。

③吸收池在测定前，应用被测试液冲洗2～3次，以保证溶液的浓度不变。

五、思考题

1.采用紫外-可见分光光度法测定甲硝唑注射液含量时，如何才能保证测定结果准确？

2.使用石英吸收池测定甲硝唑注射液的含量时，需要注意哪些问题？

思考题与习题

一、选择题

1.当注射剂中含有亚硫酸氢钠抗氧剂干扰测定时，可以用（　　）解除干扰。

A.加入丙酮作掩蔽剂　　B.加入甲酸作掩蔽剂

C. 加入甲醛作掩蔽剂　　D.加盐酸酸化，加热使分解

E.加入氢氧化钠，加热使分解

2. 维生素B_{12}注射液规格为0.1 mg/mL，含量测定如下：精密量取本品7.5 mL，置25 mL量瓶中，加纯化水稀释至刻度，混匀，置1 cm石英比色池中，以纯化水为空白对照，在361 nm波长处测得其吸收度为0.593，按$C_{63}H_{88}CoN_{14}O_{14}P$的吸收系数$E_{1\,cm}^{1\%}$为207计算，维生素$B_{12}$按标示量计算的百分含量为（　　）。

A.90.0%　　B.92.5%

C.95.5%　　D.97.5%

E.99.5%

3.注射剂一般检查项目有（　　）。

A.崩解时限　　B.可见异物

C.溶出度　　D.微生物限度

E.粒度

4. 维生素C注射液中抗氧剂焦亚硫酸钠对碘量法有干扰，能排除其干扰的掩蔽剂是(　　)。

A. 硼酸　　B. 草酸

C. 丙酮　　D. 酒石酸

E. 丙醇

5. 配制50%某注射液，按其含量限度应为97.0%～103.0%，下面含量合格者为(　　)。

A. 10.0%　　B. 48.3%

C. 52.0%　　D. 48.6%

E. 52.5%

6. 注射剂中含有亚硫酸钠或亚硫酸氢钠等抗氧剂时，易干扰含量测定的有(　　)。

A. 碘量法　　B. 银量法

C. 铈量法　　D. 亚硝酸钠滴定法

E. 中和法

7. 取盐酸普鲁卡因注射液13.64 mL，参照永停滴定法，在15～20 ℃条件下，用亚硝酸钠滴定液(0.05 mol/L)滴定，消耗亚硝酸液(0.05 mol/L)20.00 mL。每1 mL亚硝酸钠滴定液(0.05 mol/L)相当于13.64 mg的盐酸普鲁卡因。计算相当于标示量的百分含量(本品规格为2 mL∶40 mg)。

A. 100%　　B. 99.9%　　C. 98.56%　　D. 100.0%

E. 101.0%

8. 注射剂含量测定结果的表示方法为(　　)。

A. 百分含量　　B. 百万分之几

C. 主成分的百分含量　　D. 标示量

E. 相当于标示量的百分含量

9.《中国药典》中规定采用碘量法测定安乃近注射液的含量时，加入甲醛，其目的是(　　)。

A. 易于观察终点　　B. 消除干扰

C. 消除抗氧剂的氧化作用　　D. 消除抗氧剂的还原作用

E. 加速滴定反应

10. 哪种制剂需检查不溶性微粒(　　)。

A. 注射用无菌粉末　　B. 口服液

C. 注射液　　D. 装量在250 mL以上的注射液

E. 装量为 10 mL 的注射液

11.《中国药典》(2005 年版)采用(　　)动物检查药物中热原。

A. 家兔　B. 豚鼠　C. 白鼠　D. 鲎试剂

E. 猫

12. 控制药物中引起体温异常升高的杂质的检查是(　　)。

A. 热原　B. 细菌内毒素

C. 无菌　D. 热原或细菌内毒素

E. 微生物限度

二、计算题

1. 精密量取本品维生素 B_1 注射液(规格为 2 mL∶100 mg)1 mL，置 200 mL 量瓶中，加水稀释至刻度，摇匀。精密量取 5 mL，置 100 mL 量瓶中，用盐酸溶液(9→1 000)稀释至刻度，摇匀。参照分光光度法，在 264 nm 波长处测得吸光度为 0.417，按 $C_{12}H_{17}N_4ClOS \cdot HCl$ 的吸收系数($E_{1\,cm}^{1\%}$)为 421 计算，《中国药典》(2005 年版)二部规定本品含维生素 B_1($C_{12}H_{17}N_4ClOS \cdot HCl$)应为标示量的 93.0%～107.0%。试计算本品是否符合规定的含量限度。

2. 精密量取维生素 C 注射液(规格为 5 mL∶0.5 mg)2 mL，加水 15 mL 与丙酮 2 mL，摇匀，放置 5 min，加稀醋酸 4 mL 与淀粉指示液 1 mL，用碘滴定液(0.1 mol/L)滴定至蓝色并持续 30 s 不褪色即为终点，消耗体积为 20.76 mL。每 1 mL 碘滴定液(0.1 mol/L)相当于 8.806 mg 的维生素 C($C_6H_8O_6$)。《中国药典》(2005 年版)二部规定本品含维生素 C($C_6H_8O_6$)应为标示量的 90.0%～110.0%。试计算本品是否符合规定的含量限度。

三、问答题

1. 注射剂的常规检查项目有哪些？其基本要求如何？

2. 注射剂的常见辅料有哪些？它们对分析的干扰及其排除方法如何？

第八章　颗粒剂的质量检测

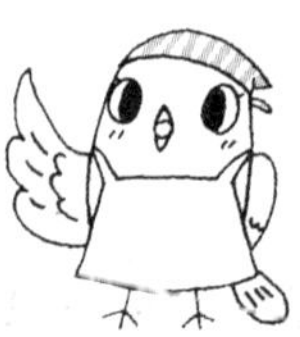

知识目标

- 掌握颗粒剂质量检测步骤，掌握颗粒剂中粒度、干燥失重、溶化性、硬度、装量差异的检查方法；
- 掌握颗粒剂的含量测定方法及其结果计算方法，熟悉颗粒剂的定义，了解颗粒剂的种类；
- 掌握罗红霉素颗粒剂质量检测方法。

技能目标

- 会颗粒剂质量检测方法，会罗红霉素颗粒剂质量检测方法。

第一节　颗粒剂的质量检测

颗粒剂系指药物与适宜的辅料制成具有一定粒度的干燥颗粒状制剂。

一、分类

颗粒剂可分为可溶颗粒（通称为颗粒）、混悬颗粒、泡腾颗粒、肠溶颗粒、缓释颗粒和控释颗粒等。颗粒剂既可直接饮服，又可冲入水中，供口服用。

（1）混悬颗粒　系指难溶性固体药物与适宜的辅料制成一定粒度的干燥颗粒剂。临用前加水或其他适宜的液体振摇即可分散成混悬液供口服。除另有规定外，混悬颗粒应进行溶出度检查。

（2）泡腾颗粒　系指含有碳酸氢钠和有机酸，遇水可放出大量气体而呈泡腾状的颗粒剂。泡腾颗粒中的药物应是易溶性的，加水产生气泡后应能溶解。有机酸一般用枸橼酸、酒石酸等。泡腾颗粒应溶解或分散于水中后服用。

(3)肠溶颗粒　系指采用肠溶材料包裹颗粒或用其他适宜方法制成的颗粒剂。肠溶颗粒耐胃酸而在肠液中释放活性成分，可防止药物在胃内分解失效，避免对胃的刺激或控制药物在肠道内定位释放。肠溶颗粒应进行释放度检查。

(4)缓释颗粒　系指在水或规定的释放介质中缓慢地非恒速释放药物的颗粒剂。缓释颗粒应符合缓释制剂的有关要求并应进行释放度检查。

(5)控释颗粒　系指在水或规定的介质中缓慢地恒速或接近于恒速释放药物的颗粒剂。控释颗粒应符合控释制剂地有关要求并应进行释放度检查。

二、质量要求

颗粒剂在生产与贮藏期间应符合下列有关规定：

①药物与辅料应均匀混合。凡属挥发性药物或遇热不稳定的药物在制备过程中应注意控制适宜的温度条件，凡遇光不稳定的药物应遮光操作。

②颗粒剂应干燥，色泽一致，无吸潮、结块、潮解等现象。

③根据需要可加入适宜的矫味剂、芳香剂、着色剂、分散剂防腐剂等添加剂。

④颗粒剂的溶出度、释放度、含量均匀度、微生物限度等应符合要求。必要时，包衣颗粒剂应检查残留溶剂。

⑤除另有规定外，颗粒剂应密封，置干燥处贮存，防止受潮。

⑥单剂量包装的颗粒剂在标签上要标明每个袋(瓶)中活性成分的名称及含量。多剂量包装的颗粒剂除应有确切的分剂量方法外，在标签上还要标明颗粒中活性成分的名称和重量。

三、检测步骤

颗粒剂的检测项目主要有粒度、干燥失重、溶化性、装量差异以及装量等。

1. 外观

颗粒应干燥、均匀、色泽一致，无吸潮、软化、结块、潮解等现象。

2. 粒度

取单剂量包装的颗粒状冲剂 5 包(瓶)或多剂量包装的颗粒状冲剂 1 包(瓶)，称定重量，置该剂型或该药品规定的药筛内，过筛时，筛保持水平状态，左右往返轻轻筛动，边筛动边拍打 3 min。取不能通过一号筛(2 000 μm)与能通过五号筛(180 μm)的颗粒及粉末总和，称定，不得超过供试量的 15%。

3. 干燥失重

除另有规定外，按照“干燥失重测定法”测定，于 105 ℃干燥至恒重，含糖颗粒应在 80 ℃减压干燥，减失重量不得超过 2.0%。

4. 溶化性

除另有规定外，可溶颗粒和泡腾颗粒按照下述方法检查，溶化性应符合规定。

（1）可溶颗粒检查法　取供试品 10 g，加热水 200 mL，搅拌 5 min，可溶颗粒应全部溶化或轻微浑浊，但不得有异物。

（2）泡腾颗粒检查法　取单剂量包装的泡腾颗粒 6 袋，分别置盛有 200 mL 水的烧杯中，水温为 15～25 ℃，应迅速产生气体而成泡腾状，5 min 内 6 袋颗粒应完全分散或溶解在水中。

混悬颗粒或已规定检查溶出度或释放度的颗粒剂，可不进行溶化性检查。

5. 装量差异

单剂量包装的颗粒剂，其装量差异限度应符合表 8-1 的规定。

表 8-1　颗粒剂装量差异限度

平均装量或标示装量	装量差异限度/%
1.0 g 以下至 1.0 g	±10
1.0 g 以上至 1.5 g	±8
1.5 g 以上至 6.0 g	±7
6.0 g 以上	±5

取供试品 10 袋（瓶），除去包装，分别精密称定每袋（瓶）内容物的重量，求出每袋（瓶）内容物的装量与平均装量。每袋（瓶）装量应与平均装量相比较[凡无含量测定的颗粒剂，每袋（瓶）装量应与标示量比较]，超出装量差异限度的颗粒剂不得多于 2 袋（瓶），并不得有 1 袋（瓶）超出装量差异限度 1 倍。

凡规定检查含量均匀度的颗粒剂，一般不再进行装量差异的检查。

6. 装量

多剂量包装的颗粒剂，按照最低装量检查法（《中国药典》附录Ⅹ F）检查，应符合规定。

第二节　罗红霉素颗粒剂的质量检测

罗红霉素颗粒剂属大环内酯类抗生素，其主要成分是罗红霉素。罗红霉素颗粒剂的质量检测与一般化学药品一样，根据其结构与性质，通过鉴别、杂质检查、含量测定三个主要方面来判断其质量的优劣。

一、结构与性质

1. 结构

罗红霉素属大环内酯类抗生素，是内酯环与去氧氨基糖和红霉糖所成的苷。中文别名有罗红霉素、罗力得、9-{O-[(2-甲氧基乙氧基)-甲基]肟基}红霉素。

《中国药典》中规定，罗红霉素颗粒含罗红霉素($C_{41}H_{76}N_2O_{15}$)应为标示量的90.0%～110.0%。

2. 性质

罗红霉素颗粒剂为混悬颗粒，味微苦，或为无味包衣颗粒，除去包衣后显白色或类白色。

二、鉴别

取本品和罗红霉素标准品适量，分别加甲醇制成每 1 mL 中含 20 mg 的溶液，作为供试品溶液和标准品溶液，另取上述两种溶液等量混合，按照罗红霉素原料药中有关物质检查项的薄层色谱法试验，混合溶液所显主斑点为单一斑点，供试品溶液所显的主斑点的颜色与位置应与混合溶液的主斑点相同。

三、杂质检查

1. 溶出度

取本品，按照溶出度测定法(《中国药典》附录Ⅹ C 第一法)，以盐酸溶液(1→1 000)900 mL 为溶出介质(50 mg 规格溶出介质为 600 mL，25 mg 规格溶出介质为 500 mL)，转速为 100 r/min，依法操作，45 min 时取溶液适量，滤过，取续滤液适量，用上述溶剂制成每 1 mL 中含 80 μg(25 mg 规格为 50 μg)的溶液，作为供试品溶液。另取装量差异项下的内容物，混合均匀，精密称取适量(约相当于罗红霉素 50 mg)，加乙醇适量(每 5 mg 罗红霉素加乙醇 1 mL)使罗红霉素溶解，用盐酸溶液(1→1 000)稀释成每 1 mL 中含 80 μg 溶液，滤过，续滤液作为对照溶液。精密量取上述供试品溶液与对照品溶液各 5 mL，分别精密加入硫酸溶液(75→100) 5 mL，摇匀，放置 30 min，冷却至室温，按照紫外-可见分光光度法，在 482 nm 的波长处分别测定吸光度，计算每袋的溶出量。限度为 70%，应符合规定(供包衣颗粒)。

2. 干燥失重

取本品，在 105 ℃干燥至恒重，减失重量不得过 2.0%(《中国药典》附录Ⅷ L)。

3. 其他

应符合颗粒剂项下有关的各项规定(《中国药典》附录Ⅰ N)。

四、含量测定

按照高效液相色谱法测定。

1. 色谱条件与系统适用性实验

用十八烷基硅烷键合硅胶为填充剂，以0.067 mol/L磷酸二氢胺溶液(用三乙胺调节pH值至6.5)-乙腈(65∶35)为流动相，检测波长为210 nm，罗红霉素的保留时间不少于9 min，其与前相邻杂质峰的分离度不得小于2.0，理论板数按罗红霉素计算不低于2 500。

2. 测定法

取装量差异项下的内容物，研细，精密称取适量(约相当于罗红霉素50 mg)，加流动相适量，超声助溶20 min，用流动相定量稀释制成每1 mL中约含罗红霉素0.5 mg的溶液，滤过，精密量取续滤液20 μL注入色谱仪，记录色谱图。另取罗红霉素对照品，同法测定。按外标法以峰面积计算供试品中$C_{41}H_{76}N_2O_{15}$的含量。

实训十五　罗红霉素颗粒干燥失重的质量检测

一、实训目的

1. 熟悉恒重的概念及具体操作方法。
2. 掌握罗红霉素颗粒干燥失重的质量检测技术。
3. 掌握颗粒剂干燥失重的计算方法及注意事项。

二、实训原理

药品的干燥失重主要来自水分、结晶水和其他挥发性的物质。干燥失重系指药品在规定的条件下干燥后所减小重量的百分比。

干燥失重测定方法分为烘箱干燥法、减压恒温干燥法和干燥器干燥法。烘箱干燥法适用于熔点较高、对热稳定的药品，一般加热采用105 ℃。减压恒温干燥法是在低温下将药品周围的压力降低至接近真空，使水分在较低的温度下沸腾(使水分的沸点降低)，从而将水分自药品中蒸发至大气中，适用于熔点低对热不稳定或水分难以除尽的药物。

罗红霉素为大环内酯类抗生素药物，其熔点较高，对热稳定，故罗红霉素颗粒干燥失重的测定采用烘箱干燥法，即在105 ℃干燥至恒重，减失重量不得超过2.0%。

三、仪器与试剂

(1)仪器　电热干燥箱(温度调节范围0～150 ℃，控温精度±1 ℃)、扁形称量瓶、分析天平(1/10 000)、温度计(0～150 ℃)、干燥器、镊子。

(2)试剂　变色硅胶、罗红霉素颗粒。

四、实训内容

(一)操作方法

①将洗净的扁形称量瓶，连同敞开的玻璃盖在105 ℃干燥3 h，在温度降至70～80 ℃时，取出并盖好盖子，放入干燥器内，降至室温，精密称定其重量。用同样方法继续干燥1 h后，重复操作，称定重量，直至恒重(连续两次干燥的重量差异在0.3 mg以下)。

②取罗红霉素颗粒适量，混合均匀(如为较大颗粒，应先迅速捣碎使成2 mm以下的小粒)，取约1 g置于已干燥至恒重的扁形称量瓶中，精密称定其重量。

③将已精密称定重量的罗红霉素平铺在扁形称量瓶中，厚度以不超过10 mm为宜。

④将扁形称量瓶置电热干燥箱中，并将扁形称量瓶的瓶盖打开。

⑤调节干燥箱的温度至(105±1)℃。

⑥继续干燥3 h后，关闭烘箱。

⑦在温度降至70～80 ℃时，取出称量瓶并盖好盖子，放入干燥器内，降至室温，精密称定其重量。

⑧继续在(105±1)℃干燥1 h后，重复操作，称定重量，直至恒重。

(二)结果计算

$$\text{干燥失重}=\frac{W_1+W_2-W_3}{W_1}\times 100\%$$

式中：W_1为供试品重量(g)；W_2为称量瓶恒重重量(g)；W_3为称量瓶与供试品恒重重量(g)。

(三)结果判断

计算结果小于或等于2.0%，为符合规定；计算结果大于2.0%为不符合规定。

五、注意事项

①样品如为较大颗粒，应先迅速捣碎使成2 mm以下的小粒，操作时，防止供

试品吸湿。

②供试品如未达到规定的干燥温度即融化时，应先将供试品在较低的温度下干燥至大部分水分失去后，再按规定条件干燥。

③样品开启后，应快速称量，尽量避免吸湿。

④干燥失重测定中，往往几个供试品同时进行，因此称量瓶宜先用适宜的方法编码标记，瓶与瓶盖的编码一致。称量瓶放入干燥箱的位置，取出冷却和称量的顺序，应先后一致，则较易获得恒重。

⑤应该记录干燥时的温度、干燥和放至室温的时间、称量及恒重等数据。

⑥恒重，除另有规定外，系指连续两次干燥后的重量差异在0.3 mg以下的重量。干燥至恒重的第二次及以后多次称量，均应在规定条件下继续干燥1 h后进行。

六、思考题

1. 加热时易融化的供试品应如何检查干燥失重？
2. 供试品的干燥失重有几种方法，如何选择？
3. 罗红霉素颗粒剂的干燥失重的质量检测过程中，如何防止供试品吸湿？

思考题与习题

1. 什么是颗粒剂？按溶解性分为哪几类？
2. 颗粒剂应进行哪些质量检查？
3. 可溶性颗粒如何检查其溶化性？
4. 影响干燥的因素有哪些？常用的干燥方法有哪些？各有何特点？
5. 罗红霉素颗粒的干燥失重包括哪些物质？干燥失重的测定方法有几种？分别适用于什么药品？
6.《中国药典》规定，颗粒剂必须作(　　)等质量检查项目。

A. 粒度　　B. 溶化性　　C. 干燥失重　　D. 装量差异限度

E. 溶出度

7. 颗粒剂具有下列特点(　　)。

A. 保持了液体药剂奏效快的特点　　B. 分剂量比散剂等易控制

C. 性质稳定，运输、携带、贮存方便　　D. 根据需要可加入适宜矫味剂

E. 粉尘飞扬比散剂大

8. 对于难以失水的颗粒剂干燥失重测定，宜选用(　　)。

A. 常压恒温干燥法　　B. 热分析法

C. 减压干燥法　　D. 干燥剂干燥法

9. 颗粒剂检查溶化性所用热水的温度为(　　)。

A. 90～100 ℃　B. 70～80 ℃　C. 80～90 ℃　D. 100 ℃

10. 单剂量包装的颗粒剂标示装量为 6 g 的，其装量差异限度范围为(　　)。

A. ±10%　B. ±7%　C. ±8%　D. ±5%

11.《中国药典》(2005 年版)规定，凡检查溶出度的制剂，可不再进行(　　)。

A. 含量均匀度检查　　B. 崩解时限检查

C. 主药含量测定　　D. 含(装)量差异检查

12. 罗红霉素颗粒剂进行溶出度检查时，规定的介质温度应为(　　)。

A. (37±0.5)℃　B. (37±1.0)℃　C. (37±2.0)℃　D. (37±5.0)℃

第九章　胶囊剂的质量检测

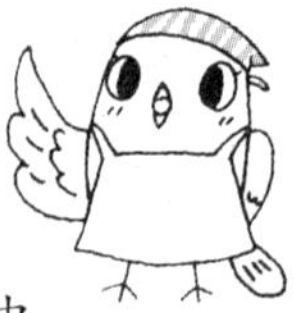

知识目标

- 掌握胶囊剂的质量检测步骤，掌握胶囊剂中装量差异、崩解时限检查的方法；
- 了解胶囊剂的种类与定义，掌握胶囊剂的含量测定方法及其结果计算方法；
- 掌握乙酰螺旋霉素胶囊剂的质量检测方法。

技能目标

- 会胶囊剂常规检查；
- 会乙酰螺旋霉素胶囊剂的质量检测。

第一节　胶囊剂的质量检测

胶囊剂指药物或加有辅料充填于空心胶囊或密封于软质囊材中的固体制剂。

一、分类

胶囊剂分硬胶囊（通称为胶囊）、软胶囊（胶丸）、缓释胶囊、控释胶囊和肠溶胶囊，主要供口服用。

（1）硬胶囊　采用适宜的制剂技术，将药物或加适宜辅料制成的粉末、颗粒、小片或小丸等充填于空心胶囊中的胶囊剂。

（2）软胶囊　将一定量的液体药物直接包封，或将固体药物溶解或分散在适宜的赋形剂中制备成溶液、混悬液、乳状液或半固体，密封于球形或椭圆形的软质囊材中的胶囊剂，可用滴剂法或压制法制备。软质囊材是由胶囊用明胶、甘油或其他适宜的药用材料单独或混合制成。

（3）缓释胶囊　系指在水中或规定的释放介质中缓慢地非恒速释放药物的胶

囊剂。缓释胶囊应符合缓释制剂的有关要求并应进行释放度检查。

(4)控释胶囊　系指在水中或规定的释放介质中缓慢地恒速或接近恒速地释放药物的胶囊剂。控释胶囊应符合控释制剂的有关要求并应进行释放度检查。

(5)肠溶胶囊　系指硬胶囊或软胶囊是用肠溶材料制备而得,或用经肠溶材料包衣的颗粒或小丸充填胶囊而制成的胶囊剂。肠溶胶囊不溶于胃液,但能在肠液中崩解而释放活性成分。除另有规定外,按照释放度检查(《中国药典》附录Ⅹ D),应符合规定。

二、检查

《中国药典》规定胶囊剂的常规检查项目为装量差异和崩解时限。

1.装量差异检查

(1)测定方法　除另有规定外,取供试品 20 粒,分别精密称定重量后,倾出内容物(不得损失囊壳),硬胶囊用小刷或其他适宜用具拭净,软胶囊用乙醚等易挥发性溶剂洗净,置通风处使溶剂自然挥尽,再分别精密称定囊壳重量,求出每粒内容物的装量与平均装量。每粒的装量与平均装量相比较,超出装量差异限度的不得多于 2 粒,并不得有 1 粒超出限度 1 倍。

(2)结果判断　胶囊剂的装量差异限度,应符合见表 9-1 的规定。

表 9-1　胶囊剂装量差异的限度

平均装量	装量差异限度/%
0.30 g 以下	±10
0.30 g 及 0.30 g 以上	±7.5

(3)注意事项　凡规定检查含量均匀度的胶囊剂,一般可不再进行装量差异的检查。

2.崩解时限的检查

(1)试药与试剂

人工胃液　取稀盐酸 16.4 mL,加水约 800 mL 与胃蛋白酶 10 g,摇匀后,加水稀释至 1 000 mL,即得。

人工肠液　取磷酸二氢钠 6.8 g,加水 500 mL 使溶解,用 0.4%氢氧化钠溶液调节 pH 值至 6.8。另取胰酶 10 g,加水适量使溶解。将两液混合后,加水稀释至 1 000 mL 即得。

(2)测定方法

软、硬胶囊剂、肠溶胶囊剂　除另有规定外,取供试品 6 粒,按照片剂崩解时限项下的方法(软胶囊或漂浮在液面的硬胶囊剂、肠溶胶囊剂可加挡板)检查。软胶囊剂可改在人工胃液中进行检查。

(3)结果判断

软、硬胶囊剂　硬胶囊应在30 min内全部崩解，软胶囊应在1 h内全部崩解。如有1粒不能完全崩解，应另取6粒复试，均应符合规定。

肠溶胶囊　先在盐酸溶液(9→1 000)中检查2 h，每粒的囊壳均不得有裂缝或崩解现象。再将上述供试品用水洗后采用同样方法改在人工肠液中进行检查，1 h内应全部崩解并通过筛网(囊壳碎片除外)。如有1粒不能完全崩解，应另取6粒复试，均应符合规定。

(4)注意事项　凡规定检查溶出度或释放度的胶囊剂，不再进行崩解时限的检查。

3.溶出度及含量均匀度检查

同片剂检查方法。

第二节　常见胶囊剂的质量检测

一、乙酰螺旋霉素胶囊的质量检测

《中国药典》中规定，本品含乙酰螺旋霉素应为标示量的90.0%～110.0%。

1.性状

乙酰螺旋霉素胶囊的内容物为白色或微黄色粉末或颗粒，味苦。

2.鉴别

①取乙酰螺旋霉素内容物适量和乙酰螺旋霉素标准品，分别加甲醇制成1 mL中含5 mg的溶液，作为供试品溶液与标准品溶液。用薄层色谱法，吸取上述两种溶液各10 μL，分别点于同一薄层板上(取硅胶G 0.6 g，加0.1 mol/L氢氧化钠溶液2.5 mL，研磨成糊状，搅匀后，涂布在20 cm×5 cm玻璃板上，晾干后，置105 ℃活化30 min)，以甲苯-甲醇(9∶1)为展开剂，展开后，晾干，置碘蒸气中显色。供试品溶液所显的4个主斑点的颜色和位置应与标准品溶液的4个主斑点的颜色和位置相同。

②在乙酰螺旋霉素组分测定项下记录的色谱图中，供试品溶液4个组分峰的保留时间应与乙酰螺旋霉素标准品的4个组分峰的保留时间一致。

以上①、②两项可选做一项。

3.检查

(1)干燥失重　取本品，在105 ℃条件下干燥至恒重，减重不得过4.0%。

(2)乙酰螺旋霉素组分测定　取本品内容物适量，精密称定，加流动相制成每

1 mL 约含乙酰螺旋霉素 1 mg 的溶液，摇匀，滤过，按照高效液相色谱法测定，含单、双乙酰螺旋霉素（Ⅱ＋Ⅲ）均应不得少于 35%，按下式计算，乙酰螺旋霉素 4 个组分的总含量应不得低于 70%。

$$\begin{matrix}\text{乙酰螺旋霉素}\\ \text{4 个组分总含量}\end{matrix}=\frac{A_T W_s \times \text{平均装量} \times P}{A_s W_T \times \text{标示量}} \times 100\% \qquad (9\text{-}1)$$

式中：A_T 为供试品色谱图中乙酰螺旋霉素 4 个组分峰的总面积；A_s 为标准品色谱图中乙酰螺旋霉素 4 个组分峰的总面积；W_T 为供试品的重量；W_s 为标准品的重量；P 为标准品 4 个组分的百分含量的总和。

（3）溶出度　取本品，按照溶出度测定法，以盐酸溶液（稀盐酸 24 mL→1 000 mL）900 mL 为溶出介质，转速为 50 r/min，依法操作，45 min 时，取溶液适量，滤过，精密量取续滤液适量，用上述盐酸溶液稀释成每 1 mL 中约含 20 μg 的溶液；另取装量差异项下的内容物，混合均匀，精密称取适量（相当于 1 粒的平均装量），加乙醇适量（每 5 mg 加乙醇 2 mL）使溶解，按标示量用上述盐酸稀释成每 1 mL 中含 100 μg 的溶液，滤过，精密量取续滤液适量，用上述盐酸稀释成每 1 mL 中约含 20 μg 的溶液。取上述两种溶液，按照紫外-可见分光光度法，在 232 nm 的波长处分别测定吸光度。按二者吸收度的比值计算每粒的溶出量。限度为 75%，应符合规定。

（4）其他　应符合胶囊剂项下有关的各项规定。

4. 含量测定

取装量差异项下的内容物，混合均匀，精密称取适量（约相当于乙酰螺旋霉素 0.1 g），加乙醇（每 5 mg 加乙醇 2 mL）使溶解，加灭菌水制成每 1 mL 中约含 1 000 U 的溶液，摇匀，静置，精密量取上清液适量，按照抗生素微生物检定法（《中国药典》附录Ⅺ A）测定。

二、维生素 E 胶丸的检测

《中国药典》规定，本品含维生素 E（$C_{31}H_{52}O_3$）应为标示量的 90.0%～110.0%。

1. 性状

维生素 E 胶丸的内容物为淡黄色至黄色的油状液体。

2. 鉴别

①取维生素 E 胶丸的内容物约 30 mg，加无水乙醇 10 mL 溶解后，加硝酸 2 mL，摇匀，在 75 ℃条件下加热约 15 min，溶液显橙红色。

②在含量测定项下记录的色谱图中，供试品溶液主峰的保留时间应与对照品溶液主峰的保留时间一致。

③取供试品约 10 mg，加乙醇制氢氧化钾试液 2 mL，煮沸 5 min，冷却，加水

4 mL与乙醚10 mL，振摇，静置使分层，取乙醚液2 mL，加2，2'-联吡啶的乙醇溶液(0.5→100)数滴和三氯化铁的乙醇溶液(0.2→100)数滴，应显血红色。

3.检查

应符合胶囊剂项下有关的各项规定(《中国药典》附录Ⅰ E)。

4.含量测定

近年来各国药典多采用气相色谱内标法测定维生素E胶丸的含量。

(1)色谱条件与系统适用性试验　载气为氮气，以硅酮(OV-17)为固定相，涂布于经酸洗并硅烷化处理的硅藻土或高分子多孔小球上，涂布浓度2%，柱温为265 ℃，检测器为氢火焰离子化检测器，理论塔板数按维生素E峰计算应不低于500，维生素E峰与内标物质峰的分离度应大于2。

(2)校正因子测定　取正三十二烷适量，加正己烷溶解并稀释成每1 mL中含1.0 mg的溶液，摇匀，作为内标溶液。另取维生素E对照品约20 mg，精密称定，置棕色锥形瓶中，精密加入内标溶液10 mL，密塞，振摇使溶解，取1～3 μL注入气相色谱仪，计算校正因子。

(3)测定方法　取装量差异项下的内容物，混合均匀，精密称取适量(约相当于维生素E 20 mg)，置棕色具塞锥形瓶中，精密加入内标溶液10 mL，密塞，振摇使溶解，取1～3 μL注入气相色谱仪，并依法测定校正因子，计算，即得。

(4)计算

$$\text{校正因子}\ f=\frac{A_s/m_s}{A_t/m_t} \tag{9-2}$$

式中：A_s为内标物质的峰面积或峰高；A_t为对照品的峰面积或峰高；m_s为加入内标物质的量(mg)；m_t为加入对照品的量(mg)。

$$\text{含量}(m_x)=f\times\frac{A_x}{A_s/m_s} \tag{9-3}$$

式中：A_x为供试品峰面积或峰高；m_x为供试品的量(mg)。

实训十六　乙酰螺旋霉素胶囊的检查

一、实训目的

1.掌握胶囊剂装量差异和溶出度的检查方法。

2.会正确使用溶出度测定仪。

二、实训原理

(1)装量差异　系指药物制剂以称量方法测定每片(粒)、每瓶的重量与平均重量(或标示重量)之间的差异程度。

(2)溶出度　溶出度是评价药物口服固体制剂质量的一个指标，是一种模拟口服制剂在胃肠道中崩解和溶出的体外简易试验方法，它包括转篮法、浆法、小杯法三种。本实训采用转篮法。

三、仪器与试剂

(1)仪器　分析天平或电子天平(感量 0.1 mg)、ZRS-4 型智能溶出仪、转篮、溶出杯(1 000 mL)、量筒(10 mL、1 000 mL)、微孔滤膜(不大于 0.8 μm)滤器、取样器、温度计(分度值 0.1 ℃)、紫外-可见分光光度计及超声波清洗仪等。

(2)试剂　盐酸、盐酸溶液(稀盐酸 24→1 000)(使用前应脱气处理，并预热至 37 ℃)。

四、实训内容

1.装量差异

取乙酰螺旋霉素胶囊 20 粒，分别精密称定重量后，倾出内容物(不得损失囊壳)，硬胶囊用小刷或其他适宜用具拭净，再分别精密称定囊壳重量，求出每粒内容物装量与平均装量。

2.溶出度检查

(1)仪器装置　见实训九。

(2)溶出度测定　见本章第二节。

五、结果判断

1.装量差异

每粒的装量与平均装量相比较，超出装量差异限度的不得多于 2 粒，并不得有 1 粒超出限度 1 倍。

胶囊剂的装量差异限度见表 9-1。

2.溶出度检查

结果判断方法见实训九。

六、注意事项

①硬胶囊倾出内容物时不要将囊壳损失，应用毛刷或棉花等物尽量将其拭净，最好是称定胶囊后立即倾出内容物并将其拭净称重，以免搞错。

②软胶囊的洗涤应使用与水不相混溶又易挥发的有机溶剂，其中以乙醚为最好，应在通风处自然挥散，不得加热以免囊壳失水。

③滤膜应浸在纯化水中，至少浸泡 1 d 以上。

④检查溶出杯内溶出介质的温度应为(37±0.5)℃，为保证恒温，试验时应加有机玻璃盖，各杯之间温度最大不超过 0.5 ℃。

⑤实训结束后，应将篮轴、篮体或搅拌桨从电动机上取下，用水冲洗，晾干后妥善保管。

七、思考题

1.软胶囊如何精密称定内容物的重量？

2.已规定检查含量均匀度的制剂，是否还需检查装量差异？

3.哪些药品应测定溶出度？测定溶出度时必须严格控制哪些实验条件？

4.溶出度测定用的溶剂为何要脱气？转篮底部、顶部金属丝网上为何不得附着有气泡？取出的样品液为何要经过滤才可测定吸收度？取样点不同，对测定有何影响？

5.溶出度测定的影响因素有哪些？应如何避免？

实训十七　维生素 E 胶丸的鉴别及含量测定

一、实训目的

1. 熟悉维生素 E 胶丸的鉴别方法。
2. 熟悉气相色谱仪的工作原理和操作方法。
3. 掌握 GC 内标法测定药物含量的方法与计算。

二、实训原理

在一定温度下，流动相(载气)携带样品通过固定相时，样品中各成分在两相中的分配系数不同，经多次分配后各成分彼此分离，用鉴定器鉴定各成分并测定含量。维生素 E 胶丸含维生素 E($C_{31}H_{52}O_3$)应为标示量的 90.0%～110.0%。

三、主要仪器与药品

气相色谱仪、OV-17 色谱柱。

维生素 E 对照品、维生素 E 胶丸、正三十二烷、正己烷、无水乙醇、硝酸。

四、实训方法

(一)鉴别

①取维生素 E 胶丸的内容物约 30 mg，加无水乙醇 10 mL 溶解后，加硝酸2 mL，摇匀，在 75 ℃加热约 15 min，溶液显橙红色。

②在含量测定项下记录的色谱图中，供试品溶液主峰的保留时间应与对照品溶液主峰的保留时间一致。

(二)含量测定

1. 色谱条件与系统适用性试验及校正因子测定

方法见本章第二节。

2. 样品测定

取维生素 E 胶丸 20 粒，精密称定，倾出内容物，混合均匀。囊壳用乙醚洗净，置通风处使溶剂自然挥尽，再精密称定囊壳质量，求得平均每粒装量。精密称取内容物适量(约相当于维生素 E 20 mg)，置棕色具塞锥形瓶中，精密加入内标溶液10 mL，密塞，振摇使溶解，取 1～ 3 μL 注入气相色谱仪，计算含量。

$$含量=\frac{(m_i/V)\times 1\,000\times 10\times (1/1\,000)\times 平均片重}{取样量\times 标示量}\times 100\%$$

式中：平均片重、标示量，均以 mg 为单位；m_i/V 为每 1 μL 供试品溶液中所含维生素 E 的质量(μg)；10 为供试品溶液总体积(mL)；1/1 000 为将微克换算为 mg；1 000为将每 1 μL 中的质量(μg)换算为每 1 mL 中的质量(μg)。

五、思考题

1. 气相色谱定量的方法有哪几种？内标法有何优点？

2. 如果色谱柱的理论塔板数低于要求值，应改变哪些条件才可改善柱的性能？

3. 根据实验记录，计算每 1 mL 标准溶液或供试品溶液中含内标物、维生素 E 对照品各多少微克？

4. 在本实验中用标准溶液记录的气相色谱图上标明形成各色谱峰的物质名称，

保留时间、峰宽、峰高、半峰宽和峰面积，并依此计算理论塔板数、分离度和校正因子，判断系统适用性试验是否符合规定。

思考题与习题

1. 什么是胶囊剂？可分为哪几类？
2. 胶囊剂应进行哪些质量检查？
3. 如何配制人工胃液、人工肠液？
4. 胶囊剂进行装量差异检测时，胶囊如何处理？
5. 软硬胶囊剂和肠溶胶囊剂在崩解时限检查时有何不同？
6. 乙酰螺旋霉素干燥失重检查时有哪些注意事项？
7. 高效液相色谱法测定乙酰螺旋霉素含量时，色谱系统的适用性指标为哪四个？其中哪两个参数在色谱系统适用性试验中更具实用意义？
8. 测定维生素 E 胶丸的比旋度时应注意哪些问题？
9. 已检查溶出度的胶囊剂，不必再检查（　　）。

A. 硬度　　B. 脆碎度　　C. 崩解度　　D. 重量差异
E. 溶解度

10.《中国药典》规定，软胶囊剂的崩解时限为（　　）min。

A. 15　　B. 30　　C. 45　　D. 60
E. 120

11. 硬胶囊剂的崩解时限要求为（　　）min。

A. 15　　B. 30　　C. 45　　D. 60
E. 120

12. 当胶囊剂囊心物的平均装量为 0.4 g 时，其装量差异限度为（　　）。

A. ±10.0%　　B. ±7.5%　　C. ±5.0%　　D. ±2.0%
E. ±1.0%

13. 胶囊剂可分为（　　）。

A. 硬胶囊、软胶囊、肠溶胶囊　　B. 硬胶囊、软胶囊、直肠胶囊
C. 硬胶囊、胶丸　　D. 软胶囊、胶丸、直肠胶囊
E. 硬胶囊、软胶囊

14.（　　）不是胶囊剂的质量评价项目。

A. 崩解度　　B. 溶出度　　C. 片重差异限度　　D. 硬度
E. 外观

15. 下列(　　)等是胶囊剂、片剂都必须进行检查的项目。

A. 装量差异限度　B. 崩解时限　C. 溶出度　D. 硬度

E. 脆碎度

16. 检查胶囊剂的装量差异时，一般取样量为(　　)。

A. 10 粒　B. 20 粒　C. 30 粒　D. 5 粒

第十章　软膏剂的质量检测

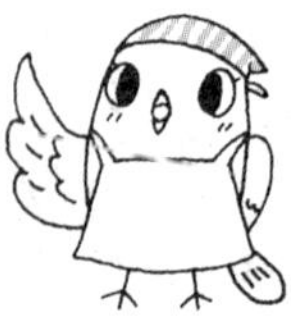

知识目标

- 熟悉软膏剂的定义和特点；
- 掌握软膏剂的质量检测方法；
- 掌握红霉素软膏剂的质量检测方法。

技能目标

- 会软膏剂的常规检查方法；
- 会红霉素软膏剂的质量检测。

第一节　软膏剂的质量检测

一、定义

软膏剂是指药物与油脂性或水溶性基质混合制成的均匀半固体的外用制剂。

常用基质分为油脂性、水溶性和乳剂型。油质性材料有凡士林、石蜡、液体石蜡、蜂蜡、硬脂酸等及其混合物。亲水性材料有聚乙二醇等。乳剂型基质常用的有钠皂、三乙醇胺皂类、脂肪醇硫酸(酯)钠(十二烷基硫酸钠)、聚山梨酯、羊毛脂、单甘油酯、脂肪醇等，必要时可加入保湿剂、防腐剂、抗氧化剂或透皮促进剂。乳剂型基质制成的软膏剂亦称乳膏剂。

二、分类

药物在基质中因分散状态不同，可分为溶液型软膏剂和混悬型软膏剂。溶液型软膏剂为药物溶解(或共熔)于基质或基质组分中制成的软膏。混悬型软膏剂为药物细粉均匀分散于基质中制成的软膏剂。

三、检测步骤

软膏剂的检测依据《中国药典》的规定，一般按照以下步骤进行：

性状→鉴别→常规检查→含量测定

1. 性状

软膏剂应无酸败、异臭、变色、变硬，乳膏剂不得有油水分离及胀气现象。

2. 鉴别

按照软膏质量标准项下的方法分析。如吡罗昔康软膏的鉴别：

①取本品适量，加氯仿 10 mL，在 70 ℃水浴上加热使融化，置于冰浴中冷却后，滤过，滤液加三氯化铁试液 1 滴，即显玫瑰红色。

②在含量项下的溶液，参照分光光度法测定，在 243 nm 和 334 nm 的波长处有最大吸收。

3. 常规检查

软膏剂的常规检查项目有粒度、装量、无菌及微生物限度。

(1)粒度　除另有规定外，混悬型软膏剂取适量的供试品，置于载玻片上，涂成薄层，薄层面积相当于盖玻片的面积，共涂 3 片，按照粒度和粒度分布检测法(《中国药典》附录Ⅸ E)检查，均不得检出大于 180 μm 的粒子。

(2)装量　除另有规定外，取供试品 5 个(50 g 以上者 3 个)，按照最低装量检查法(《中国药典》附录Ⅹ F)检查，限度应符合表 10-1 中规定。

表 10-1　最低装量检查的限度

标示装量	固体、半固体、液体		黏稠液体(容量法)	
	平均装量	每个容器的装量	平均装量	每个容器的装量
20 g(mL)以下	≥标示装量	≥标示装量 93%	≥标示装量 90%	≥标示装量 85%
20 g(mL)至 50 g(mL)		≥标示装量 95%	≥标示装量 95%	≥标示装量 90%
50 g(mL)以上		≥标示装量 97%	≥标示装量 95%	≥标示装量 93%

(3)无菌　用于烧伤或严重创伤的软膏剂与乳膏剂，按照无菌检查法(《中国药典》附录Ⅺ H)检查，应符合规定。

(4)微生物限度　除另有规定外，按照微生物限度检查法(《中国药典》附录Ⅺ J)检查，应符合规定。

第二节　红霉素软膏剂的质量检测

《中国药典》中规定，红霉素软膏含红霉素（$C_{37}H_{67}NO_{13}$）应为标示量的90.0%～110.0%。

一、性状

本品为淡黄色或黄色软膏。应密闭，在阴凉干燥处保存。

二、鉴别

取本品约0.5 g，加0.1 mol/L硫酸溶液5 mL，置水浴上加热使溶解，冷却，倾取水层，加硫酸2 mL，缓缓摇匀，即显红棕色。

三、检查

应符合软膏剂项下有关的各项规定。

四、含量测定

采用提取分离法。

取本品适量，精密称定（约相当于红霉素10 mg），置分液漏斗中，加石油醚20 mL，缓缓振摇，使基质溶解，用磷酸盐缓冲液（pH值为7.8～8.0）提取4次，每次约25 mL，合并提取液，置100 mL量瓶中，加磷酸盐缓冲液（pH值为7.8～8.0）稀释至刻度，摇匀，按照红霉素项下的方法测定。

精密量取本品适量，加乙醇溶解后加灭菌水适量稀释制成每1 mL含1 000单位的溶液，按照抗生素微生物检定法（《中国药典》附录Ⅺ A）测定，可信限率不得大于7%，1 000红霉素单位相当于1 mg的$C_{37}H_{67}NO_{13}$。

实训十八　红霉素软膏剂粒度与粒度分布测定

一、实训目的

1. 掌握红霉素软膏剂的粒度和粒度分布的测定方法。

2. 熟悉软膏剂的检测项目。

二、仪器与试液

显微镜、载玻片、镊子、盖玻片、甘油溶液(1→2)。

三、实训内容

1. 目镜测微尺的标定

目镜测微尺的标定即确定使用同一显微镜及特定倍数的物镜、目镜和镜筒长度时,目镜测微尺上每一格所代表的长度。

标定时,将镜台测微尺置于显微镜台上,对光调焦,并移动测微尺于视野中央;取下目镜,旋下目镜的目镜盖,将目镜测微尺放入目镜筒中部的光栏上(正面向上),旋上目镜盖后返置镜筒上。此时在视野中可同时观察到镜台测微尺的像及目镜测微尺的分度小格,移动镜台测微尺和旋转目镜,使两种量尺的刻度平行,并令左边的"0"刻度重合,寻找第二条重合刻度,记录两条刻度的读数;并根据比值计算出目镜测微尺每小格在该物镜条件下所相当的长度(μm)。由于镜台测微尺每格相当于 10 μm,故

$$\text{目镜测微尺每 1 小格的长度} = 10 \times \frac{\text{相重区间镜台测微尺的格数}}{\text{相重区间目镜测微尺的格数}}$$

当测定时要使用不同的放大倍数时,应分别标定。

2. 测定方法

取供试品,用力摇匀,黏度较大者可按品种项下的规定加适量甘油溶液(1→2)稀释,照红霉素软膏规定,量取供试品,置载玻片上,覆以盖玻片,轻压使颗粒分布均匀,注意防止气泡混入,半固体可直接涂在载玻片上,立即在 50～100 倍显微镜下检视盖玻片全部视野,应无凝聚现象,并不得检出该剂型项下规定的 180 μm 及以上的粒子。

四、思考题

红霉素软膏剂测定粒度与粒度分布过程中,应注意哪些问题?

思考题与习题

1. 软膏剂采用的基质材料有哪些?

2. 红霉素软膏有哪些常规检查?

第十一章　酊剂的质量检测

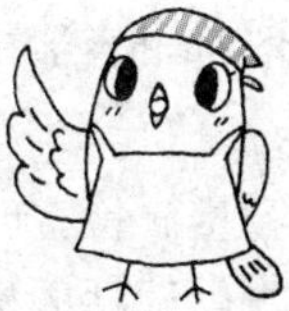

知识目标

- 熟悉酊剂的定义；
- 掌握酊剂的检测步骤及颠茄酊、烧伤灵酊的检测方法。

技能目标

- 会颠茄酊、质量检测操作方法。

第一节　酊剂的质量检测

一、定义

酊剂系指药物用规定浓度的乙醇浸出或溶解而制成的澄清液体制剂，亦可用流浸膏稀释制成。可供口服或外用。

二、检测步骤

除另有规定外，含有毒性药的酊剂，每 100 mL 应相当于原药物 10 g。其有效成分明确者，应根据其半成品的含量加以调整，使符合各酊剂项下的规定。其他酊剂，每 100 mL 相当于原药材 20 g。酊剂的溶液应澄清，如久置产生沉淀，在乙醇和有效成分含量符合规定的情况下，可滤过除去沉淀。除《中国药典》品种项下规定的检验项目外，还应检查“装量”和“微生物限度”。

(一)装量检查法

本法系按照最低装量检查法(《中国药典》附录Ⅹ F)制订，适用于酊剂的装量检查。

本项检查目的在于控制标示装量为500 mL或500 mL以下的酊剂的最低装量。

1. 操作方法

①酊剂的标示装量以容量计，采用容量法进行检查。

②取标示装量为50 mL或50 mL以下的供试品5个，摇匀，小心开启容器，将内容物分别用干燥的注射器抽尽，排除空气；或取标示装量为50 mL以上的供试品3个，摇匀，小心开启，将内容物分别倾入干燥量筒中，并将容器倒置15 min，尽量倾净。

③读取每个容器内容物的装量（取3位有效数字）。

2. 注意事项

采用容量法检查时，所用注射器或量筒必须洁净、干燥，并经定期校正，其最大刻度值应与供试品的标示装量相一致，或不超过标示装量的2倍。

3. 结果判定

每个容器内容物的装量及其平均装量，均符合表11-1中的规定，判为符合规定。

表11-1 最低装量检查的限度

标示装量	平均装量	每个容器装量
20 mL以下	不少于标示装量	不少于标示装量的93%
20 mL至50 mL	不少于标示装量	不少于标示装量的95%
50 mL以上	不少于标示装量	不少于标示装量的97%

如仅有一个容器的装量不符合上表的规定，但其平均装量不少于标示装量者，应另取供试品复试。复试结果全部符合上表的规定者，仍判为符合规定。初试结果中的平均装量少于标示装量，或有2个或2个以上容器的装量不符合规定，或在复试中仍不能全部符合规定者，均判为不符合规定。

（二）微生物限度检查法

按照微生物限度检查法（《中国药典》附录Ⅺ J）检查，应符合规定。

第二节 常见酊剂的质量检测

一、颠茄酊的质量检测

（一）性状与鉴别

1. 性状

本品为棕红色或棕绿色的液体，有微臭。

2. 鉴别

①取含量测定项下滴定后的溶液适量，加氨试液使呈碱性，用三氯甲烷适量振摇提取，取三氯甲烷液，蒸干，残渣显托烷生物碱类的鉴别反应。

②取本品 10 mL，加水和浓氨试液各 10 mL，用乙醚振摇提取 3 次，每次 10 mL，合并乙醚液，挥干，残渣加氯仿 1 mL 使溶解，作为供试品溶液。

另取硫酸阿托品对照品，加甲醇制成每 1 mL 含 2 mg 的溶液，作为对照品溶液。

按照薄层色谱法试验，吸取上述两种溶液各 5 μL，分别点于同一硅胶 G 薄层板上，以醋酸乙酯-甲醇-浓氨试液（17：2：1）为展开剂，展开，取出，晾干，喷以稀碘化铋钾试液。

供试品色谱中，在与对照品色谱相应的位置上，应显相同颜色的斑点。

（二）检查

乙醇量应为 60%～70%，其他应符合酊剂项下有关的各项规定。

（三）含量测定

精密量取本品 100 mL，置蒸发皿中，在水浴上蒸发至约 10 mL，如有沉淀析出，可加乙醇适量使溶解，移至分液漏斗中，蒸发皿用 0.1 mol/L 硫酸溶液 10 mL 分次洗涤，洗液并入分液漏斗中，用氯仿分次振摇，每次 10 mL，至氯仿层无色，合并氯仿液，用 0.1 mol/L 硫酸溶液 10 mL 振摇洗涤，洗液并入酸液中，加过量的浓氨试液使呈碱性，迅速用三氯甲烷分次振摇提取，至生物碱提尽。如发生乳化现象，可加乙醇数滴，每次得到的三氯甲烷液均用同一的水 10 mL 洗涤，弃去洗液，合并三氯甲烷液，蒸干，加乙醇 3 mL，蒸干，并在 80 ℃干燥 2 h，残渣加三氯甲烷 2 mL，必要时，微热使溶解，精密加硫酸滴定液（0.01 mol/L） 20 mL，置水浴上加热，除去三氯甲烷，冷却，加甲基红指示液 1～2 滴，用氢氧化钠（0.02 mol/L）滴定。每 1 mL 硫酸滴定液（0.01 mol/L）相当于 5.788 mg 的莨菪碱（$C_{17}H_{23}NO_3$）。本品含生物碱以莨菪碱（$C_{17}H_{23}NO_3$）计，应为 0.028%～0.032%。

二、烧伤灵酊的质量检测

（一）性状与鉴别

1. 性状

本品为红棕色或深棕色的澄清液体。

2. 鉴别

①取本品 10 mL，置锥形瓶中，加盐酸 5 滴，加热回流 20 min，取出，放冷至室

温，加1%氢氧化钠溶液30 mL，移至分液漏斗中，以醋酸乙酯30 mL振摇提取，弃去水液层，醋酸乙酯液以1%氢氧化钠溶液洗涤2次，每次20 mL，弃去氢氧化钠液，醋酸乙酯液回收溶剂至干，残渣加2%盐酸甲醇溶液2 mL使溶解，作为供试品溶液。另取盐酸小檗碱为对照品，加甲醇制成每1 mL含0.1 mg的溶液，作为对照品溶液。按照薄层色谱法试验，吸取上述两种溶液各4 μL，分别点于同一硅胶G薄层板上，以苯-醋酸乙酯-甲醇-异丙醇-水（20：10：5：5：1）为展开剂，置氨蒸气饱和的展开缸中饱和5 min，展开，取出，晾干，置紫外光灯（365 nm）下目视检查。供试品色谱中，在与对照品色谱相应的位置上，应显相同的黄色荧光斑点。

②取本品作为供试品溶液，另取虎杖对照药材0.5 g，加80%乙醇10 mL，振摇提取5 min，滤过，滤液作为对照药材溶液。按照薄层色谱法（《中国药典》附录Ⅵ B）试验，吸取上述两种溶液各4 μL，分别点于同一硅胶G薄层板上，以石油醚（30～60 ℃）-甲酸乙酯-甲酸（15：5：1）的上层溶液为展开剂，展开，取出，晾干，分别置日光及紫外光灯（365 nm）下目视检查。供试品色谱中，在与对照药材色谱相应的位置上，应在日光下显相同颜色的斑点，在紫外光灯下显相同颜色的荧光斑点。

（二）检查

相对密度按照相对密度检查法（《中国药典》附录Ⅵ A）检查，应为0.84～0.90，乙醇量应为70%～75%。

其他应符合酊剂项下有关的各项规定。

（三）含量测定

按照高效液相色谱法测定（《中国药典》附录Ⅴ D）。

1. 色谱条件与系统适用性试验

用十八烷基硅烷键合硅胶为填充剂；甲醇-0.1%磷酸溶液（85：15）为流动相；检测波长为254 nm。理论板数按大黄素峰计算应不低于2 000。

2. 对照品溶液的制备

取大黄素对照品（经五氧化二磷干燥过夜）适量，精密称定，用无水乙醇溶解，制成每1 mL约含0.01 mg的溶液，即得。

3. 供试品溶液的制备

精密吸取本品2 mL，置蒸发皿中，加硅胶（色谱用，60～160目，下同）1 g，置温水浴上蒸干，移至硅胶色谱柱（2 g，内径17 mm，干法装柱）上，用石油醚（60～90 ℃）-甲酸乙酯-甲酸（100：100：2）混合溶液90 mL分次减压洗脱，收集洗脱液，置于100 mL量瓶中，并用混合溶剂稀释至刻度，摇匀，即得。

4. 测定方法

分别精密吸取对照品溶液与供试品溶液各 10 μL，注入液相色谱仪，测定，即得。

本品含虎杖以大黄素($C_{15}H_{10}O_5$)计，不得少于 0.35 mg。

实训十九　颠茄酊的质量检测

一、实训目的

1. 掌握酊剂质量检测的方法。

2. 熟悉乙醇量的检测方法。

二、仪器与试剂

(1)仪器　气相色谱仪、色谱数据处理机或记录仪、水浴锅。

(2)试剂　无水乙醇、正丙醇、二乙烯苯-乙基乙烯苯型高分子多孔小球、0.1 mol/L 和 0.01 mol/L 硫酸试液、氯仿、浓氨试液、三氯甲烷、甲基红指示液、0.02 mol/L 氢氧化钠滴定液。

三、实训原理

颠茄酊为常用酊剂，它应符合《中国药典》一部规定的关于颠茄酊的各项要求。颠茄酊为颠茄草加工制成的酊剂，颠茄草主要药效成分为莨菪碱等生物碱类，因此本实验选用莨菪碱作为这项检测的控制指标。

四、实训内容

1. 外观

溶液应澄清，如久置产生沉淀时，在乙醇和有效成分含量符合规定的情况下，可滤过除去沉淀。

2. 装量检查法

依照本章第一节方法检查。

3. 乙醇量

应为 60%～70%。

(1)标准溶液的制备　精密量取恒温至 20 ℃的无水乙醇 4、5、6 mL，分置1 000 mL 容量瓶中，分别精密加入恒温至 20 ℃的正丙醇各 5 mL，加水稀释成 1 000 mL，摇匀，即得。

(2)供试品溶液的制备　精密量取恒温至 20 ℃的供试品适量(相当于乙醇

5 mL)和正丙醇 5 mL,加水稀释成 1 000 mL,混匀,即得。

(3)系统适用性试验　将已老化好的二乙烯苯-乙基乙烯苯型高分子多孔小球的色谱柱装入性能符合要求的气相色谱仪,接 FTD 检测器,柱温为 150～155 ℃(可根据保留时间及分离情况适当调整),检测器、进样器温度 170 ℃,恒温,待色谱基线稳定后,按照气相色谱内标法测定。上述 3 份标准溶液各注样至少 2 次,所得校正因子的相对标准偏差不得大于 1.5%;用正丙醇计算的理论板数应大于 700;乙醇和正丙醇的分离度应大于 2。

(4)供试品溶液的测定　在上述 3 份标准溶液中选 1 份与供试品溶液乙醇浓度最相近的连续进样 3 次,计算出校正因子。然后将每份供试品溶液配制时所取的样品溶液体积和内标溶液体积输入色谱数据处理机,设定,然后连续注样 2 次。

(5)结果和判定　2 次测定数据的标准偏差,不得大于±1.5%,否则应重新测定。根据 3 次测定的平均值是否在标准所规定的范围内,来判定是否符合规定。对乙醇量不符合规定的样品应加样复查。

4.含量测定

测定方法见本章第二节。

5.微生物限度检查

按照微生物限度检查方法(《中国药典》附录Ⅺ J)检查,应符合规定。

五、思考题

1.酊剂的质量要求有哪些?

2.乙醇量测定过程有哪些注意事项?

思考题与习题

一、单项选择题

1.提取或溶解药物制成酊剂,所用的溶剂是(　　)。

A.甲醇　B.乙醇　C.丙醇　D.丙酮

2.一般情况下,含有毒性药的酊剂,每 100 mL 应相当于原药物(　　)。

A.1 g　B.5 g　C.10 g　D.20 g

3.颠茄酊中的含量应为(　　)。

A. 40%～50%　B. 50%～60%　C. 60%～70%　D.70%～80%

4.烧伤灵酊的相对密度应控制在(　　)。

A. 0.84～0.90　B. 0.94～1.00　C. 0.90～1.00　D.0.84～1.00

二、填空题

1. 酊剂的溶液应澄清，如久置产生沉淀时，在________和________含量符合规定的情况下，可滤过除去沉淀。

2. 颠茄酊含生物碱以莨菪碱($C_{17}H_{23}NO_3$)计，应为________。

3. 烧伤灵酊色谱置紫外光灯(365 nm)下目视检查，显________荧光斑点。

三、简答题

1. 简述酊剂的概念。

2. 简述颠茄酊的鉴别方法和含量测定法。

3. 简述烧伤灵酊的鉴别方法和含量测定法。

第十二章　丸剂的质量检测

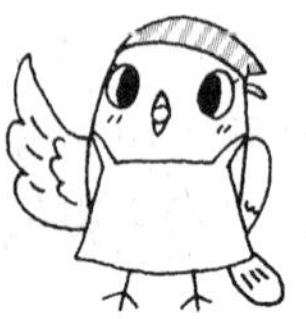

知识目标

- 熟悉丸剂的定义与分类；
- 掌握丸剂的质量检测方法。

技能目标

- 会炔诺酮滴丸与马来酸氯苯那敏滴丸检测。

第一节　丸剂的质量检测

一、丸剂的定义与分类

(一)丸剂的定义与分类(《中国药典》一部)

丸剂系指药材细粉或药材提取物加适宜的黏合剂或其他辅料制成的球形或类球形制剂，分为蜜丸、水蜜丸、水丸、糊丸、蜡丸和浓缩丸等类型。

蜜丸系指药材细粉以蜂蜜为黏合剂制成的丸剂。其中每丸重量在0.5 g(含0.5 g)以上的称大蜜丸，每丸重量在0.5 g以下的称小蜜丸。

水蜜丸系指药材细粉以蜂蜜和水为黏合剂制成的丸剂。

水丸系指药材细粉以水(或根据制法用黄酒、醋、稀药汁、糖液等)为黏合剂制成的丸剂。

糊丸系指药材细粉以米粉、米糊或面糊等为黏合剂制成的丸剂。

蜡丸系指药材细粉以蜂蜡为黏合剂制成的丸剂。

浓缩丸系指药材或部分药材提取浓缩后，与适宜的辅料或其余药材细粉，以水、蜂蜜或蜂蜜和水为黏合剂制成的丸剂。根据所用黏合剂的不同，分为浓缩水丸、浓缩蜜丸和浓缩水蜜丸。

微丸系指直径小于2.5 mm的各类丸剂。

(二)丸剂的定义与分类(《中国药典》二部)

丸剂系指药物与适宜的辅料以适当方法制成的球状或类球状固体制剂。丸剂包括滴丸、糖丸、小丸等。

滴丸系指固体或液体药物与适宜的基质加热熔融后溶解、乳化或混悬于基质中,再滴入不相混溶,互不作用的冷凝液中,由于表面张力的作用使液滴收缩成球状而制成的制剂,主要供口服用。

糖丸系指以适宜大小的糖粒或基丸为核心,用糖粉和其他辅料的混合物作为微粉材料,选用适宜的黏合剂或润湿剂制丸,并将主药以适宜的方法分次包裹在糖丸中而制成的制剂。

小丸(通称为丸)系指将药物与适宜的辅料均匀混合,选用适宜的黏合剂或润湿剂以适当方法制成的球状或类球状固体制剂,小丸粒径应为0.5～3.5 mm。

二、丸剂的质量要求

(一)丸剂质量要求(《中国药典》一部)

1.性状

丸剂外观应圆整均匀,色泽一致,大蜜丸和小蜜丸应细腻滋润、软硬适中;蜡丸表面应光滑无裂纹,丸内不得有蜡点与颗粒。

2.水分

除另有规定外,大蜜丸、小蜜丸和浓缩蜜丸中含水分不得超过15.0%;水蜜丸、浓缩水蜜丸不得超过12.0%;水丸、糊丸和浓缩水丸不得超过9.0%;微丸按所属丸剂类型的规定制定;蜡丸不检查水分。

3.重量差异、装量差异和装量

按丸数服用的丸剂、按重量服用的丸剂要作重量差异检查,单剂量包装的丸剂要做装量差异检查,装量以重量标示的多剂量包装丸剂按照最低装量检查法检查。重量差异、装量差异和装量均应符合《中国药典》附录Ⅰ A的规定。

4.溶散时限

除大蜜丸和蜡丸外,其他丸剂均应做溶散时限检查(蜡丸做崩解时限检查),并符合《中国药典》附录Ⅻ A的相关规定。

5.微生物限度

不含原药材粉的丸剂,细菌数不得超过1 000个/g,霉菌、酵母菌数不得超过100个/g;含原药材粉的丸剂,细菌数不得超过3 000个/g,霉菌、酵母菌数不得超过 100 个/g;各种丸剂均不得检出大肠杆菌。

(二)丸剂的质量要求(《中国药典》二部)

丸剂在生产与贮藏期间应符合下列有关规定:

①滴丸基质包括水溶性基质和非水溶性基质,常用的有聚乙二醇类(如聚乙二醇 6 000、聚乙二醇 4 000 等)、泊洛沙姆、硬脂酸聚烃氧(40)酯、明胶、硬脂酸、单硬脂酸甘油酯,氢化植物油等。滴丸冷凝液必须安全无害,且与主药不发生作用,常用的有液状石蜡、植物油、甲基硅油和水等。

②丸剂应大小均匀、色泽一致,无粘连现象。

③丸剂的含量均匀度和微生物限度等应符合要求。

④滴丸在滴制成丸后,应除去滴丸表面的冷凝液。

⑤根据药物的性质、使用与贮藏的要求,供口服的滴丸或小丸可包糖衣或薄膜衣。

⑥除另有规定外,糖丸和小丸在包装前应在适宜条件下干燥,并按丸重大小要求用适宜筛号的药筛过筛处理。

⑦除另有规定外,丸剂应密封贮存,防止受潮、发霉和变质。

三、丸剂的检查

除另有规定外,《中国药典》二部规定,丸剂应进行以下相应检查。

(一)重量差异

凡进行含量均匀度检查的丸剂,不再进行重量差异检查。

1. 检查方法

除另有规定外,取供试品 20 丸,精密称定总重量,求得平均丸重后,再分别精密称定各丸的重量,每丸重量与平均丸重相比较,按表 12-1 中的规定,超出重量差异限度的丸剂不得多于 2 丸,并不得有 1 丸超出限度 1 倍。

单剂量包装小丸重量差异,可以取 20 个剂量单位进行检查,其重量差异限度应符合上述规定。

表 12-1 丸剂重量差异检查

平均重量	重量差异限度/%
0.03 g 以下或 0.03 g	±15
0.03 g 以上至 0.30 g	±10
0.30 g 以上	±7.5

2.注意事项

①包糖衣丸剂应在包衣前检查丸芯的重量差异，符合规定后方可包衣。包糖衣后不再检查重量差异。

②薄膜衣丸应在包薄膜衣后检查重量差异，并应符合规定。

③已取出的药丸，不得再放回供试品原包装容器内。

(二)溶散时限

除另有规定外，按照崩解时限检查方法(《中国药典》附录ⅩA)检查，均应符合规定。

本法适用于滴丸的溶散时限检查。

丸剂中不含崩解剂，故在水中不是崩解而是逐渐溶散；在检查时限内应全部溶散成碎粒，除不溶性包衣材料外，应通过筛网。为控制产品质量，保证疗效，药典规定本检查项目。

1.仪器

升降式崩解仪、滴丸剂专用吊自篮。

2.操作方法

①将吊篮通过上端的不锈钢轴悬挂于金属支架上，浸入1 000 mL烧杯中，烧杯内盛有温度为(37±1)℃的水(或规定的溶液)，调节吊篮位置使其下降时筛网距烧杯底部25 mm，调节液面高度使吊篮上升时筛网在液面下15 mm处。除另有规定外，取供试品6粒，分别置于上述吊篮的玻璃管中，每管各加1粒，立即启动崩解仪进行检查。各粒均应在30 min内全部溶散；包衣滴丸应在1 h内全部溶散。

②如有1粒在规定时限内不能全部溶散，应另取6粒复试，均应符合规定。

③以明胶为基质的滴丸，可改在人工胃液中进行检查。

人工胃液的配制方法：取稀盐酸16.4 mL，加水约800 mL与胃蛋白酶10 g，摇匀后，加水稀释成1 000 mL，即得。临用前制备。

3.注意事项

①在测试过程中，烧杯内的水温(或介质温度)应保持在(37±1)℃。

②每次测试后，应清洗吊篮的玻璃管内壁、筛网、挡板等，并重新更换水或规定的溶液。

③对于糖丸和小丸的溶散时限检查方法，有待国家药典的补充或修订。

第二节　常见丸剂的质量检测

一、炔诺酮滴丸的质量检测

《中国药典》中规定，炔诺酮滴丸含炔诺酮($C_{20}H_{26}O_2$)应为标示量的90.0%～110.0%。

(一)性状与鉴别

1. 性状

本品为乳白色或淡黄色滴丸。

2. 鉴别

在含量测定项下记录的色谱图中，供试品溶液主峰的保留时间应与对照品溶液主峰的保留时间一致。

(二)检查

均应符合《中国药典》附录Ⅰ H丸剂项下有关的各项规定。

(三)含量测定

按照高效液相色谱法测定。

1. 色谱条件与系统适用性试验

用十八烷基硅烷键合硅胶为填充剂，甲醇-水(60∶40)为流动相，检测波长为240 nm。理论板数按炔诺酮峰计算应不低于2 500，炔诺酮峰与内标物质峰的分离度应符合要求。

2. 内标溶液的制备

取醋酸氢化可的松25 mg，加甲醇5 mL，置热水浴中加热使溶解，放冷，加流动相稀释至100 mL，即得。

3. 供试品溶液的制备

取本品20丸，精密称定，研细，精密称取适量(约相当于炔诺酮10 mg)，置50 mL量瓶中，加流动相适量，置热水浴中，振摇使炔诺酮溶解，放至室温，用流动相稀释至刻度，摇匀，滤过，精密量取续液与内标溶液各5 mL，置25 mL量瓶中，用流动相稀释至刻度，摇匀。

4. 对照品溶液的制备

取炔诺酮对照品10 mg，精密称定，置50 mL量瓶中，加流动相适量，置超声波浴中数分钟使溶解，用流动相稀释至刻度，摇匀，精密量取该溶液与内标溶液各5 mL，置25 mL量瓶中，用流动相稀释至刻度，摇匀。

5. 测定

取对照品溶液20 μL注入液相色谱仪，记录色谱图；取供试品溶液20 μL同法测定。按内标法以峰面积计算，即得。

二、马来酸氯苯那敏滴丸的质量检测

《中国药典》中规定，马来酸氯苯那敏滴丸中含马来酸氯苯那敏($C_{16}H_{19}ClN_2 \cdot C_4H_4O_4$)应为标示量的93.0%～107.0%。

(一)性状与鉴别

1. 处方

马来酸氯苯那敏	4.0 g
聚乙二醇(相对分子质量6 000)	15.5 g
制成	1 000丸或2 000丸

2. 性状

本品为白色或类白色滴丸。

3. 鉴别

①取本品适量(约相当于马来酸氯苯那敏8 mg)，加枸橼酸醋酐试液1 mL，置水浴上加热，即显红紫色。

②取本品适量(约相当于马来酸氯苯那敏20 mg)，加稀硫酸2 mL使马来酸氯苯那敏溶解，滴加高锰酸钾试液，红色即消失。

③取本品适量(约相当于马来酸氯苯那敏4 mg)，加三氯甲烷1 mL使马来酸氯苯那敏溶解，作为供试品溶液；另取马来酸氯苯那敏对照品，用三氯甲烷稀释制成每1 mL中约含4 mg的马来酸氯苯那敏，作为对照品溶液。按照薄层色谱法(《中国药典》附录Ⅴ B)试验，吸取上述两种溶液各3 μL，分别点于同一硅胶GF_{254}薄层板上，以乙酸乙酯-甲醇-稀醋酸(5∶3∶2)为展开剂展开，晾干，置紫外灯(254 nm)下目视检查，供试品溶液所显主斑点的颜色与位置与对照品溶液的斑点应相同。

(二)检查

1. 含量均匀度

取本品1丸，置200 mL量瓶中，加水约50 mL，振摇使马来酸氯苯那敏溶解后，加稀盐酸2 mL，用水稀释至刻度，摇匀，静置；量取深层溶液，按照紫外-可见分光光度法(《中国药典》附录Ⅳ A)，在264 nm波长处测定吸收度，按$C_{16}H_{19}ClN_2 \cdot C_4H_4O_4$

的吸收系数$E_{1\,cm}^{1\%}$为217计算含量，应符合规定(《中国药典》附录Ⅺ E)。

2. 其他

均应符合《中国药典》附录Ⅰ H 丸剂项下有关的各项规定。

(三)含量测定

1. 测定方法

取本品适量(约相当于马来酸氯苯那敏40 mg)，置100 mL量瓶中，加水约50 mL，振摇使马来酸氯苯那敏溶解后，用水稀释至刻度，摇匀，静置；精密量取深层溶液10 mL，置200 mL量瓶中，加稀盐酸2 mL，用水稀释至刻度，按照紫外-可见分光光度法，在264 nm波长处测定吸收度，按$C_{16}H_{19}ClN_2 \cdot C_4H_4O_4$的吸收系数$E_{1\,cm}^{1\%}$为217计算，即得。

2. 结果计算

$$\text{标示量百分含量} = \frac{A/(E_{1\,cm}^{1\%} \times 100 \times l) \times 100 \times 20}{n \times m_{\text{标示值}}} \times 100\% \qquad (12\text{-}1)$$

式中：A为供试品溶液测得的吸收度；$E_{1\,cm}^{1\%}$为马来酸氯苯那敏的百分吸收系数；l为供试品溶液液层的厚度(cm)；100为供试品的取样体积(mL)；20为供试品体积的稀释倍数；n为取供试品马来酸氯苯那滴丸丸数；$m_{\text{标示值}}$为马来酸氯苯那敏滴丸的标示值(g)。

实训二十　炔诺酮滴丸的检查及含量测定

一、实训目的

1. 掌握高效液相色谱法测定丸剂含量的方法。
2. 掌握丸剂的质量检查项目与方法。
3. 熟悉高效液相色谱仪的使用。

二、仪器与试剂

(1)仪器　高效液相色谱仪、分析天平(感量0.1 mg)、升降式崩解仪、恒温培养箱、量瓶、移液管、量筒。

(2)试剂　甲醇、人工胃液、75%乙醇溶液、醋酸氢化可的松、炔诺酮滴丸(市售品)、炔诺酮对照品。

三、实训内容

1. 常规检查

(1)外观与性状　外观应大小均匀、色泽一致、无粘连现象，表面应无残留冷凝液，乳白色或淡黄色滴丸。

(2)重量差异　取供试品，按照丸剂重量差异检查方法检查，应符合《中国药典》附录Ⅰ H 的规定。

(3)溶散时限　取供试品，按照丸剂溶散时限检查方法检查，应符合《中国药典》附录Ⅹ A 的规定。

(4)微生物限度　取供试品，按照微生物限度检查方法检查，应符合《中国药典》附录Ⅺ J 的规定。

要求细菌数不得超过 1 000 个/g，霉菌、酵母菌数不得超过 100 个/g；不得检出大肠杆菌。

2. 含量测定

炔诺酮滴丸属于滴丸制剂，采用高效液相色谱法进行检测。

含量测定方法见本章第二节。

四、思考题

1. 丸剂的质量要求有哪些？

2. 高效液相色谱法操作的注意事项有哪些？

思考题与习题

一、选择题

1. 微丸的直径小于(　　)。

A. 2.5 mm　　B. 3.0 mm　　C. 2.0 mm　　D. 1.0 mm

2. 一般情况《中国药典》要求水丸、糊丸中含水不得超过(　　)。

A. 15.0%　　B. 12.0%　　C. 10.0%　　D. 9.0%

3. 含原药材粉的丸剂，细菌数不得超过(　　)。

A. 1 000 个/g　　B. 2 000 个/g　　C. 3 000 个/g　　D. 4 000 个/g

二、填空题

1. 蜜丸系指药材细粉以________为黏合剂制成的丸剂。

2. 丸剂外观应________，色泽一致；大蜜丸和小蜜丸应细腻滋润、________；蜡丸表面应光滑无裂纹，丸内不得有________。

3. 不含原药材粉的丸剂，细菌数不得超过________，霉菌、酵母菌数不得超过________；不得检出________。

4. 凡进行________检查的丸剂，不再进行重量差异检查。包糖衣丸剂应在包衣前检查________的重量差异。

三、简答题

1. 丸剂重量差异检查的注意事项有哪些？

2. 丸剂溶散时限检查的注意事项有哪些？

第十三章　栓剂的质量检测

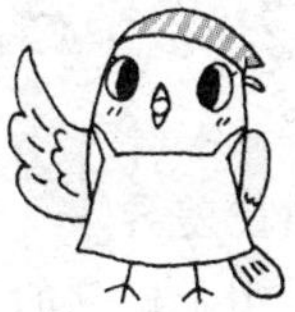

知识目标

- 熟悉栓剂的定义和质量检测步骤；
- 掌握栓剂的重量差异和融变时限检查。

技能目标

- 会栓剂的重量差异和融变时限的检查方法。

第一节　栓剂的质量检测

一、定义

栓剂系指药物与适宜基质制成供腔道给药的固体制剂。栓剂在常温下为固体，塞入腔道后，在体温下能迅速软化熔融或溶解于分泌液，逐渐释放药物而产生局部或全身作用。早期人们认为栓剂只起润滑、收敛、抗菌、杀虫、局麻等局部作用，后来又发现栓剂尚可通过直肠吸收药物发挥全身作用，并可避免肝脏的首过效应。

二、分类

栓剂因施用腔道的不同，分为直肠栓、阴道栓和尿道栓。直肠栓为鱼雷形、圆锥形或圆柱形等；阴道栓为鸭嘴形、球形或卵形；尿道栓一般为棒状。

栓剂分为普通栓剂和持续释药的缓释栓。

栓剂常用基质可分为油脂性基质（如半合成脂肪酸甘油酯、可可豆脂、聚氧乙烯硬脂酸酯、聚氧乙烯山梨聚糖脂肪酸酯、氢化植物油等）和水溶性或与水能混溶的基质（如甘油明胶、泊洛沙姆、聚乙二醇类等）。基质选择是否恰当，对栓剂的质量和疗效有较大影响，因油脂性基质（如可可豆脂）在阴道内不能被吸收而形成残留物，不作阴道栓用基质，常用水溶性或水能混溶的基质制备阴道栓。

三、检测步骤

《中国药典》规定，栓剂的外形应完整光滑，有适宜的硬度，无刺激性，符合药典品种项下规定的检验项目。常规检查包括重量差异、融变时限（缓释栓剂应检查释放度）和微生物限度。栓剂的检测一般按照以下步骤进行：

性状→鉴别→常规检查→含量测定

（一）重量差异

本法适用于栓剂的重量差异检查。

影响栓剂大小不一的因素较多，如生产过程中软材的注入量、温度和速度，以及冷却、固化、切削等步骤。本项检查的目的在于控制各粒重量的一致性，保证用药剂量的准确。凡规定检查含量均匀度的栓剂，不再进行重量差异检查。

1. 检查法

取供试品 10 粒，精密称定总重量，求得平均粒重后，再分别精密称定各粒重量。每粒重量与平均粒重相比较，按表 13-1 中的规定，超出重量差异限度的不得多于 1 粒，并不得超出限度 1 倍。

表 13-1 栓剂重量差异检查的限度

平均粒重	重量差异限度/%
1.0 g 以下（含 1.0 g）	±10
1.0 g 以上至 3.0 g	±7.5
3.0 g 以上	±5

2. 注意事项

若检验场所的室温高于 30 ℃时，应用适宜方法降温，以免栓剂因室温过高而融化或软化，难以操作。

（二）融变时限

本法适用于栓剂、阴道片等固体制剂在规定条件下的融变时限的检查。

栓剂放入腔道后，在适宜温度下应能融化、软化或溶散，与分泌液混合逐渐释放药物，才能产生局部或全身作用。为控制产品质量，保证疗效，《中国药典》规定了本检查项目。

缓释栓剂应进行释放度检查，不再进行融变时限的检查。

1. 仪器

采用融变时限测定仪。仪器装置由透明的套筒与金属架组成。透明套筒由玻璃或适宜的塑料材料制成，高为60 mm，内径为52 mm，壁厚适当。金属架由两片不锈钢的金属圆板及3个金属挂钩焊接而成，每个圆板直径为50 mm，具39个孔径为4 mm的圆孔；两板相距30 mm，通过3个等距的挂钩焊接在一起。

2. 检查方法

取供试品3粒，在室温放置1 h后，分别放在3个上述金属架的下层圆板上，将金属架(专用网篮)装入透明套筒(有机玻璃支撑筒)内，并用挂钩固定后，除另有规定外，将上述装置垂直浸入盛有不少于4 L的(37.0±0.5)℃水的烧杯中，其上端位置应在水面下90 mm处，烧杯中装有一转动器(翻转架)，每隔10 min在溶液中翻转该装置一次。

3. 结果判定

除另有规定外，脂肪性基质的栓剂3粒均应在30 min内全部融化、软化或触压时无硬芯；水溶性基质的栓剂3粒均应在60 min内全部溶解。如有1粒不符合规定时，应另取3粒复试，均应符合规定。

(三)微生物限度

按照微生物限度检查方法(《中国药典》附录Ⅺ J)检查，应符合规定。

第二节　盐酸曲马多栓的质量检测

《中国药典》中规定，盐酸曲马多栓中含盐酸曲马多($C_{16}H_{25}NO_2 \cdot HCl$)应为标示量的90.0%～110.0%。

一、性状

本品为白色或类白色栓。

二、鉴别

①取本品适量(约相当于盐酸曲马多0.1 g)，加水5 mL，加热，搅拌使盐酸曲马多溶解，滤过，取滤液2 mL，于80 ℃水浴上蒸干，加枸橼酸醋酐试液1滴，置80～90 ℃的水浴中加热3～5 min，即显紫红色。

②在含量测定项下的高效液相色谱图中，供试品主峰的保留时间应与对照品的保留时间一致。

③本品的水溶液显氯化物的鉴别反应。

三、检查

1. 有关物质

按照含量测定项下的色谱条件试验。

取含量测定项下切碎的供试品适量，加流动相适量，置热水浴中，振摇使盐酸曲马多溶解，放冷至室温，加流动相稀释制成每 1 mL 中约含盐酸曲马多 2 mg 的溶液，滤膜滤过，作为供试品溶液；取顺式盐酸曲马多对照品适量，精密称定，加流动相溶解并稀释制成每 1 mL 中含 0.2 mg 的溶液，作为对照品溶液；精密量取供试品溶液 1 mL 与对照品溶液 3 mL，置同一 100 mL 量瓶中，加流动相稀释至刻度，摇匀，作为对照溶液。取对照溶液 20 μL 注入液相色谱仪，调节检测灵敏度，使曲马多色谱峰的峰高约为满量程的 25%。出峰顺序为顺式曲马多、曲马多，二者的分离度应符合要求。再精密量取供试品溶液与对照溶液各 20 μL 分别注入液相色谱仪，记录色谱图至主成分峰保留时间的 3 倍。供试品溶液色谱图中如有与顺式曲马多保留时间一致的色谱峰，其面积不得大于对照溶液中顺式曲马多峰面积的 (0.3%)；未知杂质峰面积的和不得大于对照品溶液中曲马多峰面积。

2. 其他

应符合《中国药典》栓剂项下有关的各项规定。

四、含量测定

按照高效液相色谱法测定。

(1)色谱条件与系统适用性试验　用十八烷基硅烷键合硅胶为填充剂；以醋酸-醋酸钠缓冲液(pH 值为 4.5)-甲醇(63∶35)为流动相，检测波长为 271 nm。理论板数按曲马多峰计算不低于 1 500。

(2)测定方法　取供试品 10 粒，精密称定，切碎，混匀，精密称取适量(约相当于盐酸曲马多 50 mg)，置 100 mL 量瓶中，加流动相适量，置热水浴中，振摇使盐酸曲马多溶解，放冷至室温，用流动相稀释至刻度，摇匀，用 0.45 μm 的微孔滤膜滤过，精密量取续滤液 20 μL，注入液相色谱仪，记录色谱图；另取盐酸曲马多对照品适量，精密称定，用流动相溶解并定稀释成每 1 mL 中约含 0.5 mg 的溶液，同法测定。按外标法以峰面积计算，即得。

实训二十一　盐酸曲马多栓融变时限检查

一、实训目的

1. 掌握盐酸曲马多栓融变时限检查方法。

2. 熟悉栓剂的检测项目。

二、实训内容

1. 检查方法

将金属架(专用网篮)装入透明套筒(有机玻璃支撑筒)内，并用挂钩固定后，垂直浸入盛有不少于 4 L 的(37.0±0.5)℃水的烧杯中，其上端位置应在水面下 90 mm 处，烧杯中装有一转动器(翻转架)，每隔 10 min 在溶液中翻转该装置一次。

2. 结果判定

初试取供试品 3 粒，在室温放置 1 h 后，分别放在 3 个上述金属架的下层圆板上，按上述方法检查，除另有规定外，各粒均应符合表 13-2 中的规定。初试结果如有 1 粒不符合规定时，应另取 3 粒复试，均应符合规定。

表 13-2　栓剂融变时限检查限度

栓剂类型	融变时限/min	限　度
脂肪性基质栓剂	30	全部融化、软化或触压时无硬芯
水溶性基质栓剂	60	全部溶解

三、思考题

盐酸曲马多栓融变时限检查操作过程中需要注意哪些问题?

思考题与习题

一、选择题

1. 尿道栓一般为(　　)。

A. 鱼雷形　B. 圆锥形　C. 鸭嘴形　D. 棒状

2. 栓剂进行重量差异检查过程中室内温度不能超过(　　)。

A. 20 ℃　B. 25 ℃　C. 30 ℃　D. 35 ℃

3. 脂肪性基质的栓剂测定融变时限时应能在(　　)min 内全部融化、软化或触压时无硬芯。

A. 20　B. 25　C. 30　D. 35

二、填空题

1. 栓剂因施用腔道的不同，分为________、阴道栓和________。

2. 栓剂常用基质可分为________和水溶性或________的基质。

3.缓释栓剂应进行________检查，不再进行融变时限的检查。

4.栓剂融变时限检查中烧杯内的水温应保持________℃。

三、简答题

1.简述栓剂的概念及分类。

2.简述栓剂重量差异检查法的操作过程。

3.简述栓剂融变时限检查法的操作过程。

4.简述盐酸曲马多栓含量测定的方法。

第十四章　口服制剂的质量检测

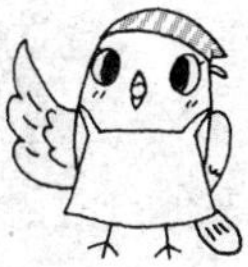

知识目标

- 掌握口服制剂检查项目；
- 掌握葡萄糖酸钙口服溶液质量检测方法。

能力目标

- 会葡萄糖酸钙口服溶液质量检测操作。

第一节　口服制剂的质量检测

一、口服制剂的分类与定义

1.分类

口服制剂可分为口服溶液剂、口服混悬剂和口服乳剂3类。

2.定义

口服溶液剂指药物溶解于适宜溶剂中制成的供口服的澄清液体制剂。

口服混悬剂指难溶性固体药物分散在液体介质中制成的供口服的混悬液体制剂。也包括干混悬剂或浓混悬剂。

口服乳剂指两种互不相溶的液体制成的供口服的稳定的水包油型乳液制剂。

滴剂指用适宜的量具以小体积或以滴计量的口服溶液剂、口服混悬剂、口服乳剂的液体制剂。

二、质量要求

口服溶液剂、口服混悬剂、口服乳剂应符合以下质量要求：

①口服溶液剂、口服混悬剂的分散介质常用纯化水。

②根据需要可加入适宜的附加剂，如防腐剂、分散剂、助悬剂、增稠剂、助溶剂、润湿剂、缓冲剂、乳化剂、稳定剂、矫味剂以及色素等，其品种与用量应符合国家标准的有关规定，不影响产品的稳定性，并避免对检验产生干扰。

③不得有发霉、酸败、变色、异物、产生气体或其他变质现象。

④口服乳剂应呈均匀的乳白色，以半径为 10 cm 离心机 4 000 r/min 的转速离心 15 min，不应有分层现象。

⑤口服混悬剂的混悬物应分散均匀，放置后的沉降物经振摇应易再分散，并应检查沉降体积比。

⑥口服滴剂包装内一般应附有滴管、吸球或其他量具。

⑦单剂量口服混悬剂、口服乳剂的含量均匀度等应符合规定。

⑧除另有规定外，应密封、遮光贮存。

三、检查

除另有规定外，口服溶液剂、口服混悬剂、口服乳剂应进行以下相应检查。

1. 重量差异

除另有规定外，单剂量包装的干混悬剂按照下述方法检查，应符合规定：

取供试品 20 个(袋)，分别称量内容物，计算平均重量，超过平均重量±10%者不超过 2 个，并不得有超过平均重量±20%者。

凡规定检查含量均匀度者，一般不再进行装量差异检查。

2. 装量

除另有规定外，单剂量包装的口服溶液剂、口服混悬剂、口服乳剂装量应符合下列规定：

取供试品 10 个(袋、支)，分别将内容物倾尽，测定其装量，每个(袋、支)装量均不得少于其标示量。

多剂量包装的口服溶液剂、口服混悬剂、口服乳剂、口服滴剂照最低装量按照《中国药典》附录Ⅹ F 检查，应符合规定。

3. 干燥失重

除另有规定外，干混悬剂按照干燥失重测定法(《中国药典》附录Ⅷ L)检查，检失重量不得过 2.0%。

4. 沉降体积比

口服混悬剂按照下述方法检查，沉降比应不低于0.90：

除另有规定外，用具塞量筒量取供试品50 mL，密塞，用力振摇1 min，记下混悬物的开始高度 H_0，静置3 h，记下混悬物的最终高度 H，按下式计算：

$$沉降体积比=H/H_0 \tag{14-1}$$

干混悬剂按各品种项下规定的比例加水振摇，应均匀分散，并按照上述方法测定沉降体积比，应符合规定。

5. 微生物限度

按照微生物限度检查方法(《中国药典》附录Ⅺ J)检查，应符合规定。

第二节　葡萄糖酸钙口服溶液质量检测

《中国药典》中规定，葡萄糖酸钙口服溶液含葡萄糖酸钙($C_{12}H_{22}CaO_{14} \cdot H_2O$)应为9.00%～10.50%(g/mL)，为补钙药，应密封保存。

一、性状与鉴别

1. 性状

葡萄糖酸钙为无色至淡黄色黏稠液体，气味芳香，味甜。

2. 鉴别

①取本品适量，置于试管中，加水5 mL，微热溶解后，加冰醋酸0.7 mL与新蒸馏的苯肼1 mL，置水浴上加热30 min，放冷至室温，用玻璃棒擦试管的内壁，渐生成黄色的结晶。

②取本品适量，置试管中，加水5 mL溶解后，加三氯化铁试液1滴，显深黄色。

③取铂丝，用盐酸湿润后，蘸取供试品，在无色火焰中燃烧，火焰即显砖红色。

二、检查

葡萄糖酸钙口服溶液要进行溶液的澄清度、相对密度、pH值等项检查，其他应符合口服溶液剂项下有关的各项规定。

三、含量测定

精密量取本品5.0 mL，置于锥形瓶中，加水稀释使成100 mL，加氢氧化钠试液 15 mL 与钙紫红素指示剂 0.1 g，用乙二胺四乙酸二钠滴定液(0.05 mol/L)滴定至溶液自紫色转变为纯蓝色，每 1 mL 乙二胺四乙酸二钠滴定液(0.05 mol/L)相当于 22.42 mg 的 $C_{12}H_{22}CaO_{14} \cdot H_2O$。

实训二十二　葡萄糖酸钙口服溶液的检查与含量测定

一、实训目的

1. 了解葡萄糖酸钙口服溶液的检查项目。
2. 掌握葡萄糖酸钙口服溶液的检查方法。
3. 掌握葡萄糖酸钙口服溶液的含量测定方法。

二、实训原理

葡萄糖酸钙口服溶液中有效成分为葡萄糖酸钙，其含量应为 9.00%～10.50%(g/mL)。

其含量测定可采用配位滴定法，滴定前用氢氧化钠调节溶液的酸碱度，使 pH 值为 12，游离态的钙紫红素在 pH 值为 12 的溶液中呈蓝色，与溶液中的 Ca^{2+} 生成紫红色的 CaIn，当滴入 EDTA 时，EDTA 首先与游离的 Ca^{2+} 生成 CaY，终点时，再夺取 CaIn 中的 Ca^{2+} 生成 CaY，使溶液由紫红色变为纯蓝色，即为终点。反应为：

滴定前　$Ca + In \longrightarrow CaIn$
　　　　　　蓝色　紫红色

滴定时　$Ca + Y \longrightarrow CaY$

终点时　$CaIn + Y \longrightarrow CaY + In$
　　　　紫红色　　　　　　蓝色

三、仪器与试剂

(1)仪器　比重瓶、温度计、水浴锅、分析天平、酸度计、饱和甘汞电极、玻璃电极、酸式滴定管。

(2)试剂　10%氢氧化钠溶液、钙紫红素指示剂、EDTA 滴定液(0.05 mol/L)。

四、实训内容

(一)检查

1. 溶液的澄清度

澄清度是检查药品溶液的混浊程度,即浊度。药品溶液中如存在细微颗粒,当直射光通过溶液时,可引致光散射和光吸收的现象,致使溶液微显混浊,所以澄清度可在一定程度上反映药品的质量和生产工艺水平。澄清度检查法是用规定级号的浊度标准溶液与供试品溶液比较,以判定药品溶液的澄清度或其混浊程度。具体方法如下:

取本品 10 mL,加水稀释至 50 mL,溶液应澄清。

2. 相对密度

相对密度系指在相同的温度、压力条件下,某物质的密度与水的密度之比。除另有规定外,温度为 20 ℃。葡萄糖酸钙口服液的相对密度一般用比重瓶测定,方法为:取洁净、干燥并精密称定重量的比重瓶,装满供试品(温度应低于 20 ℃)后,装上温度计(瓶中应无气泡),置于 20 ℃的水浴中放置若干分钟,使内容物的温度达到 20 ℃,用滤纸擦去溢出侧管的液体,立即盖上罩。然后将比重瓶自水浴中取出,再用滤纸将比重瓶的外面擦净,精密称定,减去比重瓶的重量,求得供试品的重量后,将供试品倾去,洗净比重瓶,装满新沸过冷却的水,再按照上面方法测得同一温度时水的重量,按下式计算:

$$\text{供试品的相对密度}=\frac{\text{供试品重量}}{\text{水重量}} \tag{14-2}$$

结果应为 1.10～1.15。

3. pH 值

葡萄糖酸钙口服液的 pH 值应用玻璃电极为指示电极、饱和甘汞电极为参比电极的酸度计进行测定,pH 值应为 4.0～7.5。

(二)含量测定

含量测定方法见本章第二节。

五、思考题

1. 相对密度测定时有哪些注意事项?

2. 如何测定溶液的相对密度？

3. 什么是指示电极？什么是参比电极？pH值测定时有哪些注意事项？

4. 配位滴定法测定葡萄糖酸钙含量时，为何用氢氧化钠调节溶液的pH值？

思考题与习题

1. 口服制剂可以分为哪几类？其质量要求是什么？

2. 如何测定葡萄糖酸钙口服液的相对密度？

3. 如何测定口服制剂的沉降体积比？

4. 测定葡萄糖酸钙口服液的pH值时，往往要对仪器进行校正，其目的何在？如何校正？

5. 口服制剂的装量差异检查与胶囊剂的装量差异有何异同？

6. 口服制剂要进行哪些方面的检查？如何检查？

7. 测定葡萄糖酸钙口服液的相对密度时，供试品与水为何必须为20 ℃？如果不为20 ℃，对结果有何影响？

第十五章　膜剂的质量检测

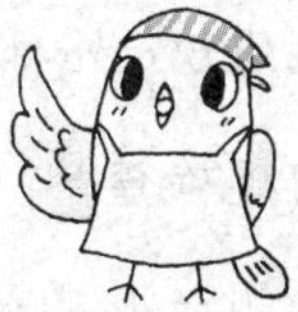

知识目标

- 熟悉膜剂的性质和特点；
- 掌握膜剂的常规检查项目和方法。

能力目标

- 会克霉唑药膜微生物限度的检验操作。

第一节　膜剂的质量检测

一、膜剂的定义

膜剂是近年来国内外研究和应用进展很快的一种剂型，临床很受欢迎，可用于口服、舌下、眼结膜囊、口腔、阴道、体内植入、皮肤和黏膜创伤、烧伤或炎症表面等各种途径和方法给药。随着 TTS(即透皮治疗系统)的不断发展，一些膜剂尤其是鼻腔、皮肤用药膜亦可起到全身作用，故在临床应用上有取代部分片剂、软膏剂和栓剂等的趋势。

膜剂为药物与适宜的成膜材料经加工制成的膜状制剂，供口服或黏膜用。膜剂由主药、成膜材料和附加剂组成，具有无粉末飞扬、成膜材料用量少、含量准确、稳定性好、起效快等优点。

二、质量要求

膜剂在生产与贮藏期间均应符合下列有关规定：

①成膜材料及其辅料应无毒、无刺激性，性质稳定，与药物不发生作用；成膜、脱膜后有足够的强度和韧性，不影响药物的活性，不干扰含量测定，无不良臭味，能逐渐降解、吸收或排泄，不会在体内积累；来源丰富，价格低廉。

常用的成膜材料有：聚乙烯类，如聚乙烯醇、聚乙烯吡咯酮、乙烯-醋酸乙烯共聚物；聚丙烯类，如甲基聚丙烯、甲烯酸-甲基丙烯酸共聚物；纤维素类，如羧甲基纤维素、甲基纤维素、乙基纤维素；天然高分子成膜材料，如明胶、白及胶、玉米胶及海藻酸钠等。

②药物如为水溶性，应与成膜材料制成具有一定黏度的溶液；如为不溶性药物，应粉碎成极细粉，并与成膜材料等混合均匀。

③除另有规定外，膜剂宜密封保存，防止受潮、发霉、变质。

三、常规检查

除另有规定外，膜剂应进行以下相应检查。

1. 外观检查

(1)操作方法　取供试品 20 片，置明亮处，目视检查。

(2)合格标准　膜剂外观应完整光洁，厚度一致，色泽均匀，无明显气泡。多剂量的膜剂，分格压痕应均匀清晰，并能按压痕撕开。

2. 重量差异

膜剂的重量差异限度，除另有规定外，取供试品 20 片，精密称定总重量，求得平均重量，再分别精密称定各片的重量。每片重量与平均重量相比较，按照表 15-1 中的规定，超出重量差异限度的不得多于 2 片，并不得有 1 片超出限度的 1 倍。

表 15-1　膜剂重量差异限度

平均重量	重量差异限度/%
0.02 g 以下至 0.02 g	±15
0.02 g 以上至 0.20 g	±10
0.20 g 以上	±7.5

凡进行含量均匀度检查的膜剂，一般不再进行重量差异检查。

3. 微生物限度

除另有规定外，按照微生物限度检查法(《中国药典》附录Ⅺ J)检查微生物限度，应符合规定。

第二节　克霉唑药膜质量检测

本品系广谱抗真菌药，对多种真菌尤其是白色念珠菌有抗菌作用。

《中国药典》中规定，克霉唑药膜含克霉唑（$C_{22}H_{17}ClN_2$）应为标示量的90.0%～110.0%。

一、性状与鉴别

1. 性状

本品为白色片状薄膜。

2. 鉴别

①取本品适量（约相当于克霉唑20 mg），加0.1 mol/L硫酸溶液10 mL，搅拌，使克霉唑溶解，滤过，滤液加三硝基苯酚试液数滴，即产生黄色沉淀。

②取本品适量（约相当于克霉唑20 mg），加丙酮10 mL，置水浴上加热使克霉唑溶解，放至室温，滤过，滤液蒸干，残渣加硫酸1 mL溶解后，显橙黄色；加水3 mL，显乳白色；再加硫酸3 mL，复显橙黄色。

二、检查

1. 溶化时限检查

方法为：吊篮通过上端的不锈钢轴悬挂于金属支架上，浸入1 000 mL烧杯中，并调节吊篮位置使其下降时筛网距烧杯底部25 mm，烧杯内盛有温度为(37±1)℃的水，调节水位高度使吊篮上升时筛网在水面下15 mm处。除另有规定外，取本品，分别剪成1 cm^2大小的薄膜6片，分别用两层筛孔内径为2.0 mm的不锈钢丝夹住，分别置上述吊篮的玻璃管中，启动崩解仪进行检查，各片均应在15 min内全部溶化，并通过筛网。如有1片不能完全崩解，应另取6片复试，均应符合规定。

2. 其他

应符合膜剂项下有关的各项规定。

三、含量测定

取本品30片，精密称定，剪碎，精密称取适量（约相当于克霉唑50 mg），置具塞锥形瓶中，加三氯甲烷20 mL使溶解，加水20 mL、稀硫酸5 mL与二甲基黄-溶剂蓝19混合指示液0.4 mL，用磺基丁二酸钠二辛酯试液滴定，至近终点时强力振摇，继续滴定至三氯甲烷层由绿色转变为红灰色。另精密称取克霉唑对照品50 mg，照上述方法测定，根据二者消耗磺基丁二酸钠二辛酯试液的容积（mL）的比值计算，即得。

实训二十三　克霉唑药膜微生物限度检验

一、实训目的

掌握克霉唑药膜微生物限度的检验操作方法。

二、实训仪器与试剂

(1)仪器　洁净层流罩、紫外灯、恒温培养箱、酒精灯、注射器及针头、不锈钢饭盒、直径约 90 mm 的培养皿、研钵、量筒、药物天平、硫酸纸、取样勺、镊子、高压蒸汽灭菌锅、电热恒温干燥箱(250 ℃)、显微镜、恒温水浴锅、贮槽、三角瓶、刻度吸管、载玻片、盖玻片、玻璃消毒缸、匀浆仪、离心机。

(2)材料和试剂　营养琼脂培养基、玫瑰红钠琼脂培养基、pH 值为 7.0 的无菌氯化钠-蛋白胨缓冲液。

三、操作步骤

(1)实训前处理　把滤纸裁成需要大小,放入小不锈钢饭盒 121 ℃高压蒸气灭菌 20 min。在恒温培养箱烘干备用。将研钵、量筒、培养皿放入贮槽中,将注射器、针头、取样勺放入不锈钢饭盒中 160～170 ℃干热灭菌 2 h 或 250 ℃干热灭菌 1 h。刻度吸管上端塞入约 2 cm 棉花放入灭菌桶内 160～170 ℃条件下灭菌 2 h。

(2)供试液的制备　以无菌操作方式称取供试品 10 mL,加 pH 值为 7.0 的无菌氯化钠-蛋白胨缓冲液至 100 mL,充分振摇混匀,作为 1∶10 的供试液。

(3)菌液制备　接种大肠杆菌、金黄色葡萄球菌、枯草芽孢杆菌的新鲜培养物至营养肉汤或营养琼脂培养基中,培养 18～24 h;接种白色念珠菌的新鲜培养物至改良马丁培养基中培养 24～48 h。上述培养物用无菌生理盐水将孢子洗脱,析出孢子悬液至无菌试管内,用生理盐水制成每 1 mL 含菌数 50～100 cfu 的菌悬液。接种黑曲霉的新鲜培养物至改良马丁琼脂斜面培养基中培养 5～7 d,加入 3～5 mL 0.9%无菌氯化钠溶液,将孢子洗脱。然后吸出孢子悬液至无菌试管内,用 0.9%无菌氯化钠溶液制成每 1 mL 含菌数 50～100 cfu 的孢子悬液。

(4)供试液的稀释　取 3～4 支灭菌试管,分别加入 9 mL pH 值为 7.0 无菌氯化钠-蛋白胨缓冲液,另取一支刻度吸管吸取 1∶10 均匀供试液 1 mL,加入装有 9 mL pH 值为 7.0 的无菌氯化钠-蛋白胨缓冲液的试管中,混匀即得 1∶100 供试液，依此类推，根据供试品的污染程度，稀释成 1∶10^3、1∶10^4。一般取 1∶10、1∶10^2、1∶10^3三级稀释液检验。

(5)平皿制备　用灭菌刻度吸管分别吸取各稀释级供试液 1 mL，每稀释级至少制备 2 个平皿，另吸取 1 mL 稀释液注入 2 平皿，作为阴性对照，不得有菌生长。

(6)倾注培养基　将预先配制好的培养基溶化，冷却至约 45 ℃，倾注上述各平皿约 20 mL，以顺时针方向快速转动平皿，使供试液和培养基混匀，放置，待凝，倒置培养。

(7)培养　将已凝固平板倒置恒温培养箱中，细菌在 30～35 ℃培养 48 h，霉菌在 23～28 ℃培养 72 h。

(8)细菌与霉菌计数　细菌培养 48 h，逐日点计菌落数，一般以 48 h 菌落数报告；霉菌、酵母菌培养 72 h，逐日点计菌落数，一般以 72 h 菌落数报告。

四、记录结果

细菌、酵母菌平均菌落数在 30～300 之间，霉菌平均菌落数在 30～100 之间的稀释级，作为菌数报告的依据。

思考题与习题

一、单项选择题

1. 膜剂外观检查时应取供试品(　　)，置明亮处，目视检查。

A. 5 片　　B. 10 片　　C. 15 片　　D. 20 片

2. 膜剂的重量差异限度检查时，如果平均重量在 0.20 g 以上者，重量差异限度(%)应为(　　)。

A. ±15　　B. ±10　　C. ±7.5　　D. ±5

3. 膜剂的限度检查超出重量差异限度的不得多于(　　)，并不得有 1 片超出限度的 1 倍。

A. 1 片　　B. 2 片　　C. 3 片　　D. 4 片

4. 凡检查含量均匀度的制剂，不再进行(　　)检查。

A. 重量差异　　B. 溶出度　　C. 释放度　　D. 崩解时限

5. 细菌菌落数、霉菌菌落数第一次测定超过该供试品微生物限度项下规定时，应从同一批号样品中随机抽样，复试(　　)次，取 3 次结果平均值报告。

A. 1　　B. 2　　C. 3　　D. 4

6. 微生物限度检查时，检出（　　）时，按一次检出结果为准，不再抽样复试，即可判定供试品不合格。

A. 细菌或其他致病菌　　B. 控制菌或其他致病菌

C. 霉菌或其致病菌　　D. 细菌和霉菌

7. 克霉唑鉴别检查时，加 0.1 mol/L 硫酸溶液 10 mL，搅拌，使克霉唑溶解，滤过，滤液加三硝基苯酚试液数滴，即产生（　　）。

A. 红色沉淀　　B. 褐色沉淀　　C. 蓝色沉淀　　D. 黄色沉淀

8. 取克霉唑 20 mg，加丙酮 10 mL，置水浴上加热使克霉唑溶解，放至室温，滤过，滤液蒸干，残渣加硫酸 1 mL 溶解后，溶液颜色呈（　　）。

A. 红色　　B. 橙黄色　　C. 蓝色　　D. 黑色

9. 取克霉唑 20 mg，加丙酮 10 mL，置水浴上加热使克霉唑溶解，放至室温，滤过，滤液蒸干，残渣加硫酸 1 mL 溶解后，加水 3 mL，溶液颜色呈（　　）。

A. 黑色　　B. 蓝色　　C. 乳白色　　D. 橙黄色

10. 膜剂溶化时限的检验操作中，介质温度应控制为（　　）。

A. 室温　　B. (37±0.5)℃

C. 30 ℃　　D. (37±1)℃

二、多项选择题

1. 膜剂在生产与贮藏期间均应符合下列哪些规定？（　　）

A. 成膜材料及其辅料应无毒、无刺激性

B. 性质稳定、与药物不起作用

C. 成膜、脱膜后有足够的强度和韧性

D. 不影响药物的活性，不干扰含量测定

E. 药物如为水溶性，应粉碎成极细粉，并与成膜材料等混合均匀

2. 膜剂的重量差异限度，应符合下列哪些规定？（　　）

A. 平均重量 0.02 g 以下至 0.02 g，重量差异限度±15%

B. 平均重量 0.02 g 以上至 0.20 g，重量差异限度±10%

C. 平均重量 0.20 g 以上，重量差异限度±7.5%

D. 平均重量 0.50 g 以下，重量差异限度±5%

E. 平均重量 0.10 g 以下，重量差异限度±5.5%

3.《中国药典》(2005 年版)规定膜剂的常规检查有（　　）。

A. 外观检查　　B. 重量差异

C. 热原试验　　D. 微生物限度

E. 装量限度

4. 膜剂微生物限度检查时，下列哪些项目均符合供试品微生物限度的规定时应判供试品合格(　　)。

A. 细菌菌落数　　B. 真菌菌落数

C. 霉菌菌落数　　D. 控制菌

E. 病毒

第十六章　复方制剂的质量检测

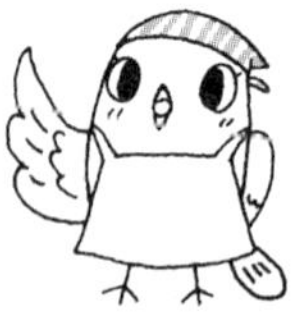

知识目标

- 熟悉复方制剂的定义和特点，掌握复方制剂的质量检测方法；
- 掌握阿司匹林片、复方磺胺甲噁唑片的质量检测方法。

能力目标

- 会阿司匹林片中咖啡因含量测定方法；
- 会复方磺胺甲噁唑片鉴别及磺胺甲噁唑含量测定方法。

第一节　复方制剂分析的特点及检测方法

一、复方制剂分析的特点

复方制剂是指含有两种或两种以上有效成分的药物制剂。

复方制剂分析的特点是干扰多，因此其检测方法比单方制剂及原料药复杂得多。其干扰不仅来自于附加成分或辅料，也有来自于有效成分之间的相互干扰。如果各有效成分之间不发生干扰，就可以不经分离直接测出各成分的含量；如果各有效成分之间相互有干扰，则可根据它们的理化性质，采取适当的分离处理后，再分别进行测定。色谱法，如高效液相色谱法、气相色谱法等，同时具有分离和定量的功能，是目前复方制剂质量检测中应用最广泛的方法。

二、检测方法

鉴于复方制剂的特点，其检测方法主要根据其是否需要分离测定进行分类。

（一）不经分离直接测定制剂中各主要成分的含量

根据药物的理化性质，通常采用下列3种方法。

1. 同一种方法，不同条件下进行测定

当复方制剂中的两种有效成分有共性，又有一定差异性时，可考虑选用同一种方法，通过控制不同条件（如pH值不同、指示剂不同）分别测定各主药的含量。

【例16-1】复方铝酸铋片的含量测定。

复方铝酸铋片的处方中的两个主药铝酸铋和重质碳酸镁均系无机盐类药物，每片含铝酸铋分别以铋（Bi）和铝（Al）计算，含重质碳酸镁以氧化镁（MgO）计算，它们都是采用配位滴定法测定，但必须控制不同的测定条件分别加以测定。

（1）铋的测定　取10片，精密称定，研细，精密称取适量片粉置于坩埚中炽灼至完全炭化，放冷至室温，加硝酸，低温加热至硝酸气除尽后，炽灼使完全灰比；放至室温后加硝酸，将残渣转移至500 mL锥形瓶中，瓶口置小漏斗，并微火回流至残渣溶解（溶液微显混浊），放冷至温室后加水，调节pH值至1。加二甲酚橙指示液，用二乙胺四醋酸二钠滴定液（0.05 mol/L）滴定，至溶液由橘红色转变成柠檬黄色。

（2）铝的测定　取测定铋后的溶液，滴加氨试液至恰析出沉淀，再滴加稀硝酸使沉淀恰好溶解（pH值约为6），加醋酸-醋酸铵缓冲液（pH值为6.0），加定量过量乙二胺四乙酸二钠滴定液（0.05 mol/L）煮沸，放冷至室温，加二甲酚橙指示液，用锌滴定液（0.05 mol/L）滴定至溶液由柠檬黄色转变为橘红色，试验结果用空白试验校正。

（3）氧化镁的测定　精密称取上述细粉适量，置于坩埚中炽灼至完全炭化，放冷至室温，加硝酸，低温加热至硝酸气除尽后，使完全灰化，放至室温，加稀盐酸煮沸，使残渣溶解，然后加水，加甲基红指示液，滴加氨试液使溶液红色消失，再加热煮沸，趁热滤过，滤渣用温热的2%氯化铵溶液洗涤，合并滤液与洗液，加氨-氯化铵缓冲液（pH值为10.0）及三乙醇胺溶液（1→2）掩蔽余下的少量铝盐，以铬黑T为指示剂，再用乙二胺四乙酸二钠滴定液（0.05 mol/L）滴定至溶液显纯蓝色。

2. 采用专属性较强的方法测定各组分的含量

利用复方制剂中各成分的物理化学性质的差异，采用互不干扰的方法测定其含量。

【例16-2】葡萄糖氯化钠注射液的含量测定。

葡萄糖氯化钠注射液中含有葡萄糖和氯化钠两种组分。氯化钠可用银量法测定，葡萄糖则用旋光法测定。

(1)葡萄糖的测定　精密量取供试品适量(约相当于葡萄糖 10 g),置于 100 mL 容量瓶中,加氨试液 0.2 mL(10%或 10%以下规格的本品可直接取样测定),用水稀释至刻度,摇匀,静置 10 min,依法测定旋光度,再乘以 2.085 2,即得供试品中含有 $C_6H_{12}O_6 \cdot H_2O$ 质量(g)。

(2)氯化钠的测定　精密量取本品 20 mL,加水 30 mL,加 2%糊精溶液 5 mL、2.5%硼砂溶液 2 mL,与荧光黄指示液 5～8 滴,用硝酸银滴定液(0.1 mol/L)滴定。每 1 mL 的硝酸银滴定液(0.1 mol/L)相当于 5.844 mg NaCl。

3.采用不同的方法分析后通过简单计算求得各自含量

【例 16-3】复方碘口服溶液中碘和碘化钾的含量测定。

本品中含碘应为 4.5%～5.5%,含碘化钾应为 9.5%～10.5%复方碘口服溶液组成为碘 50 g,碘化钾 100 g,加水适量,共配合 1 000 mL 溶液。《中国药典》采用以下的方法进行测定。

(1)碘的含量测定　精密量取本品 15 mL,置于 50 mL 量瓶中,加水稀释至刻度,摇匀;精密量取 10 mL,置于具塞锥形瓶中,加醋酸 1 滴,用硫代硫酸钠滴定液(0.1 mol/L)滴定至溶液无色。每 1 mL 硫代硫酸钠滴定液(0.1 mol/L)相当于 12.69 mg 的碘。

(2)碘化钾的含量测定　取上述滴定后的溶液,加醋酸 2 mL 与曙红钠指示液 0.5 mL,用硝酸银滴定液(0.1 mol/L)滴定,至沉淀由黄色转变为玫瑰红色。每 1 mL 硝酸银滴定液(0.1 mol/L)相当于 16.60 mg 的碘化钾。

在测定碘化钾时,除复方碘溶液中的碘化钾消耗硝酸银滴定液外,上述测定碘时产生的碘化物也同时消耗硝酸银滴定液。由于碘产生的碘化物的量与测碘时消耗硫代硫酸钠滴定液的量相等,故碘化钾的量应为消耗的硝酸银滴定液(0.1 mol/L)的总量(mL)减去上述测碘时消耗硫代硫酸钠滴定液(0.1 mol/L)的量(mL),即得碘化钾的含量。

在医院制剂分析中,采用这种方法测定复方制剂中主要成分含量的情况较为常见。

(二)经分离测定复方制剂中主要成分的含量

复方制剂中主要成分相互间存在干扰,可预先分离处理后,再分别进行测定。例如复方甲苯咪唑片(含甲苯咪唑、盐酸左旋咪唑和辅料),用非水滴定法测定盐酸左旋咪唑的含量时,甲苯咪唑和辅料都干扰测定,因为它们消耗少量的高氯酸滴定液,导致测定结果偏高。故测定时,可先加入定量的水使盐酸左旋咪唑完全溶解,滤过,定量吸取滤液,加碱碱化后,生成游离左旋咪唑,用三氯甲烷提取后,再用非水滴定法测定。

(三)只测定制剂中少数主要成分的含量

某些复方制剂所含成分难以逐个测定，或某些成分尚无适当的测定方法，因此，在质量标准中规定只测定其中少数主要成分的含量。如复方十一烯酸锌软膏(含十一烯酸锌、十一烯酸、基质)的含量测定，《中国药典》规定选用配位滴定法测定十一烯酸锌的含量。

第二节　几种复方制剂的检测

一、复方阿司匹林片的质量检测

复方阿司匹林片(APC)含阿司匹林、非那西丁、咖啡因三种有效成分，可分别用酸碱滴定法，亚硝酸钠滴定法和剩余碘量法进行测定。

1. 测定原理

阿司匹林、非那西丁、咖啡因 3 种成分的结构分别为：

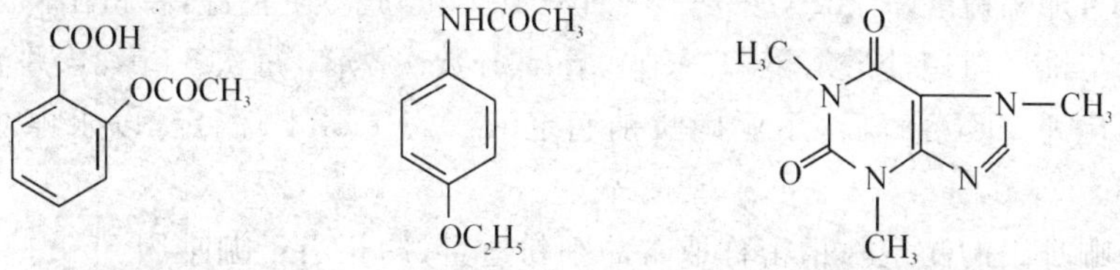

阿司匹林　　非那西丁　　咖啡因

阿司匹林结构中具有羧基，呈酸性，可用酸碱滴定法测定其含量。非那西丁是中性物质，咖啡因是弱碱性物质，故对阿司匹林的测定无干扰。但制备片剂时加入的枸橼酸、酒石酸等稳定剂以及阿司匹林本身水解产生的少量水杨酸及醋酸等对此方法有干扰，如果直接滴定会使测定结果偏高。因此需先用三氯甲烷提取，将辅料和水溶性酸分离。但由于水杨酸略溶于三氯甲烷，如果样品中游离水杨酸量较高，就会对测定结果造成较大影响。为避免这种干扰，可采用两步酸碱滴定法(第一步加碱中和酸类，第二步加碱使阿司匹林水解，再用酸回滴剩余碱)测定 APC 中的阿司匹林。

非那西丁结构中有乙酰氨基，在酸性条件下，水解生成游离芳伯氨基，用亚硝酸钠测定含量，在此条件下阿司匹林的水解产物水杨酸由于不溶于酸而析出，滤过，可以将辅料和水杨酸除去。在此条件下测定非那西丁，咖啡因不产生干扰。

咖啡因属生物碱类药物，但其碱性极弱($K_b=0.7\times10^{-14}$)，1%的水溶液 pH 值为 6.9，近于中性，故用一般生物碱的含量测定方法均不适用。但咖啡因可在酸性条件下与碘定量生成沉淀，故可用剩余碘量法测定其含量，其反应如下。

$$B+2I_2+KI+H_2SO_4 \longrightarrow B \cdot HI \cdot I_4 \downarrow +KHSO_4$$（式中B代表咖啡因）

$$I_2+2Na_2S_2O_3 \longrightarrow 2NaI+Na_2S_4O_6$$

用碘量法测定咖啡因含量时，片剂中存在的非那西丁和淀粉都有干扰，故测定前先加稀硫酸充分振摇，使咖啡因溶解，滤过，除去辅料、阿司匹林和非那西丁。本法操作过程中应尽量避免碘液的挥发损失。

2. 测定方法

(1)阿司匹林的测定　精密称取本品细粉适量(约相当于阿司匹林0.4 g)，置于分液漏斗中，加水15 mL，摇匀，用三氯甲烷振摇提取4次(20 mL、10 mL、10 mL、10 mL)，提取三氯甲烷液用同一份水10 mL洗涤，合并三氯甲烷液，置水浴上蒸干，残渣加中性乙醇(对酚酞指示液显中性)20 mL溶解后，加酚酞指示液3滴，用氢氧化钠滴定液(0.1 mol/L)滴定，即得。

(2)非那西丁的测定　精密称取本品细粉适量(约相当于非那西丁0.3 g)，置锥形瓶中，加稀硫酸25 mL，缓缓加热回流40 min，放冷至室温，将析出的水杨酸滤过，滤渣与锥形瓶用盐酸溶液(1→2)40 mL，分数次洗涤，每次5 mL，合并滤液与洗液，加溴化钾3 g，溶解后，用亚硝酸钠滴定液(0.1 mol/L)滴定，以永停法指示终点，即得。

(3)咖啡因的测定　精密称取本品细粉适量(约相当于咖啡因50 mg)，加稀硫酸含H_2SO_4 9.5%～10.5% 5 mL，振摇数分钟使咖啡因溶解，滤过，滤液置于50 mL容量瓶中，滤器与滤渣用水洗涤3次，每次5 mL，合并滤液与洗液，精密加入碘滴定液(0.1 mol/L)25 mL，用水稀释至刻度，摇匀，在约25 ℃避光放置15 min，滤过，弃去初滤液，精密量取续滤液25 mL置碘量瓶中，用硫代硫酸钠滴定液(0.05 mol/L)滴定，至近终点时，加淀粉指示液，继续滴定至蓝色消失，并将滴定结果用空白试验校正，即得。

二、复方磺胺甲噁唑片的质量检测

复方磺胺甲噁唑含磺胺甲噁唑和甲氧苄啶两种有效成分，每片中含磺胺甲噁唑应为0.360～0.440 g，含甲氧苄啶应为72.0～88.0 mg。

1. 性状

复方磺胺甲噁唑片为白色片。

2. 鉴别

①取复方磺胺甲噁唑片的细粉适量(约相当于磺胺甲噁唑50 mg)，显芳香第

一胺的鉴别反应。

②取复方磺胺甲噁唑片的细粉适量（约相当于甲氧苄啶 50 mg），加稀硫酸 10 mL，微热溶解后放冷至室温，滤过，滤液加碘试液 0.5 mL，即生成棕褐色沉淀。

③复方磺胺甲噁唑片的细粉适量（约相当于磺胺甲噁唑 0.2 g），加甲醇 10 mL，振摇，滤过，取滤液作为供试品溶液；另取磺胺甲噁唑 0.2 g 与甲氧苄啶 40 mg，加甲醇 10 mL 溶解，作为对照溶液。用薄层色谱法试验，吸取上述两种溶液各 5 μL，分别点于同一硅胶 GF_{254} 薄层板上，以三氧甲烷-甲醇-二甲基甲酰胺(20∶2∶1)为展开剂，展开后，晾干，置紫外光灯(254 nm)下检视。供试品溶液所显两种成分的主斑点位置应与对照溶液的主斑点相同。

④在含量测定项下记录的色谱图中，供试品溶液两主峰的保留时间应与对照品溶液相应的两主峰的保留时间一致。

以上③、④项选做一项。

3. 检查

(1)溶出度　取复方磺胺甲噁唑片 6 片，以 0.1 mol/L 盐酸溶液 900 mL 为溶出介质，转速为 75 r/min，依法操作，经 30 min 时，取溶液适量，滤过，精密量取续滤液 10 μL，用含量测定项下的方法，依法测定，计算每片中磺胺甲噁唑和甲氧苄啶的溶出量。溶出限度应不少于标示量的 70%。

(2)其他　应符合片剂项下有关的各项规定。

4. 含量测定

采用 HPLC 法测定含量。

(1)色谱条件与系统适用性试验　用十八烷基硅烷键合硅胶为填充剂，以水-乙腈-三乙胺(799∶200∶1)(用 NaOH 试液或冰醋酸调节 pH 值为 5.9)为流动相，检测波长为 240 nm。理论板数按甲氧苄啶峰计算不低于 4 000，磺胺甲噁唑峰和甲氧苄啶峰的分离度应符合要求。

(2)测定方法　取复方磺胺甲噁唑片 10 片，精密称定，研细，精密称取适量（约相当于磺胺甲噁唑 44 mg），置于 100 mL 量瓶中，加 0.1 mol/L 盐酸溶液适量，超声处理使主成分溶解，用 0.1 mol 盐酸溶液稀释至刻度，摇匀，滤过，精密量取续滤液 10 μL 注入液相色谱仪，记录色谱图；另取磺胺甲噁唑对照品和甲氧苄啶对照品各适量，精密称定，加 0.1 mol/L 盐酸溶液溶解并定量稀释制成每 1 mL 中含磺胺甲噁唑 0.44 mg 与甲氧苄啶 89 μg 的溶液，摇匀，按外标法以峰面积计算，即得。

实训二十四　复方阿司匹林片中咖啡因的含量测定

一、实训目的

1. 了解复方阿司匹林中的几种有效成分。

2. 掌握剩余碘量法测定复方阿司匹林中的咖啡因含量。

二、实训原理

复方阿司匹林中阿司匹林、非那西丁、咖啡因3种有效成分，其中咖啡因属生物碱类药物，但其碱性极弱($K_b=0.7\times10^{-14}$)，1%的水溶液pH值为6.9，近于中性，故用一般生物碱的含量测定方法均不适用，但咖啡因可在酸性条件下与碘定量生成沉淀，故可用剩余碘量法测定其含量，其反应如下：

$$B+2I_2+KI+H_2SO_4 \rightarrow B\cdot HI\cdot I_4\downarrow+KHSO_4$$（式中B代表咖啡因）

$$I_2+2Na_2S_2O_3 \longrightarrow 2NaI+Na_2S_4O_6$$

根据碘滴定液的浓度和总消耗的碘滴定液的体积减去与硫代硫酸钠反应消耗的碘滴定液的体积，即可算出咖啡因的含量。

三、仪器与试剂

(1)仪器　万分之一天平、碘量瓶、容量瓶、移液管、酸式滴定管。

(2)试剂　供试品、稀硫酸(含 H_2SO_4 9.5%～10.5%)、碘滴定液(0.1 mol/L)、硫代硫酸钠滴定液(0.05 mol/L)、淀粉指示液(临用新配)。

四、实训内容

1. 咖啡因的含量测定

含量测定见本章第二节。

2. 注意事项

①用碘量法测定咖啡因含量时，片剂中存在的非那西丁和淀粉都有干扰，故测定前先加稀硫酸充分振摇，使咖啡因溶解。滤过，除去辅料、阿司匹林和非那西丁。

②本法操作过程中应尽量避免碘液的挥发损失。

③弃初滤液，取续滤液，移液管应用续滤液洗3次以保持浓度一致。

实训二十五　复方磺胺甲噁唑片的质量检测

一、实训目的

1. 了解复方磺胺甲噁唑片的有效成分。
2. 掌握复方磺胺甲噁唑片的鉴别。
3. 掌握高效液相色谱法测定复方磺胺甲噁唑片中的磺胺甲噁唑。

二、实训原理

从色谱条件与系统适用性试验来考察，用十八烷基硅烷键合硅胶为填充剂，以水-乙腈-三乙胺（799∶200∶1）（用 NaOH 试液或冰醋酸调节 pH 值为 5.9）为流动相，检测波长为 240 nm，理论板数按甲氧苄啶峰计算不低于 4 000，碘胺甲噁唑峰和甲氧苄啶峰的分离度应符合要求。根据供试品溶液和磺胺甲噁唑对照品溶液的色谱图，采用外标法即可定量求出磺胺甲噁唑的含量。

三、仪器与试剂

（1）仪器　溶出仪、高效液相色谱仪、硅胶 GF_{254} 薄层板。

（2）试剂　稀盐酸（0.1 mol/L）、亚硝酸、碘试液、甲醇、三氯甲烷、二甲基甲酰胺、氢氧化钠、磺胺甲噁唑、甲氧苄啶、乙腈、三乙胺。

四、实训内容

1. 处方

磺胺甲噁唑	400 g
甲氧苄啶	80 g
制成	1 000 片

2. 鉴别

鉴别方法见本章第二节。

3. 含量测定

采用 HPLC 法测定含量，详见本章第二节。

4. 注意事项

①仪器狭缝不得大于 1 nm，如使用自动扫描仪，波长重现性不得大于0.2 nm；如使用手动仪器，波长调节器应同一方向旋转，并时时用对照液核对等吸收点

波长。

②为使片粉在乙醇中溶解完全，需振摇 15 min，其中滑石粉等不溶物应滤过，否则影响紫外测定结果。

③弃初滤液，取续滤液，移液管应用续滤液荡洗 3 次以保持浓度一致。

④在甲氧苄啶的测定中，溶剂的 pH 值影响磺胺甲噁唑的最小吸收波长，故应注意缓冲液(pH 值为 2.2)的配制。

⑤参比波长对测定影响较大，故采用对照溶液来确定，且波长可因仪器不同而异。

思考题与习题

1. 复方制剂与单方制剂相比较有什么特点？
2. 复方制剂一般可用哪些方法来检测？各自的条件是什么？
3. 什么情况下可采用专属性较强的试验测定各主要成分的含量？
4. 复方阿司匹林片含哪几种有效成分？各成分如何测定？
5. 复方磺胺甲噁唑片含有哪几种有效成分？如何鉴别？
6. 复方磺胺甲噁唑片中磺胺甲噁唑的测定方法是什么？有哪些注意事项？
7. 碘量法测定复方阿司匹林中的咖啡因含量时，有什么注意事项？
8. 在复方制剂中有关物质进行含量测定时，往往要弃去初滤液，为什么？

第十七章　中药制剂的质量检测

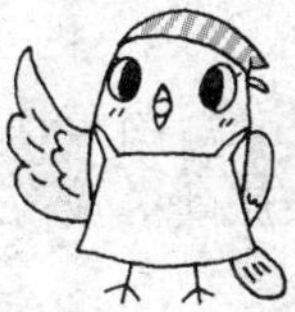

知识目标

- 熟悉中药制剂的特点；
- 掌握中药制剂的质量检测方法；
- 掌握大山楂丸、双黄连栓（小儿消炎栓）和益母草注射液的质量检测方法。

能力目标

- 会大山楂丸、益母草注射液中主药成分的检测方法。

第一节　中药制剂的特点及检测方法

中药制剂是以单味或多味中药为原料，经特定的工艺制成的药物制剂。中药制剂在我国历史悠久，品种繁多，应用广泛。《中国药典》(2005 年版)一部收载中药品种 1 146 种，其中新增 154 种。在长期的中医药实践中，医药学家对中药的质量评价积累了丰富的经验，但由于当时的科技水平和认识的局限，评价的方法和指标以经验性的定性指标为主，缺乏客观、定量的指标。随着重要制剂的生产和发展，人们对中药及其制剂质量的认识日趋深刻，加上检验方法和手段的丰富，为中药制剂的质量分析达到科学化、合理化、定量化的水平提供了条件。近几年中药制剂发展很快，品种日益增多，质量也在不断地提高。如何运用现代的科学技术手段，通过内在指标，客观深刻地评价药品质量，已成为目前中药制剂检验工作的重要内容。确立中药制剂质量评价的指标，分析和控制其质量显得尤为重要。根据中药制剂的特点，本节将介绍中药制剂质量检测的基本程序和方法。

一、中药制剂的特点

(一)中药制剂化学成分的多样性与复杂性

任何一种中药的化学成分都十分复杂,包括各类型的有机和无机化合物,如人参所含化学性质相似的人参皂苷类成分就有几十种之多,单味药本身就是一个混合物,所以由几味以至几十味药组成的复杂中药制剂所含成分更为复杂,有些化学成分还会相互影响,含量发生较大变化,给质量分析增加难度。例如黄连所含有效成分之一的小檗碱能与大分子有机酸生成盐而降低在水中的溶解度,因此必须注意,当黄连与黄芩、甘草、金银花等中药配伍时,小檗碱能和黄芩苷、甘草酸、绿原酸等成分形成难溶于水的复合物而沉淀析出,影响测定结果的准确性。

由于中药制剂中成分众多,各成分之间相互作用,有时可能还会生成一些稳定、亚稳定的复杂化合物,给分析测定带来更大的困难。在一个溶剂提取的分析部位中往往含有众多的某些性质相似的化合物,需要经过复杂的分离、净化过程,才可能用于分析测定,这些分离净化过程要最大限度地保留欲测定成分,除去非测定成分,使测定结果准确地反映中药制剂的质量。

(二)中药制剂原料药材质量的差别

1.原料药材的影响因素

中药品种繁多,往往会出现同名异物或同科不同种的情况。例如葛根,《中国药典》规定野葛和甘葛藤(粉葛)的干燥根均作葛根使用,但二者所含葛根素含量差异较大,野葛不得少于2.4%,粉葛不得少于0.3%。黄连植物来源也有多种,但味连中生物碱含量最高,质量最好。此外,药材规格、产地、生长环境、药用部位、采收季节、加工方法等均会影响药材中有效成分的含量,从而影响中药制剂的质量和临床疗效。

2.炮制方法的影响

中药材经加工炮制后,其化学成分、性味、药理作用等方面都会发生一定的变化,为了保证中药制剂的质量,药材应严格遵守中药炮制规范,对炮制工艺、成品质量都要严格把关,才能保证中药制剂质量稳定、可靠。例如延胡索中有效成分为生物碱类,为了增加生物碱的溶解性能,常用醋制,但醋的浓度对总生物碱的溶出率影响较大。又如含草乌制剂,酯型生物碱属于毒性成分,毒性成分在制剂中含量的高低与炮制条件有关,若用流通蒸汽蒸制草乌,随着压力和温度升高,总生物碱无明显变化,而酯型生物碱显著下降。

（三）以中医药理论为指导原则，评价中药制剂质量

中药制剂的组方原则有君、臣、佐、使之分，君药是针对主病或主证起主要治疗作用的药物，其次是臣药，是辅助君药治疗主病或主证的重要药物。在进行质量检测时，首先进行组方分析，按功能主治分出君、臣、佐、使药味，选择合适的化学成分为指标来评价中药制剂的质量，力求找到合理的检测方法，否则离开对君药和臣药的成分检测，只抓住佐、使药的研究，则不能得到合理和满意的结果。由于中药成分的复杂性、药理作用的多方面性，所以难以某个或某些成分的含量评价中药制剂质量。目前多根据制剂中单味药有效成分的特性建立控制制剂中某味药质和量的检测方法，随方分析主药或药群的有效成分，进行质量评价。如由黄连组成的中药制剂在不同药方中的作用和地位可不一样，在黄连上清丸中黄连是主药，在安宫牛黄丸中黄连则是辅药，前者测定黄连中生物碱含量，以评价黄连上清丸质量优劣是适宜的，而后者若同样测定则感觉不太适合。在检测成分上也要注意中医临床功能主治与现代药理学相结合进行研究，山楂在以消食健胃功能为主的制剂中，应测定有机酸含量；而对活血止痛治疗心血管病为主的制剂中，则应测定黄酮类成分，因黄酮类成分具有降压、增强冠脉流量、强心、抗心律不齐等作用。所以在研究之前要先进行组方分析，找出主药，选择合适的检测指标，再进行质量检测。

（四）中药制剂工艺及辅料的特殊性

同一种中药制剂，由于不同生产厂家生产工艺上的差别，会影响到制剂中化学成分的含量。如不同厂家生产的复方丹参片中丹参酮Ⅱ$_A$、隐丹参酮、原儿茶醛、丹参素的含量均有较大差异。有些中药制剂生产工艺较为复杂，影响因素较多，即使同一批原料、同一生产车间，若工艺上稍有疏忽，也很难保证不同批次之间化学成分的一致性。为了提高制剂成品的内在质量，应设计合理的提取工艺，最大限度地保留有效成分或有效部位，同时在制备过程中应严格遵守操作规程，设置科学合理的检测指标，保证制剂的质量稳定。

中药制剂的剂型种类繁多，制备方法各异，工艺较为复杂，很多在单味药中存在的化学成分，经过炮制或制备工艺中经加热处理后，结构发生变化，已不复存在或含量甚微，有些则在制备过程中因挥发、分解、沉淀等原因使质量检测更加困难。如地黄中含有梓醇，当长时间煎煮以后就很难检测到了。另外，中药制剂所用辅料也是一大特色，如蜂蜜、蜂蜡、糯米粉、植物油、铅丹等都可作为辅料，这些辅料的存在，对质量分析均有一定的影响，需选择合适的方法，将其干扰排除，才能获得准确的检测结果。

(五)中药制剂杂质来源的多途径性

中药制剂的杂质来源要比化学制剂复杂得多,如药材中非药用部位及未除净的泥沙,药材中所含的重金属及残留农药,包装、保管不当发生霉变、走油、泛糖、虫蛀等产生的杂质,洗涤原料的水经二次污染等途径混入的杂质等。所以中药制剂易含有较高的重金属、砷盐、残留农药等杂质。

(六)中药制剂有效成分的非单一性

中药制剂产生的疗效不是某单一成分作用的结果,也不是某些成分简单作用的加和,而是各成分之间的协同作用。用一种成分衡量其质量优劣有失偏颇,某单一成分的含量高低并不一定与其临床作用效果具有简单的线性关系,检测任何一种活性成分均不能反映它所体现的整体疗效。研究复方中药制剂的物质基础,应用灵敏可靠的分析仪器,测定多种有效成分,才能更加科学、客观地评价中药制剂质量。

(七)中药质量控制方法的多元性

中药是一个多成分的复杂体系,它包含有机小分子、生物大分子和无机离子等物质,具有多效性和整体平衡调节性,其治疗是一个整体协同的过程。药品的质量控制应该是基于对疗效的控制,所以,对中药的质量控制仅仅对其中一个或几个进行测定是不全面的,需要对它的整体性进行质量控制,才符合中医药的特色和规律。目前还没有任何一种方法可以简单明了地用于中药质量的全面控制,常见的中药质量控制方法有两大类,一是化学法,如单一成分分析法、多成分分析法、多维(多种分析仪器联用)多息(化学、药效等信息)分析法、指纹图谱法、综合分析法等;二是生物法,如生物效应测定法(生物效价测定法、体外活性检测法、药效指标测定法)、基因鉴定法、细胞生物学鉴定法、免疫鉴定法等。无论采用哪种方法,药物质量控制的最终目的就是要保证临床疗效,只有将所检测的信息与临床疗效联系起来才可以达到中药质量控制的目的。

总之,中药制剂质量检测与化学药品质量检测有很大区别,中药制剂成分复杂,干扰较多,被测成分含量偏低、波动较大,有些测定混合物的质量检测方法能很好地运用于化学药品的质量检测,但鉴于以上原因就不能用于中药制剂质量检测。从某种意义上讲,中药制剂质量检测的难度更大,要求仪器的灵敏度更高,但随着中药化学成分研究、分析方法学研究及制剂工艺学研究的不断深入和发展,中药制剂质量检测的灵敏度、准确度和稳定性将会逐步提高,以满足中药制剂质量控制的实际需要。

二、中药制剂检测的基本程序及方法

中药制剂检测对象包括制剂生产中的半成品、成品及新药开发研究中的试验样品，其检验程序一般可分为取样、供试品溶液的制备、鉴别、检查、含量测定、记录及出检验报告。

（一）取样

分析样品首先是取样，取样必须具有科学性、真实性和代表性。因此，取样的基本原则应是均匀合理，所取样品有代表性。取得的样品要妥善保管，同时注明品名、批号、数量、取样日期及取样人等。因中药制剂的组成一般都分布均匀，在药品质量标准中对每种药品的具体取样方法都有规定，当遇到样品量大或包装为箱时，可用以下方法取样。

1.固体样品的取样方法

（1）抽取样品法　当药品包装为箱或袋，且数量较大时，可随机从大批样品中取出部分箱或袋，再从留取的箱或袋中用专用的取样工具从各个部位取出一定样品，以备检验。

（2）圆锥四分法　这种采样方法适用于样品量不大的粉末状、小块状以及小颗粒状样品的取样，其操作方法为：用适当的器皿将样品堆积成正圆锥形状后，再将正圆锥的上部压平，然后从圆锥上部被压平的平面上十字状垂直向下切开，将其分成均等的四份，取出对角的两等份，并将两份混合均匀。如此重复操作，直至最后取得的样品量适于检验的需要。

有些固体样品需要粉碎，粉碎后按要求过筛，使其全部通过筛孔，再进行取样。

各类中药制剂取样量应至少为3倍检测的用量，贵重药可酌情取样。按《中国药典》规定，每份检测取样散剂、颗粒剂应不少于10袋；片剂不少于20片；丸剂不少于10丸（袋、瓶）；胶囊剂不少于20粒；滴丸不少于20丸；膏药不少于5张；茶剂不少于10块（袋、包）；栓剂不少于10粒。

2.液体样品的取样方法

液体样品各组分的分散均匀性比固体样品好，一般容易得到均匀的样品，检验误差也比固体小。但混浊液和浓度大的溶液（如糖浆剂等）均匀性较差，对这类样品采样时，可用吸管从容器中分层取样，然后将取出的样品混匀。当样品有沉淀时，要摇匀后再取样。

供试样品检查完毕，应保留一半数量作为留样观察，保存时间为半年或一年，并对该中药制剂质量情况作定期检查。

(二)供试品溶液的制备

中药制剂的组成比较复杂,干扰成分较多,一般在测定前要经过提取和纯化处理。

1.提取方法

(1)萃取法　萃取法是利用溶质在互不相溶的溶剂中溶解度不同,经过多次萃取,将测定组分提取出来的方法。萃取用溶剂的选择是根据相似相溶的原理,极性较强的有机溶剂正丁醇等多用于皂苷类成分的提取;醋酸乙酯多用于提取黄酮类成分;氯仿分子中的氢与生物碱形成氢键,可用于生物碱的提取;挥发油等非极性组分用非极性溶剂乙醚、石油醚等提取。对于弱酸、弱碱性成分的提取,应注意萃取时的pH值调整,酸性组分提取的pH值一般比其pKa低1～2个pH单位;碱性成分提取的pH值一般比其pKa高1～2个pH单位。在萃取过程中应注意防止和消除乳化现象。萃取的完全程度可用回收率考察。主要萃取方法有:①单一溶剂萃取法;②分段萃取法;③液液萃取法;④固液萃取法。

(2)冷浸法　冷浸法是将溶剂加入样品粉末中,在室温下放置一定时间,组分随扩散从样品粉末中浸出的提取方法。冷浸法操作简便,适用于固体制剂中遇热不稳定组分的提取。例如,《中国药典》一部收载的品种八味沉香散,其中用于木香薄层鉴别的供试品溶液的制备采用了该方法。具体方法:取样品4 g,加乙醚20 mL,摇匀,密塞,放置24 h,滤过,滤液浓缩至约2 mL,作为供试品溶液。

(3)回流提取法　回流提取法是将样品粉末置于烧瓶中,加一定有机溶剂,水浴加热使其微沸,进行回流提取。该法适用于固体制剂的提取。提取前应将样品粉碎成细粉,以利于组分的提取。在进行定量分析时,可多次更换溶剂提取,至组分提取完全,合并提取液供分析用。对热不稳定或有挥发性组分则不宜采用回流提取法。例如,《中国药典》一部收载的品种华佗再造丸,其中用于冰片薄层鉴别的供试品溶液的制备采用了该方法。具体方法:取样品8 g,研碎,加乙醚50 mL,加热回流1 h,滤过,滤液挥干,残渣加醋酸乙酯2 mL使溶解,作为供试品溶液。

(4)连续回流提取法　连续回流提取法是使用索氏提取器连续提取的方法。该法应选用低沸点的溶剂,如乙醚、甲醇等。例如,《中国药典》一部收载的品种防风通圣丸,其中用于大黄薄层鉴别的供试品溶液的制备、麻仁润肠丸含量测定用供试品溶液的制备均采用了该方法。具体方法:取防风通圣丸样品15 g,研细,置于索氏提取器中,加稀硫酸(含 H_2SO_4 9.5%～10.5%)10 mL润湿,再加三氯甲烷40 mL,加热回流8 h,分取三氯甲烷液,蒸干,残渣加0.1 mol/L氢氧化钠溶液使呈碱性,搅拌使溶解,滤过,滤液加稀盐酸调节pH值至2～3,再用三氯甲烷适量提取,提取液浓缩至2 mL,作为供试品溶液。

(5)水蒸气蒸馏法　水蒸气蒸馏法适用于可随水蒸气蒸出的挥发油、对热稳定的小分子生物碱组分的提取。《中国药典》一部收载的品种满山红油胶丸的含量测定采用了该方法。具体方法：取样品 40 丸，精密称定，置于烧瓶中，加水适量(300～500 mL)与玻璃珠数粒，振摇混合后，连接挥发油测定器与回流冷凝管。自冷凝管上端加水使充满挥发油测定器的刻度部分，并溢流入烧瓶时为止。将烧瓶置于电热套中或用其他适宜方法缓缓加热至沸，并保持微沸约 5 h，至测定器中油量不再增加，停止加热，放置片刻，开启测定器下端的活塞，将水缓缓放出，至油层上端到达刻度 0 线上面 5 mm 处为止。放置 1 h 以上，开启活塞使油层下降至其上端恰与刻度 0 线平齐，读取挥发油量，计算样品中挥发油的含量(%)。

(6)超声提取法 超声波有助溶的作用，可用于样品中测定组分的提取。由于超声提取过程中溶剂可能会有一定的损失，因此用于定量测定时，应于超声前先称定质量，提取完毕后，放至室温，补足减失的质量，滤过，取续滤液备用。该法的特点是提取时间短，适用于固体制剂测定组分的提取。《中国药典》一部收载的品种安神胶囊，其中用于五味子薄层鉴别的供试品溶液的制备采用了该方法。具体方法：取样品 20 粒内容物，研细，加三氯甲烷 30 mL，超声处理 30 min，滤过，滤液蒸干，残渣加三氯甲烷 1 mL 使溶解，作为供试品溶液。

(7)超临界流体萃取法 超临界流体是指压力和温度超过物质的临界点时，所形成的单一相态。超临界流体既具有与液体相似的密度，又具有与气体相似的扩散系数。该法提取效果好、提取时间短，通过改变萃取的温度、压力等，可以选择性地萃取某些组分。最常使用的超临界流体是超临界 CO_2 和超临界 N_2O。

以上各种提取方法可以单独使用，但由于中药制剂成分复杂，很多药物多种方法并用。

2. 净化方法

提取液大多还需作进一步的净化分离，除去干扰组分后才可进行测定。净化的原则是从提取液中除去对测定有干扰的杂质，而又不损失被测定成分。净化分离方法的设计主要依据被测定成分和杂质在理化性质上的差异，同时结合与所要采用的测定方法的要求综合考虑。常用的净化方法有以下几种：①液-液萃取法；②色谱法；③沉淀法；④盐析法。此外还有液相微萃取、浊点萃取等新技术，也可用于中药质量检验的样品纯化。也可用蒸馏法净化，收集馏出液进行分析，或某些成分经蒸馏分解生成挥发性成分，利用分解产物进行测定。

(三)鉴别

中药制剂的鉴别试验目的在于确认其所含药味的存在。对于无含量测定项目的中药制剂，鉴别是控制其质量的关键。中药复方制剂一般不要求鉴别所有药味，应首选君药与臣药进行鉴别。常用的鉴别方法有显微鉴别、理化鉴别、色谱鉴别和光谱鉴别。

1. 显微鉴别

显微鉴别是指用显微镜对药材的切片、粉末、解离组织或表面制片及成方制剂中药味的组织、细胞或内含物等特征进行鉴别的一种方法。含有原生药粉的中药制剂可选用该法鉴别。处方中的主要药味及化学成分不清楚或无化学鉴别方法的药味,应做显微鉴别。鉴别特征如薄壁细胞、木栓组织、纤维及淀粉粒、花粉粒、碳酸钙结晶等。显微鉴别是中药制剂主要的鉴别方法。

2. 理化鉴别

理化鉴别是利用药材中的特定成分结构、官能团与一定试剂发生化学反应来进行鉴别的方法。鉴别的成分是已知的有效成分、特征成分及处方中某一味药所单独含有的成分。理化鉴别应选用专属性强且灵敏的方法。

3. 色谱鉴别

色谱法分离效果好、灵敏高,特别适用于中药制剂的鉴别。

(1)薄层色谱法　薄层色谱法是中药制剂中应用最多的一种鉴别方法。采用本法,应注意以下几个方面:①固定相的选择:薄层鉴别中最常用的是硅胶G板。氧化铝板多用于生物碱类成分的鉴别,黄酮类和酚类化合物鉴别使用聚酰胺板,氨基酸使用纤维素板。②点样:按规定用专用毛细管分别取供试品溶液、对照药材溶液或对照品溶液适量(薄层鉴别法需用药材或有效成分对照品作对照。取供试品、对照药材或有效成分对照品同法制备的溶液),以垂直方向做点状点样或条带状点样。③展开剂的选择:展开剂多为混合有机溶剂。R_f 值主要靠加入不同极性的溶剂调节。常用有机溶剂的极性对于正相色谱由小到大为:石油醚<苯<三氯甲烷<醋酸乙酯<丙酮<乙醇<甲醇。对同一种样品,同样条件下,若展开剂中极性大的溶剂比例大,则 R_f 值大;若展开剂中极性大的溶剂比例少,则 R_f 值小。④定位:供试品溶液所显主斑点应与对照主斑点相对应。特征斑点应选择已知有效成分或特征成分的斑点,如有效成分未知或无法检出,可选择未知成分的特征斑点,但要重现性好,斑点特征明显。

(2)气相色谱法　气相色谱法用于制剂中含挥发性成分药材的鉴别,如冰片、麝香等。

(3)高效液相色谱法　该法很少用于鉴别,若含量测定采用高效液相色谱法可同时用于鉴别。

4. 光谱鉴别

常用的有紫外分光光度法和红外分光光度法。由于光谱法专属性不如色谱法，使用前应确认排除能产生干扰的组分后方可使用。

(四)检查

检查项目是中药制剂质量标准中的一项重要内容，按《中国药典》要求，中药制剂的检查项目一般包括制剂通则检查、一般杂质检查、特殊杂质检查及微生物限度检查。

1. 制剂通则检查

检查项目的内容与中药制剂的剂型有关，如丸剂要求测定水分、重量差异、溶散时限及重量差异，片剂要求测定重量差异、溶出度、崩解时限等，酒剂要求测定乙醇量、甲醇量、总固体、装量等，注射剂要求测定装量、pH 值、可见异物、不溶性微粒、无菌等。

2. 一般杂质检查

一般杂质是指在药材生长、采集、收购、加工、制剂的生产或贮存过程中容易引入的杂质，如水分、灰分、酸不溶灰分、重金属、砷盐、残留农药及残留溶剂等。

3. 特殊杂质检查

特殊杂质检查是指有针对性地对与质量直接有关的专项检查项目进行检查，如大黄流浸膏中土大黄苷的检查。阿胶中挥发性碱性物质的检查。含制附子、制川乌、制草乌制剂中酯型生物碱的限量检查等。

4. 微生物限度检查

微生物限度检查系指对非规定灭菌制剂及其原、辅料受到微生物污染程度的一种检查。微生物限度检查包括染菌量及控制菌的检查。一般的中药制剂都应检查细菌数、霉菌和酵母菌数，其限度随剂型而异。有些剂型还规定不得检出大肠杆菌、金黄色葡萄球菌、铜绿假单胞菌。含动物及脏器的制剂(包括提取物)还不得检出沙门氏菌；用于创伤、溃疡、止血、深部组织及阴道的含原药材粉的制剂，还不得检出破伤风梭菌。中药制剂若霉变、长螨者以不合格论。

对于有些制剂还要进行指纹图谱的检查，测定检品的指纹图谱与标准指纹图谱进行相似度分析，以衡量制剂工艺的稳定性和产品的均一性。

(五)含量测定

含量测定是控制中药制剂内在质量的重要方法，测定对象应该是制剂中起主要作用的有效成分或毒性成分，以保证临床用药的有效性和安全性。中药制剂组成复杂，成分众多，产生疗效的往往是多种成分的协同作用，很难用一种成分作为疗效指标，尽管如此，选择具有生理活性的主要化学成分作为含量测定的项目，对控制药物的质量，保证制剂质量的稳定性，仍然具有重要意义。含量测定的一般步骤如下。

1. 药味的选定

中药制剂大多为复方，根据中医理论，每味药在药方中所起作用不同，应按照中医理论的组方原则，选取起主要治疗作用的药物建立含量测定项目，同时也应考虑对贵重药、毒性药的质量控制。

2. 测定成分的选定

当制剂中被测定药味确定以后，要确定被测成分，因为每味药所含成分众多，在确定被测成分时，应首选有效成分，因为要真正达到控制中药质量的目的，必须实行对有效成分的检控，还要综合考虑各方面因素，使测定指标既有实际意义，又能达到控制产品质量的目的。此外，在中药制剂中有含量测定的药味，原料药必须要有含量限度，以保证成品质量。

3. 测定方法及条件的选定

可用于中药制剂分析的测定方法很多，在选用分析方法时，要根据被测成分的性质、含量、干扰成分的性质等因素进行综合考虑，另外还要考虑方法的灵敏性、准确度及普及性。化学分析法可用于成分清楚、比较纯净的中药制剂（如总提取物）及含有矿物药的中药制剂的含量测定。色谱法在中药制剂分析中应用最为广泛，包括气相色谱法、高效液相色谱法、薄层扫描法及高效毛细管电泳法等，这些方法都具有分离和分析的双重功能，特别适用于像中药制剂这样混合物的分析，并且都配备有高灵敏度的检测器，对于微量成分的检测也很方便。此外，光谱法也可应用，但抗干扰能力不及色谱法。

当分析方法选定以后，要根据分析方法的原理、仪器结构特点等选择合适的测定条件，以保证测定结果的准确性、稳定性和灵敏性。

4. 方法学考察内容

在研究制定中药制剂质量标准时，对于所选定的定量方法要进行方法学考察，以保证测定结果准确可靠。其主要内容包括线性与范围试验、稳定性试验、精密度试验、重复性试验、专属性试验、定量限、加样回收率试验、耐用性试验等，在这些试验内容符合定量要求的前提下，才能最终确定分析条件。

（六）记录和检验报告

1. 记录

中药制剂质量检测必须要有完整的原始记录，记录要真实、完整、清晰、具体。应用专用记录本，用钢笔或特种圆珠笔书写，一般不得涂改（若有写错时，应立即在原数据上划上单线或双线，然后在旁边改正重写）。

记录内容一般包括供试药品名称、来源、批号、数量、规格、取样方法、外观性状、包装情况、检验目的、检验方法及依据、收到日期、报告日期、检验中观察到的现象、检验数据、检验结果、结论等。若进行质量标准研究，对于方法的选择、样品的处理、研究结果等都应用图谱、照片或复印件等形式记录下来。

原始记录应妥善保存，以备查。

2. 检验报告

书写报告时文字要简洁，内容要完整，报告内容一般包括检验项目（定性鉴别、检查、含量测定等）、标准规定（标准中规定的检测结果或数据）、检验结果（实际检验结果或数据）等内容。经检验所有项目符合规定者，作符合规定的结论，否则应提出不符合规定的项目及相应结论。

以上是常规的中药制剂质量检测的基本程序，此外，中药制剂质量检测工作还包括制剂质量标准的制定、中药制剂的质量评价、中药制剂质量标准的制定等内容。中药制剂的质量评价可以参考以上程序，采用现代分析手段，利用化学、生物学等方法，测定多种化学成分或其他信息，进行综合质量评价，以客观反映中药的实际质量。

第二节　几种中药制剂的质量检测

一、大山楂丸的质量检测

1. 性状

本品为棕红色或褐色的大蜜丸，味酸、甜。

2. 鉴别

①取本品，置显微镜下观察：果皮石细胞淡紫红色、红色或黄棕色，类圆形或多角形，直径约至 125 μm。果皮细胞纵列，常有 1 个长细胞与 2 个短细胞相间连接，长细胞壁厚，波状弯曲，木化。

②取本品 9 g，切碎，加乙醇 40 mL，置水浴上加热回流 10 min，滤过，滤液蒸干，残渣加水 10 mL，加热使溶解，加正丁醇 15 mL 振摇提取，分取正丁醇提取液，蒸干，残渣加甲醇 5 mL 使溶解，滤过。取滤液 1 mL，加少量镁粉与盐酸 2～3 滴，加热 4～5 min 后，即显橙红色。

③取鉴别②项下的滤液作为供试品溶液。另取熊果酸对照品，加甲醇制成每 1 mL 含 1 mg 的溶液，作为对照品溶液。按照薄层色谱法（《中国药典》）试验，吸取上述两种溶液各 2 μL，分别点于同一硅胶 G 薄层板上，以三氯甲烷-丙酮（9：1）为展开剂，展开，取出，晾干，喷以 10%硫酸乙醇溶液，在 105 ℃加热数分钟。供试品

色谱中，在与对照品色谱相应的位置上，应显相同的紫红色斑点。

3. 检查

应符合《中国药典》(2005 版)一部附录丸剂项下有关的各项规定。

4. 含量测定

取重量差异项下的本品剪碎，取约 3 g，精密称定，加水 30 mL，60 ℃水浴温热使充分溶散，加硅藻土 2 g，搅匀，滤过，残渣用水 30 mL 洗涤，100 ℃烘干，连同滤纸一并置索氏提取器中，加乙醚适量，加热回流提取 4 h，提取液回收溶剂至干，残渣用石油醚(30～60 ℃)浸泡 2 次，每次 5 mL 浸泡约 2 min，倾去石油醚液，残渣加无水乙醇-三氯甲烷(3∶2)混合溶液适量，微热使溶解，转移至 5 mL 量瓶中，并稀释至刻度，摇匀，作为供试品溶液。另精密称取熊果酸对照品适量，加无水乙醇制成每 1 mL 含 0.5 mg 的溶液，作为对照品溶液。按照薄层色谱法试验，分别精密吸取供试品溶液 5 μL、对照品溶液 4 μL 与 8 μL，分别交叉点于同一硅胶 G 薄层板上，以环己烷-三氯甲烷-乙酸乙酯-甲酸(20∶5∶8∶0.1)为展开剂，展开，取出，晾干，喷以 10%硫酸乙醇溶液，在 110 ℃加热至斑点显色清晰，在薄层板上覆盖同样大小的玻璃板，周围用胶布固定，按照薄层色谱法进行扫描，波长：λ_s＝535 nm，λ_r＝650 nm，测量供试品吸光度积分值与对照品吸光度积分值，计算，即得。本品每丸含山楂以熊果酸($C_{30}H_{48}O_3$)计，不得少于 7.0 mg。

二、双黄连栓(小儿消炎栓)的质量检测

1. 性状

本品为棕色或深棕色的栓剂。

2. 鉴别

取本品 1 粒，加水 20 mL，置于温水浴中，用 10%氢氧化钠溶液调节 pH 值至 7.0～7.5，使溶化，置冷处使基质凝固，滤过，取滤液 1 mL，加无水乙醇 4 mL，置水浴中振摇数分钟，放置，取上清液作为供试品溶液；另取黄芩苷、绿原酸对照品分别用乙醇制成每 1 mL 各含 0.4 mg 的溶液，作为对照品溶液。按照薄层色谱法(《中国药典》附录Ⅴ B)试验，吸取上述三种溶液各 3～5 μL，分别点于同一以羧甲基纤维素钠为黏合剂的硅胶 G 薄层板上，以醋酸丁酯-甲酸-水(7∶4∶3)的上层溶液为展开剂，预饱和 30 min，展开，取出，晾干，置紫外灯(365 nm)下目视检视。供试品色谱中，在与对照品色谱相应的位置上，显相同颜色的荧光斑点。

3. 检查

按应符合栓剂项下有关的各项规定。

4.含量测定

按照高效液相色谱法测定。

(1)色谱条件与系统适用性试验　用十八烷基硅烷键合硅胶为填充剂;甲醇-水-冰醋酸(40∶60∶1)为流动相;检测波长为276 nm。理论板数按黄芩苷峰计算应不低于1 000。

(2)溶液制备

①对照品溶液的制备　精密称取黄芩苷对照品10 mg,置100 mL量瓶中,加50%甲醇适量,置水浴中振摇使其溶解,放至室温,并稀释至刻度,摇匀,即得(每1 mL中含黄芩苷0.1 mg)。

②供试品溶液的制备　取本品10粒,精密称定,研碎,取约0.3 g,精密称定,置烧杯中,加水40 mL,置温水浴中使溶解,用10%氢氧化钠溶液调节pH值至7.0～7.5,移至50 mL量瓶中,放至室温,加水稀释至刻度,摇匀,滤过,取续滤液2 mL,置10 mL量瓶中,加水稀释至刻度,摇匀,即得。

(3)测定法　分别精密吸取对照品溶液与供试品溶液各20 μL,注入液相色谱仪,测定,即得。本品每粒含黄芩以黄芩苷($C_{21}H_{18}O_{11}$)计,应不少于65 mg。

三、益母草注射液的质量检测

1.性状

本品为无色的澄明液体。

2.鉴别

①取本品1 mL,加稀盐酸使成酸性后,加碘化铋钾试液数滴,生成橙红色沉淀。

②取本品1 mL,蒸干,残渣加无水乙醇-盐酸(9∶1)5 mL使溶解,取上清液作为供试品溶液。另取盐酸水苏碱对照品,加无水乙醇制成每1 mL含2 mg的溶液,作为对照品溶液。按照薄层色谱法试验,吸取上述两种溶液各10 μL,分别点于同一硅胶G薄层板上,以正丁醇-盐酸-水(8∶2∶1)为展开剂,展开,取出,晾干,喷以稀碘化铋钾试液。供试品色谱中,在与对照品色谱相应的位置上,应显相同颜色的斑点。

3.检查

(1)pH值　按照《中国药典》一部附录Ⅶ G规定的方法检查,pH值应为4.5～5.5。

(2)其他　应符合注射剂项下有关的各项规定。

4.含量测定

(1)对照品溶液的制备　精密称取在105 ℃干燥至恒重的盐酸水苏碱对照品

25 mg，置于 25 mL 量瓶中，用 0.1 mol/L 盐酸溶液溶解并稀释至刻度，摇匀，即得(每 1 mL 含盐酸水苏碱 1 mg)。

(2)供试品溶液的制备　精密量取本品 5 mL，置于 100 mL 量瓶中，用 0.1 mol/L盐酸溶液稀释至刻度，摇匀，即得。

(3)测定方法　分别精密量取对照品溶液、供试品溶液、0.1 mol/L 盐酸溶液各 10 mL，分别置于 3 个 25 mL 量瓶中，各精密加入新制的 2%硫氰酸铬铵溶液 3 mL，摇匀，加 0.1 mol/L 盐酸溶液至刻度，摇匀，置冰浴中放置 1 h，滤过，弃去初滤液，取续滤液，以 0.1 mol/L 盐酸溶液为空白。按照分光光度法，在 525 nm 的波长处分别测定吸收度，用空白试剂的吸收度分别减去对照品与供试品的吸收度，计算，即得。本品每支含总生物碱以盐酸水苏碱($C_7H_{13}NO_2 \cdot HCl$)计算，应为18～22 mg。

实训二十六　可见分光光度法测定大山楂丸中总黄酮的含量

一、实训目的

1. 掌握用分光光度法测定中药制剂中总黄酮含量的原理及方法。
2. 掌握可见分光光度计的使用方法。

二、实训原理

大山楂丸由山楂、神曲和麦芽组成，主要功能为开胃消食，其中山楂主要成分为有机酸、黄酮类及多种维生素。黄酮类化合物具有 4-羰基，3-或 5-羟基和邻二酚羟基的结构，可与铝盐、铅盐、镁盐等金属盐类试剂反应，生成有色配合物，可用分光光度法测定其含量。本实验利用黄酮类化合物在亚硝酸钠的碱性溶液中，与 Al^{3+} 产生高灵敏度的橙红色配合物($\lambda_{max}=510$ nm)，从而可用可见分光光度法(比色法)测定大山楂丸中总黄酮的含量。

三、仪器与试剂

(1)仪器　可见分光光度计、分析天平、索氏提取器。

(2)试剂　乙醇、5%亚硝酸钠溶液、10%硝酸铝溶液、1 mol/L 氢氧化钠溶液、槲皮素(中国药品生物制品检定所)、大山楂丸(市售品)。

四、实训内容

(1)对照品溶液的配制　精密称取槲皮素对照品 20 mg,置 100 mL 容量瓶中,加 95%乙醇 50 mL 使溶解,然后加 50%乙醇稀释至刻度,即得 0.2 mg/mL 的对照品溶液。

(2)标准曲线的制备　精密量取对照品溶液 0.0、1.0、2.0、3.0、4.0、5.0 mL,分别置于 10 mL 容量瓶中,各加 50%乙醇溶液使成 5 mL,精密加入 5%亚硝酸钠溶液 0.3 mL,摇匀,放置 6 min,加入 10%硝酸铝溶液 0.3 mL,摇匀,再放置 6 min,加入 1%氢氧化钠溶液 4 mL,分别用 50%乙醇稀释至刻度,摇匀,放置 15 min。以第一瓶作为空白,用分光光度计在 510 nm 处测其吸收度,作 A-C 标准曲线(或计算其回归方程)。

(3)样品溶液的制备　精密称取 120 ℃干燥 2 h 的大山楂丸 0.65 g,2 份,分别置索氏提取器中,用 95%乙醇回流提取 1.5 h(至提取液无色),将提取液分别移至 50 mL 容量瓶中,补加 95%乙醇至刻度,摇匀,即得。

(4)含量测定　精密量取提取液 1 mL,按上述标准曲线制备方法进行测定,并由标准曲线或回归方程计算样品中总黄酮的含量和回收率。

五、注意事项

①实验证明,提取 1.5 h,基本能提尽样品中的黄酮。

②样品显色后,在 30 min 内测定总黄酮的含量,无明显改变,超过 30 min,含量有所改变。

六、思考题

1. 比色法操作的注意事项是什么?

2. 总黄酮与单体黄酮的测定方法有何不同?

实训二十七　HPLC 测定益母草注射液中盐酸水苏碱含量

一、实训目的

1. 掌握高效液相色谱法在中药制剂定量分析中的应用。

2. 熟悉高效液相色谱仪的使用。

二、仪器与试剂

(1)仪器　高效液相色谱仪。

（2）试剂　盐酸水苏碱对照品、益母草注射液、纯化水、磷酸二氢钾、三乙胺。

三、实训原理

益母草注射液为益母草加工制成的灭菌水溶液，益母草为常用中药，含盐酸水苏碱、益母草碱等生物碱类成分，均为益母草中的主要有效成分。因此本实验选用盐酸水苏碱作为本标准的控制指标，用高效液相色谱法测定。

四、实训内容

（1）色谱条件　色谱柱为 C_{18} 反相键合相硅胶柱，流动相为 0.05 mol/L 磷酸二氢钾-三乙胺（100∶0.1）（以磷酸调 pH 值至 2.3），检测波长为 203 nm，流速为 0.18 mL/min，柱温 30 ℃。

（2）供试品溶液的制备　精密量取本品 1 mL，置于 25 mL 量瓶中，用流动相稀释至刻度，摇匀，即得。

（3）对照品溶液的制备　精密称取盐酸水苏碱对照品适量，加流动相配制成每 1 mL 含 0.4 mg 的溶液，即得。

（4）测定　精密吸取对照品溶液、供试品溶液各 10 μL，注入液相色谱仪，测定，即得。分别进样 3 次，记录色谱峰面积，按外标法计算含量。

五、思考题

1. 影响理论塔板数的因素有哪些？
2. 系统适应性试验包括哪些内容？
3. HPLC 测定含量有哪些？

思考题与习题

一、单项选择题

1. 下列哪项不属于中药制剂检测的特点（　　）。

A. 中药制剂工艺及辅料的固定性

B. 中药制剂杂质来源的多途径性

C. 中药制剂有效成分的非单一性

D. 中药质量控制方法的多元性

2. 下列哪项不属于生物法检测中药制剂质量（　　）。

A. 生物效应测定法　　B. 基因鉴定法

C. 免疫鉴定法　　D. 多维多息分析法

3. 超临界流体的特点是(　　)。

A. 既具有与液体相似的密度，又具有与气体相似的扩散系数

B. 挥发性大

C. 热稳定性差

D. 易分解

4. 水蒸气蒸馏法提取适用于(　　)。

A. 可随水蒸气蒸出的挥发油　　B. 相对分子质量大的生物碱

C. 酸性成分　　D. 中性组分

5. 中药复方制剂一般不要求鉴别所有药味，应该首先鉴别(　　)。

A. 君药与臣药　　B. 君药与佐药

C. 君药与使药　　D. 臣药与佐药

6. 中药制剂中应用最多的鉴别方法是(　　)。

A. 薄层色谱法　　B. 气相色谱法

C. 高效液相色谱法　　D. 紫外分光光度法

二、填空题

1. 常见的中药质量控制方法有________和________两大类。

2. 取样的基本原则应是均匀合理，所取样品具有________。

3. 盐析法是在样品的水提取液中加入________至一定浓度或达到饱和状态，使某些成分在水中________降低而有利于分离。

4. 中药制剂常用的鉴别方法有________、理化鉴别和________等。

5. 微生物限度检查系指对非规定灭菌制剂及其原、辅料受到微生物污染程度的一种检查包括________及________的检查。

6. 含量测定是控制中药制剂内在质量的重要方法，测定对象应该是制剂中起主要作用的________或________，以保证临床用药的有效性和安全性。

7. 水蒸气蒸馏法适用于可随水蒸气蒸出的挥发油，对热稳定的________生物碱组分的提取。

8. 大山楂丸为________或褐色的大蜜丸，味________、甜。含量测定每丸含山楂以熊果酸($C_{30}H_{48}O_3$)计，不得少于________。

9. 双黄连栓为________或深棕色的栓剂。含量测定每粒含黄芩以________计，应不少于 65 mg。

10. 益母草注射液为无色的________。含量测定每支含总生物碱以________($C_7H_{13}NO_2 \cdot HCl$)计算，应为 18～22 mg。

三、简答题

1.简述中药制剂检测的特点。

2.简述中药制剂检测的基本程序。

3.简述使用薄层色谱法进行中药制剂鉴别的注意事项。

4.简述大山楂丸的鉴别方法。

5.简述益母草注射液的鉴别方法。

第三模块　综合检测能力

综合实训一　甘露醇注射液的质量检测

一、实训目的

1. 掌握甘露醇注射液的质量检测方法。

2. 掌握碘量法测定含量的操作过程。

二、仪器与试剂

(1)仪器　水浴锅、蒸发皿、熔点仪、熔点测定用毛细管、移液管、试管、烧杯、电热恒温干燥箱、酸度计、层流净化台、显微镜、微孔滤膜及滤器、平皿、陪氏载片、平头镊子、抽滤瓶、量瓶、量筒、可见异物检测仪。

(2)试剂　三氯化铁试液、氢氧化钠试液、邻苯二甲酸盐标准缓冲液、磷酸盐标准缓冲液、纯化水、高碘酸钠(钾)溶液、碘化钾试液、硫代硫酸钠滴定液(0.05 mol/L)、淀粉指示液。

三、实训内容

1. 性状

本品应为无色的澄明液体。

2. 鉴别

(1)取本品 2.5 mL 置蒸发皿中于水浴上蒸干，在 105 ℃干燥后，按照熔点测定法(《中国药典》附录Ⅵ C)试验，熔点为 120～125 ℃。

(2)取本品 1 mL，置试管中，加三氯化铁试液与氢氧化钠试液各 0.5 mL，即生成棕黄色沉淀，振摇不消失；滴加过量的氢氧化钠试液，即溶解成棕色溶液。

3. 检查

(1) pH 值　取本品适量，依法(《中国药典》附录Ⅵ H)测定，pH 值应为 4.5～6.5。

(2)可见异物　取本品 20 瓶，按照可见异物检查法(《中国药典》附录Ⅸ H)一法(灯检法)检查，应符合规定。

如经确认检出可见异物的不得超过 1 瓶，否则另取 20 瓶同法复试，均不得检出。

(3)不溶性微粒　取装量为 100 mL 或 100 mL 以上的本品 1 瓶，按照不溶性微粒检查法(《中国药典》附录Ⅸ C 显微计数法)检查，应符合规定。

①试验准备　将层流净化台置于清洁的室内，在净化台上将滤器用净化水冲

洗洁净，用平头镊子夹取测定用格栅滤膜置于滤器托架上固定，倒置，反复用净化水冲洗滤器内壁，沥干后安装在抽滤瓶上备用。

②检查方法　取本品，用水将容器外壁洗净，在净化台上翻转 20 次使溶液均匀，立即小心开启容器，先倒出供试液少量冲洗开启口，再量取供试液 25 mL，置于微孔滤膜过滤器中。静置 1 min，缓缓抽滤至滤膜近干，再用微粒检查用水 25 mL 沿壁洗涤并抽滤至滤膜近干，然后用平头镊子将滤膜移置至平皿上，微启盖子待滤膜十燥后，将平皿闭合，置显微镜载物台上。调整入射光，放大 100 倍进行显微测量，调节显微镜使滤膜格栅清晰可见，移动坐标轴，分别检测有效过滤面积上最长直径大于 10 μm 及大于 25 μm 的微粒数；用微粒检查用水做空白对照，检测有效过滤面积上最长直径大于 10 μm 的微粒数（不得超过 6 个），即得。

③结果判定　每 1 mL 中含直径 10 μm 以上的微粒不得超过 12 粒，含直径 25 μm 以上的微粒不得超过 2 粒。

（4）最低装量　取本品 3 瓶，按照最低装量检查法（《中国药典》附录Ⅹ F）检查，开启时注意避免损失，将内容物分别倾入干燥并预经标化的量筒中，尽量倾净。读出每个容器内容物的装量，并求其平均装量。

要求每个容器的装量不少于标示装量的 97%，且平均装量不少于标示装量，均应符合规定。

4. 含量测定

（1）测定方法　精密量取本品 10 mL，置于 100 mL 量瓶中，用水稀释至刻度，摇匀；精密量取 10 mL 置于 250 mL 量瓶中，用水稀释至刻度，摇匀；再从溶液中精密量取 10 mL 置于碘量瓶中，精密加入高碘酸钠（钾）溶液 50 mL，水浴加热 15 min。放冷，加碘化钾试液 10 mL，密塞，放置 5 min。用硫代硫酸钠滴定液（0.05 mol/L）滴定，至近终点时，加淀粉指示液 1 mL，继续滴至蓝色消失，所消耗硫代硫酸钠滴定液（0.05 mol/L）的体积记为 V，并将滴定的结果用空白试验校正，体积记为 V_0。每 1 mL 硫代硫酸钠滴定液（0.05 mol/L）相当于 0.910 9 mg 的 $C_6H_{14}O_6$。本品含甘露醇（$C_6H_{14}O_6$）应为标示量的 95.0%～105.0%。

（2）结果计算

$$\text{标示量百分含量}=\frac{(V_0-V)\times T\times F}{10/100\times 10/250\times 10\times 1\,000\times \text{标示量}}\times 100\%$$

式中：V_0 为空白试验消耗硫代硫酸钠滴定液（0.05 mol/L）的体积（mL）；V 为供试品消耗硫代硫酸钠滴定液（0.05 mol/L）的体积（mL）；T 为每 1 mL 硫代硫酸钠滴定液（0.05 mol/L）相当于 0.910 9 mg 的 $C_6H_{14}O_6$；F 为硫代硫酸钠滴定液的

校正值，$F=c_{实际}/c_{理论}$。

允许误差：平行测定 2 份，相对偏差不得超过 0.3%。

四、注意事项

①甘露醇注射液放置过程中易析出结晶，检测前可以用水浴温热溶解，再进行各项测定。

②含量测定时滴定速度要适当，不宜过快；严格控制反应时间，以减小误差。

五、思考题

1. 为什么甘露醇注射液的不溶性微粒采用显微计数法检查？

2. 测定甘露醇注射液的含量时，需要注意哪些问题？

综合实训二　头孢氨苄片的质量检测

一、实训目的

1. 掌握头孢氨苄片的质量检测方法。

2. 掌握高效液相色谱仪的使用方法。

二、仪器与试剂

(1)仪器　分析天平、研钵、高效液相色谱仪、移液管、试管、烧杯、层流净化台、显微镜、微孔滤膜及滤器、漏斗、滤纸、玻璃棒、量瓶。

(2)试剂　盐酸溶液(9→100)、纯化水、0.5 mol/L 盐酸溶液、水-甲醇-3.86%醋酸钠溶液-4%醋酸溶液(742：240：15：3)为流动相。

三、实训方法

1. 性状

本品应为糖衣片或薄膜衣片，除去包衣后显白色或乳黄色。

2. 鉴别

取本品的细粉适量(约相当于头孢氨苄 1 g)，加水 2 mL、盐酸溶液(9→100) 3 mL，振摇，滤过，取滤液，按照以下试验方法，是相同结果。

①取本品与头孢氨苄对照品，分别加 0.5 mol/L 盐酸溶液制成每 1 mL 中含 5 mg 的溶液，按照有关物质项下的薄层色谱法试验，供试品所显主斑点的颜色和位置应与对照品的主斑点相同。

②取本品适量，按照含量测定项下方法试验，供试品溶液的主峰保留时间应与头孢氨苄对照品的主峰保留时间一致。

3. 检查

(1)有关物质　取本品的细粉适量，加流动相溶解并稀释制成每 1 mL 中约含 0.4 mg 的溶液，参照含量测定项下的色谱条件，其他各杂质峰面积的和不得大于对照溶液主峰面积的 3 倍(3.0%)。

(2)溶出度　取本品，照溶出度测定法，以水为溶剂，转速为 100 r/min，依法操作，45 min 后，取溶液适量，滤过，精密量取续滤液适量，用水稀释成每 1 mL 中约含 25 μg 的溶液；另取本品 10 片，精密称定，研细，精密称取适量(约相当于平均片重)，按标示量加水溶解并稀释成每 1 mL 中约含 1 mg 本品的溶液，滤过，精密量取续滤液，用水稀释成每 1 mL 中约含 25 μg 的溶液。取上述两种溶液，照分光光度法，在 262 nm 的波长处分别测定吸光度；另精密称取头孢氨苄对照品适量，加溶出介质溶解并稀释制成每 1 mL 中约含 25 μg 的溶液，同法测定，计算每片的溶出量。限度为标示量的 80%，应符合规定。

(3)重量差异　取本品 20 片，精密称定总重量，求得平均片重后；再分别精密称定每片的重量，每片的重量与平均片重比较，计算每片片重与平均片重差异的百分率(片重 0.3 g 以下之者，差异限度为±7.5%；片重 0.3 g 或 0.3 g 以上，差异限度为±5%)，超出重量差异限度的药片不得多于 2 片，并不得有 1 片超出限度 1 倍。

4. 含量测定

按照高效液相色谱法(《中国药典》附录Ⅴ D)测定。

色谱系统适用性试验　用十八烷基硅烷键合硅胶为填充剂；以水-甲醇-3.86%醋酸钠溶液-4%醋酸溶液(742∶240∶15∶3)为流动相；检测波长为 254 nm；理论塔板数按头孢氨苄峰计算不应低于 1 500。

测定方法　取本品 10 片，精密称量，研细，精密称取适量(约相当于头孢氨苄 0.1 g)，置于 100 mL 量瓶中，加流动相适量，充分振摇使溶解，再加流动相稀释至刻度，摇匀，滤过，精密量取续滤液 10 mL，置于 50 mL 量瓶中，用流动相稀释至刻度，摇匀，取 10 μL，注入液相色谱仪，记录色谱图；另取头孢氨苄对照品适量，同法测定。按外标法以峰面积计算出供试品中 $C_{16}H_{17}N_3O_4S$ 的含量。本品含头孢氨苄($C_{16}H_{17}N_3O_4S$)应为标示量的 90.0%～110.0%。

四、思考题

1. 头孢氨苄片为什么要检查有关物质？

2. 片剂中常用的辅料对于含量测定有哪些干扰？如何排除？

综合实训三　葡萄糖注射液中间体质量控制的质量检测

一、实训目的

1. 掌握葡萄糖注射液中间体的质量检测方法。
2. 掌握自动指示旋光仪的使用方法。

二、仪器与试剂

（1）仪器　试管、滴管、酸度计、移液管、量瓶、量筒、紫外-可见分光光度计、可见异物检测仪、不溶性微粒检测仪、自动指示旋光仪。

（2）试剂　碱性酒石酸铜试液、苯二甲酸盐标准缓冲液，磷酸盐标准缓冲液、纯化水、氨试液。

三、实训内容

1. 性状

本品应为无色或几乎无色的澄明液体，味甜。

2. 检查

（1）pH 值　取本品适量，依法（《中国药典》附录Ⅵ H）测定，pH 值应为 4.0～5.0。

（2）5-羟甲基糠醛　精密量取本品适量，置于 100 mL 量瓶中，用水稀释至刻度摇匀，按照分光光度法（《中国药典》附录Ⅳ A），在 284 nm 波长处测定，应符合规定。

（3）装量　取本品（50 mL 以上取 3 瓶或 20 mL 取 2 支），依法（《中国药典》附录Ⅰ B）检查，应符合规定。

50 mL 以上至 500 mL 的另参照最低装量检查法（《中国药典》附录Ⅹ F）检查，应符合规定。

（4）可见异物　取本品（50 mL 以上取 50 瓶或 20 mL 取 200 支），依法（《中国药典》附录Ⅸ H）检查，擦净容器外壁，轻轻旋转和翻转容器使药液中存在的可见异物悬浮（注意不使药液产生气泡），必要时将药液转移至洁净透明的专用玻璃容器内；置供试品于遮光板边缘处，在明视距离（指供试品至人眼的距离，通常为 25 cm），分别在黑色和白色背景下，手持供试品颈部轻轻翻转药液，检视。光照度应为 1 000～1 500 lx。

所检的供试品中，均不得检出可见异物。如检出可见异物的供试品不超过 1

支(瓶),应另取 20 支(瓶)同法检查,均不得检出。

3.含量测定

(1)测定方法　取葡萄糖注射液适量,置于 100 mL 量瓶中,制成每 1 mL 中含葡萄糖 10 g 的溶液,加氨试液 0.2 mL,用水稀释至刻度,摇匀,静置 10 min,作为供试品溶液(浓度不超过 10%规格的本品可直接取样测定);缓缓将供试品溶液注入旋光管,测定旋光度应重复读取 3 次,取平均值与 2.085 2 相乘,即得供试品中含有 $C_6H_{12}O_6 \cdot H_2O$ 的重量(g)。本品含葡萄糖应为标示量的 98.0%～102.0%(企业可以根据实际情况与要求自行制定标准)。

(2)结果计算

$$\bar{\alpha}=\frac{\alpha_1+\alpha_2+\alpha_3}{3}$$

$$\text{标示量百分含量}=\frac{\bar{\alpha}\times 2.0852}{c\times L}\times 100\%$$

式中:α_1、α_2、α_3 为测得的旋光度;2.085 2 为常数;c 为每 100 mL 溶液中含葡萄糖的重量(g);L 为旋光管的长度(dm)。

允许误差:平行测定 2 次,相对偏差不得超过 3.0%。

四、注意事项

①供试液不应含浑浊或混悬的小颗粒,否则应预先滤过弃去初滤液。

②葡萄糖注射液测定旋光度时,需要将溶液调节至(25±0.5)℃,再进行测定。

③钠光灯启辉至少 20 min 后,发光才能稳定;读数时应在发光稳定后进行。

④测定结束后需将旋光管洗净晾干,不能将盛有供试品的测试管长时间地置于仪器的样品室内;仪器停用时样品室可放置硅胶吸潮。

五、思考题

1.葡萄糖注射液为什么要检查 5-羟甲基糠醛?

2.葡萄糖注射液(10%以上的规格)测定含量时,为什么要加入氨试液并放置 10 min 后才能测定旋光度?

综合实训四　氯化钠原料药的质量检测

一、实训目的

1.掌握氯化钠原料药的质量检测方法。

2. 掌握银量法测定氯化钠的原理。

二、仪器与试剂

(1)仪器　试管、酒精灯、瓷蒸发皿、称量瓶、电热恒温干燥箱、干燥器、水浴锅、砷盐装置、纳氏比色管、分析天平、锥形瓶、量筒、滴定管。

(2)试剂　纯化水、乙醇、盐酸、铂丝、醋酸氧铀锌试液、硝酸、硝酸银试液、氨试液、二氧化锰、硫酸、碘化钾淀粉试纸、溴麝香草酚蓝指示液、氢氧化钠滴定液(0.02 mol/L)、盐酸液滴定(0.02 mol/L)、淀粉混合液、三氯甲烷、2%氯胺 T 溶液、标准溴化钾溶液、标准硫酸钾溶液、稀盐酸、25%氯化钡溶液、稀硫酸、草酸铵试液、0.05%太坦黄溶液、标准镁溶液、稀醋酸、四苯硼钠溶液、标准铁溶液、过硫酸铵、30%硫氰酸铵溶液、标准铅溶液、醋酸盐缓冲液(pH 值为 3.5)、硫代乙酰胺试液、标准砷溶液、碘化钾试液、酸性氯化亚锡试液、锌粒 2 g、溴化汞试纸、2%糊精溶液、荧光黄指示液、硝酸银滴定液(0.1 mol/L)。

三、实训内容

1. 性状

本品应为无色、透明的立方形结晶或白色结晶性粉末，无臭，味咸。在水中易溶，在乙醇中几乎不溶。

2. 鉴别

(1)本品的水溶液显钠盐的鉴别反应

①取铂丝，用盐酸湿润后，蘸取供试品，在无色火焰中燃烧，火焰即显鲜黄色。

②取供试品的中性溶液，加醋酸氧铀锌试液，即生成黄色沉淀。

(2)本品的水溶液显氯化物的鉴别反应

①取供试品溶液(0.1→10)，加硝酸使溶液成酸性后，加硝酸银试液，即生成白色凝乳状沉淀；分离，沉淀加氨试液即溶解，再加硝酸，沉淀复生成。如供试品为生物碱或其他有机碱的盐酸盐，须先加氨试液使之成碱性，将析出的沉淀滤过除去，取滤液进行试验。

②取供试品少量置于试管中，加入等量的二氧化锰，混匀，加硫酸湿润，缓缓加热，会发生氯气，能使湿润的碘化钾淀粉试纸显蓝色。

3. 检查

(1)酸碱度　取本品 5.0 g，加水 50 mL 溶解后，加溴麝香草酚蓝指示液 2 滴，如显黄色，加氢氧化钠滴定液(0.02 mol/L)0.10 mL，应变为蓝色；如显蓝色或绿色，加盐酸液滴定(0.02 mol/L)0.20 mL，应变为黄色。

(2)溶液的澄清度　取本品 5.0 g,加水 25 mL 溶解后,溶液应澄清。

(3)碘化物　取本品的细粉 5.0 g,置于瓷蒸发皿内,滴加新配制的淀粉混合液适量使晶粉湿润,置于日光下(或日光灯下)观察,5 min 内晶粒不得显蓝色痕迹。

(4)溴化物　取本品 2.0 g,加水 10 mL 溶解,加盐酸 3 滴与三氯甲烷 1 mL,边振摇边滴加 2%氯胺 T 溶液(临用新制)3 滴,氯仿层如显色,与标准溴化钾溶液 1.0 mL 用同一方法制成的对照液比较,不得更深。

(5)硫酸盐　标准硫酸钾溶液的配制　称取硫酸钾 0.181 g,置于 1 000 mL 量瓶中,加水适量使溶解并稀释至刻度,摇匀,即得(每 1 mL 相当于 100 μg 的SO_4^{2-})。

供试溶液的配制　取本品 5.0 g,置于 50 mL 纳氏比色管中,配成约 40 mL(溶液如显碱性,可滴加盐酸使成中性)的溶液;溶液如不澄清,应滤过;置于 50 mL 纳氏比色管中,加稀盐酸 2 mL,摇匀,即得供试溶液。

对照溶液的配制　另取标准硫酸钾溶液 1.0 mL,置于另一 50 mL 纳氏比色管中,加水使成约 40m L,加稀盐酸 2 mL,摇匀,即为对照溶液。

检查方法　于供试溶液与对照溶液中,分别加入 25%氯化钡溶液 5 mL,用水稀释配成 50 mL,充分振摇,放置 10 min,同置黑色背景上;从比色管上方向下观察,所产生的浑浊与对照液比较,不得更浓(0.002%)。

(6)钡盐　取本品 4.0 g,加水 20 mL,溶解后,滤过,滤液分为两等份,一份中加稀硫酸 2 mL,另一份中加水 2 mL,静置 15 min,两液应同样澄清。

(7)钙盐　取本品 2.0 g,加 10 mL 使溶解,加氨试液 1 mL,摇匀,加草酸铵试液 1 mL,5 min 内不得发生浑浊。

(8)镁盐　取本品 1.0 g,加水 20 mL 使溶解,加氢氧化钠试液 2.5 mL 与 0.05%太坦黄溶液 0.5 mL,摇匀;生成的颜色与标准镁溶液 1.0 mL 用同一方法制成的对照液比较,不得更深(0.001%)。

(9)钾盐　取本品 5.0 g,加水 20 mL,溶解后,加稀醋酸 2 滴,加四苯硼钠溶液 2 mL,加水使成 50 mL,如显浑浊,与标准硫酸钾溶液 12.0 mL 用同一方法制成的对照液比较,不得更浓(0.02%)。

(10)干燥失重　将刷洗干净的称量瓶放入到电热恒温干燥箱 130 ℃干燥至恒重,取出放到干燥器中冷却,精密称定,迅速取本品约 1 g,倒入扁形称量瓶中精密称定,放入电热恒温干燥箱中将盖取下,置扁形称量瓶旁,130 ℃干燥至恒重,取出放到干燥器中,冷却至室温,精密称定,减失重量不得超过 0.5%。

(11)铁盐　标准铁溶液的制备,称取硫酸铁铵[$FeNH_4(SO_4)_2 \cdot 12H_2O$] 0.863 g,置于 1 000 mL 量瓶中,加水溶解,加硫酸 2.5 mL,用水稀释至刻度,摇匀,作为贮备液。

临用前，精密量取储备液 10 mL，置于 1 00mL 量瓶中，加水稀释至刻度，摇匀，即得(每 1 mL 相当于 10 μg 的 Fe)。

检查方法 取本品 5.0 g，加水溶解使成 25 mL，移置于 50 mL 纳氏比色管中，加稀盐酸 4 mL 与过硫酸铵 50 mg，用水稀释成 35 mL 后，加 30%硫氰酸铵溶液 3 mL，再加水适量稀释成 50 mL，摇匀。如显色，立即与标准铁溶液 1.5 mL 制成的对照溶液比较，不得更深(0.000 3%)。

(12)重金属 标准铅溶液的制备，称取硝酸铅 0.160 g，置于 1 000 mL 量瓶中，加硝酸 5 mL 与水 50 mL 溶解后，用水稀释至刻度，摇匀，作为储备液。

临用前，精密量取储备液 10 mL，置 100 mL 量瓶中，加水稀释至刻度，摇匀，即得(每 1 mL 相当于 10 μg 的 Pb)。配制与储存用的玻璃容器均不得含铅。

检查方法 取 25 mL 纳氏比色管两支，编号为甲、乙。甲管中加标准铅溶液 1.0 mL与醋酸盐缓冲液(pH 值为 3.5)2 mL 后，加水稀释至 25mL。乙管中加本品5.0 g，加水 20 mL 溶解，加醋酸盐缓冲液(pH 值为 3.5)2 mL 与水适量配成 25 mL 溶液；再在甲、乙两管中分别加入硫代乙酰胺试液各 2 mL，摇匀，放置 2 min。同置于白纸上，自上向下透视，乙管中显出的颜色与甲管比较，不得更深(含重金属不得过 2/1 000 000)。

(13)砷盐 标准砷溶液的制备，称取三氧化二砷 0.132 g，置于 1 000 mL 量瓶中，加 20%氢氧化钠溶液 5 mL 溶解，用适量的稀硫酸中和，再加稀硫酸 10 mL，用水稀释至刻度，摇匀，作为储备液。

临用前，精密量取储备液 10 mL，置于 1 000 mL 量瓶中，加稀硫酸 10 mL，用水稀释至刻度，摇匀，即得(每 1 mL 相当于 1 μg 的 As)。

标准砷斑的制备 精密量取标准砷溶液 2.0 mL，置于 100 mL 磨口反应瓶中，加盐酸 5 mL 与水 21 mL，再加碘化钾试液 5 mL 和酸性氯化亚锡试液 5 滴，室温放置 10 min，加锌粒 2 g，立即将准备好的导气管密塞于 100 mL 磨口反应瓶瓶口，并将100 mL 磨口反应瓶置于 25～40 ℃水浴中反应 45 min，取出溴化汞试纸，即得。

检查方法 取本品 5.0 g，加水 23 mL 溶解，加盐酸 5 mL，置于 100 mL 磨口反应瓶中，再加碘化钾试液 5 mL 和酸性氯化亚锡试液 5 滴，室温放置 10 min，加锌粒 2 g，立即将准备好的导气管密塞于 100 mL 磨口反应瓶瓶口，并将锥形瓶置 25～40 ℃水浴中反应 45 min，取出溴化汞试纸，将生成的砷斑与标准砷斑比较，即得(0.000 04%)。

4. 含量测定

(1)测定方法 取本品约 0.12 g，精密称定，加水 50 mL 溶解，加 2%糊精溶液 5 mL 与荧光黄指示液 5～8 滴，用硝酸银滴定液(0.1 mol/L)滴定。每 1 mL 的硝酸银滴定液(0.1 mol/L)相当于5.844 mg的NaCl。本品按干燥品计算含NaCl不得少于99.5%。

(2)结果计算

$$含量=\frac{V\times T\times F}{m_{样}\times(1-干燥失重百分比)}\times 100\%$$

式中：V为供试品消耗硝酸银滴定液的体积(mL)；T为每1 mL的硝酸银滴定液(0.1 mol/L)相当于5.844 mg的NaCl；F为硝酸银滴定液的校正值，其值为$c_{实际}/c_{理论}$；$m_{样}$为供试品的称样重(g)。

允许误差：平行测定2次，相对偏差不得超过0.3%。

四、注意事项

①氯化钠原料药的杂质限度检查应遵循平行操作的原则。

②比色或比浊前应将比色管内的溶液充分混合均匀。

③检查砷盐时，反应温度应严格控制在25～40 ℃。

五、思考题

1. 氯化钠原料药为什么要检查碘化物和溴化物？

2. 氯化钠原料药测定含量时，为什么要加入2%的糊精溶液？

附　　录

附录一　常用标准溶液的配制和标定

1. $c(HCl)=0.1$ mol/L 盐酸标准溶液

(1)配制　量取 9 mL 盐酸，加入水中并稀释至 1 000 mL。

(2)标定　精密称取约 0.2 g 在 270～300 ℃干燥至恒重的基准无水碳酸钠，加 50 mL 水使之溶解，加入 10 滴甲基红-溴甲酚绿混合指示剂，用配制的盐酸溶液滴定至溶液由绿色转变为紫色为终点。

(3)计算

$$c(HCl)=\frac{m\times 1\,000}{V\times 52.99}$$

式中：m 为称取碳酸钠的质量(g)；V 为标定时消耗盐酸溶液的体积(mL)；52.99 为 1/2 Na_2CO_3 的摩尔质量(g/mol)。

2. $c(HCl)=0.05$ mol/L 盐酸标准溶液

量取 4.5 mL 盐酸，加入水中并稀释至 1 000 mL。精密称取约 0.1 g 在 270～300 ℃干燥至恒重的基准无水碳酸钠，其余操作和计算同 0.1 mol/L 盐酸标准溶液的标定。

3. $c(NaOH)=0.1$ mol/L 氢氧化钠标准溶液

(1)配制　称取 120 g 氢氧化钠，加 100 mL 水，振摇使之溶解成饱和溶液，冷却后置于聚乙烯塑料瓶中，密塞。放置数日使之澄清，吸取上清液 5.6 mL，加新煮沸冷却的水稀释至 1 000 mL。

(2)标定　精密称取约 0.6 g 在 105～110 ℃干燥至恒重的邻苯二甲酸氢钾，加 80 mL 新煮沸冷却的水，使之完全溶解，加 2 滴酚酞指示剂，用配制的氢氧化钠溶液滴定至刚显粉红色。30 s 内不褪为终点。

(3)计算

$$c(NaOH)=\frac{m\times 1\,000}{V\times 204.2}$$

式中：m 为称取邻苯二甲酸氢钾的质量(g)；V 为标定时消耗氢氧化钠溶液的体积(mL)；204.2 为 $KHC_8H_4O_4$(邻苯二甲酸氢钾)的摩尔质量(g/mol)。

4. $c(NaOH)=0.01$ mol/L 氢氧化钠标准溶液

用洁净干燥的 100 mL 容量瓶量取 100 mL 0.1 mol/L 氢氧化钠溶液，移入 1 000 mL 容量瓶中，并用新煮沸冷却的水冲洗 100 mL 容量瓶，洗液并入1 000 mL 容量瓶中，最后加水稀释至刻度，摇匀。

5. $c(NaOH)=0.05$ mol/L 氢氧化钠标准溶液

量取氢氧化钠饱和溶液 2.8 mL，加新煮沸冷却的水稀释至 1 000 mL。精密称取约 0.3 g 在 105～110 ℃干燥至恒重的邻苯二甲酸氢钾，其余操作和计算同 0.01 mol/L氢氧化钠标准溶液的标定。

6. $c(1/5\ KMnO_4)=0.1$ mol/L 高锰酸钾标准溶液

(1)配制　称取 3.3 g 高锰酸钾，加 1 000 mL 水，煮沸 15 min，冷却后置于暗处密闭两周。以 4 号玻璃滤埚过滤于干燥的棕色瓶中。

注：过滤高锰酸钾溶液所使用的 4 号玻璃滤埚，事先应以同样的高锰酸钾溶液缓缓煮沸 5 min，收集瓶也要用此高锰酸钾溶液洗涤 2～3 次。

(2)标定　精密称取约 0.2 g 在 110 ℃干燥至恒重的基准草酸钠，加入 250 mL 新煮沸冷却的水、10 mL 硫酸，溶解后，用配制的高锰酸钾溶液滴定，接近终点时，加热至70 ℃，继续滴定至溶液呈粉红色且 30 s 不褪色为止。同时做试剂空白试验。

(3)计算

$$c\left(\frac{1}{5}KMnO_4\right)=\frac{m\times 1\,000}{(V-V_0)\times 67}$$

式中：m 为称取基准草酸钠的质量(g)；V 为标定时消耗高锰酸钾溶液的体积(mL)；V_0 为空白滴定时消耗高锰酸钾溶液的体积(mL)；67 为 $1/2\ Na_2C_2O_4$ 的摩尔质量(g/mol)。

7. $c(1/2\ I_2)=0.1$ mol/L 碘标准溶液

(1)配制　称取 13.5 g 碘，加 36 g 碘化钾、50 mL 水，溶解后加入 3 滴盐酸及适量水稀释至 1 000 mL。用垂融漏斗过滤，置于阴凉处，密闭、避光保存。

(2)标定　精密称取约 0.15 g 在 105 ℃干燥 1 h 的基准三氧化二砷，加入 10 mL 1 mol/L 氢氧化钠溶液，微热使之溶解。加入 20 mL 水及 2 滴酚酞指示液，加入适量1 mol/L 硫酸溶液至红色消失，再加 2 g 碳酸氢钠、50 mL 水及 2 mL 淀粉指示液。用配制的碘溶液滴定至溶液显浅蓝色。同时做空白试验。

(3)计算

$$c\left(\frac{1}{2}I_2\right)=\frac{m\times 1\,000}{(V-V_0)\times 49.46}$$

式中：m 为称取基准三氧化二砷的质量(g)；V 为标定时消耗碘溶液的体积(mL)；V_0 为空白试验消耗碘溶液的体积(mL)；49.46 为 1/4 As_2O_3 的摩尔质量(g/mol)。

8. $c(1/2\ I_2)$ = 0.01 mol/L 碘标准溶液

临用前取 0.1 mol/L 碘标准溶液稀释制成。

9. $c(Na_2S_2O_3)$ = 0.1 mol/L 硫代硫酸钠标准溶液

(1)配制　称取 26 g 硫代硫酸钠及 0.2 g 碳酸钠，加入适量新煮沸过的冷水使之溶解，并稀释至 1 000 mL，混匀，放置 1 个月后过滤备用。

(2)标定　精密称取约 0.15 g 在 120 ℃干燥至恒重的基准重铬酸钾，置于 500 mL 碘瓶中，加入 50 mL 水使之溶解。再加入 20 mL 4 mol/L 硫酸，密塞，摇匀，放置暗处 10 min 后用 250 mL 水稀释。用配制的硫代硫酸钠溶液滴定至呈淡黄绿色，再加入 3 mL 0.5%淀粉指示剂，继续滴定至蓝色消失而显亮绿色。反应液及稀释用水的温度不应高于 20 ℃，同时需做试剂空白试验。

(3)计算

$$c(Na_2S_2O_3)=\frac{m\times 1\,000}{(V-V_0)\times 49.03}$$

式中：m 为称取基准重铬酸钾的质量(g)；V 为标定时消耗硫代硫酸钠溶液的体积(mL)；V_0 为空白试验滴定时消耗硫代硫酸钠溶液的体积(mL)；49.03 为 1/6 $K_2Cr_2O_7$ 的摩尔质量(g/mol)。

附录二　部分元素相对原子质量表

名称	符号	序号	相对原子质量	名称	符号	序号	相对原子质量
银	Ag	47	107.9	碘	I	53	126.9
铝	Al	13	26.98	钾	K	19	39.10
氩	Ar	18	74.92	镁	Mg	12	24.30
砷	As	33	74.92	锰	Mn	25	54.94
硼	B	5	10.81	钼	Mo	42	95.94
钡	Ba	56	137.3	氮	N	7	14.01
铋	Bi	83	209.0	钠	Na	11	23.00
溴	Br	35	79.90	镍	Ni	28	58.70
碳	C	6	12.01	氧	O	8	16.00
钙	Ca	20	40.08	磷	P	15	30.97
镉	Cd	48	112.4	铅	Pb	82	207.2
氯	Cl	17	35.45	硫	S	16	32.06
钴	Co	27	58.93	锑	Sb	51	121.8
铬	Cr	24	52.00	硒	Se	34	78.96
铜	Cu	29	63.55	硅	Si	14	28.09
氟	F	9	19.00	锡	Sn	50	118.7
铁	Fe	26	55.85	钒	V	23	50.94
氢	H	1	1.008	钨	W	74	183.8
氦	He	2	4.003	锌	Zn	30	65.33
汞	Hg	80	200.6	锆	Zr	40	91.22

附录三　常用酸的相对密度和浓度

相对密度	HCl		HNO_3		H_2SO_4	
	g/100 g	mol/L	g/100 g	mol/L	g/100 g	mol/L
1.02	4.13	1.15	3.70	0.6	3.1	0.3
1.04	8.16	2.3	7.26	1.2	6.1	0.6
1.05	10.2	2.9	9.0	1.5	7.4	0.8
1.06	12.2	3.5	10.7	1.8	8.8	0.9
1.08	16.2	4.8	13.9	2.4	11.6	1.3
1.10	20.0	6.0	17.1	3.0	14.4	1.6
1.12	23.8	7.3	20.2	3.6	17.0	2.0
1.14	27.7	8.7	23.3	4.2	19.9	2.3
1.15	29.6	9.3	24.8	4.5	20.9	2.5
1.19	37.2	12.2	30.9	5.8	16.0	3.2
1.20			32.3	6.2	27.3	3.4
1.25			39.8	7.9	33.4	4.3
1.30			47.5	9.8	39.2	5.2
1.35			55.8	12.0	44.8	6.2
1.40			65.3	14.5	50.1	7.2
1.42			69.8	15.7	52.2	7.6
1.45					55.0	8.2
1.50					59.8	9.2
1.55					64.3	10.2
1.60					68.7	11.2
1.65					73.0	12.3
1.70					77.2	13.4
1.84					95.6	18.0

附录四　常用碱的相对密度和浓度

相对密度	NH_3 水		NaON		KOH	
	g/100 g	mol/L	g/100 g	mol/L	g/100 g	mol/L
0.88	35.0	18.0				
0.9	28.3	15.0				
0.91	25.0	13.4				
0.92	21.8	11.8				
0.94	15.6	8.6				
0.96	9.9	5.6				
0.98	4.8	2.8				
1.05			4.5	1.25	5.5	1.0
1.10			9.0	2.5	10.9	2.1
1.15			13.5	3.9	16.1	3.3
1.20			18.0	5.4	21.2	4.5
1.25			22.5	7.0	26.1	5.8
1.30			27.0	8.8	30.9	7.2
1.35			31.8	10.7	35.5	8.6

参 考 文 献

[1] 赵春杰. 药物分析. 北京:中国医药科技出版社,2005
[2] 蔡美芳. 药物分析. 北京:中国医药科技出版社,2003
[3] 杭太俊. 药物分析实验与指导. 北京:中国医药科技出版社,2003
[4] 苏薇薇. 药物分析实验. 北京:中国医药科技出版社,2000
[5] 齐永秀. 药物分析. 北京:中国医药科技出版社,2006
[6] 张虹. 药品质量检测技术综合实训教程. 北京:化学工业出版社,2007
[7] 国家药典委员会. 中华人民共和国药典(2005 年版):一部. 北京:化学工业出版社,2005
[8] 国家药典委员会. 中华人民共和国药典(2005 年版):二部. 北京:化学工业出版社,2005
[9] 国家药品监督管理局执业药师资格认证中心. 药学专业知识(一). 北京:中国中药出版社,2007
[10] 黄一石. 仪器分析. 北京:化学工业出版社,2004
[11] 国家药典委员会. 药品红外光谱集(第一卷). 北京:化学工业出版社,2005
[12] 尤启冬. 药物化学. 北京:化学工业出版社,2004
[13] 梁述忠. 药物化学. 北京:化学工业出版社,2004
[14] 马广慈. 药物分析方法与应用. 北京:科学出版社,2000
[15] 吴英. 药物分析. 哈尔滨:哈尔滨工业大学出版社,2005
[16] 刘文英. 药物分析. 北京:人民卫生出版社,2003
[17] 齐宗韶. 药物分析. 北京:中国医药科技出版社,2000
[18] 张其河. 分析化学. 北京:中国医药科技出版社,2003
[19] 冯芳. 药物分析. 北京:化学工业出版社,2003
[20] 南京大学《无机与分析化学》编写组. 无机与分析化学. 北京:高等教育出版社,1998

图书在版编目(CIP)数据

药品质量检测技术/吴英主编．—北京：中国农业大学出版社，2009.2(2017.8重印)

高职高专教育"十一五"规划教材

ISBN 978-7-81117-733-6

Ⅰ.药… Ⅱ.吴… Ⅲ.药物-质量检验-高等学校：技术学校-教材 Ⅳ.R927.11

中国版本图书馆 CIP 数据核字(2009)第 023158 号

书　　名　药品质量检测技术

作　　者　吴　英　主编

策划编辑　姚慧敏　陈巧莲　伍　斌

责任编辑　李美怡　乔红光

封面设计　郑　川

责任校对　陈　莹　王晓凤

出版发行　中国农业大学出版社

社　　址　北京市海淀区圆明园西路 2 号

邮政编码　100193

电　　话　发行部 010-62818525,8625

编辑部 010-62732617,2618

读者服务部 010-62732336

出　版　部 010-62733440

网　　址　http://www.cau.edu.cn/caup

e-mail　cbsszs@cau.edu.cn

经　　销　新华书店

印　　刷　北京时代华都印刷有限公司

版　　次　2009 年 2 月第 1 版　　2017 年 8 月第 4 次印刷

规　　格　787×980　　16 开本　　17.75 印张　　324 千字

定　　价　25.00 元